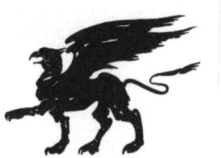

Henning Rosenkötter

Auditive Wahrnehmungsstörungen

Kinder mit Lern- und
Sprachschwierigkeiten
behandeln

Klett-Cotta

Dr. med. Henning Rosenkötter ist Kinderarzt, Entwicklungsneurologe und Familientherapeut. Er leitet das Sozialpädiatrische Zentrum im Klinikum Ludwigsburg.

Klett-Cotta
© J. G. Cotta'sche Buchhandlung Nachfolger GmbH, gegr. 1659
Stuttgart 2003
Alle Rechte vorbehalten
Fotomechanische Wiedergabe nur mit Genehmigung des Verlags
Printed in Germany
Umschlag: Philippa Walz, Stuttgart
Gesetzt aus der 10 Punkt Times von Kösel, Kempten
Auf säure- und holzfreiem Werkdruckpapier gedruckt und gebunden von Ludwig Auer GmbH, Donauwörth
ISBN 3-608-94344-7

Bibliographische Information Der Deutschen Bibliothek
Die Deutsche Bibliothek verzeichnet diese Publikation in der Deutschen Nationalbibliographie; detaillierte bibliographische Daten sind im Internet über <http://dnb.ddb.de> abrufbar.

Inhalt

Vorwort 9

1. **Anatomische und physiologische Grundlagen des Hörens** 11
1.1 Das periphere Hören 11
1.1.1 Eine Beschreibung von Schall und ein wenig Akustik 11
1.1.2 Die Anatomie des Ohres 13
1.1.3 Die Physiologie des Hörens 16
1.1.4 Sprachsignale 20
1.1.5 Hörstörungen 23
1.2 Das zentrale Hören 27
1.2.1 Die Hörbahn 27
1.2.2 Primäre Hörrinde 30
1.2.3 Sekundäre und tertiäre Hörrinde 30
1.2.4 Absteigende Bahnen 32

2. **Die auditive Wahrnehmung** 34
2.1 Begriffsbestimmung 34
2.1.1 Funktionen der auditiven Wahrnehmung 36
2.2 Die zeitliche Verarbeitung 38
2.2.1 Fusionsschwelle 38
2.2.2 Zeitliche Ordnung 39
2.2.3 Beidohriges Hören 41
2.2.4 Lautdiskrimination 42
2.3 Wahrnehmung und Lernen 47
2.4 Wahrnehmung und Gedächtnis 54
2.4.1 Untersuchungsmethoden zum auditiven Gedächtnis 61
2.4.2 Rhythmik und Sequenzen 64
2.5 Lateralisation 70

3. **Störung der auditiven Wahrnehmung** 77
3.1 Synonyme 78
3.2 Auditive Wahrnehmungs- und Verarbeitungsstörung 79

3.2.1	Auditive Verarbeitungsstörung	79
3.2.2	Auditive Wahrnehmungsstörung	79
3.3	Häufigkeit	81
3.4	Ursachen	82
3.5	Hörverlust durch leichte Mittelohrschwerhörigkeit	83
3.6	Probleme in der Diagnostik auditiver Wahrnehmungsstörungen	84
4.	**Diagnostik**	**87**
4.1	Pädaudiologische Diagnostik	87
4.1.1	*Hörfeld*	87
4.1.2	*Untersuchung des Gehörs: subjektive Hörprüfung*	88
4.1.3	*Untersuchung des Gehörs: objektive Hörprüfung*	91
4.2	Diagnostik der Wahrnehmungsfunktionen	94
4.2.1	*Richtungshören*	96
4.2.2	*Lautheitsempfindung*	98
4.2.3	*Tonhöhenunterscheidung*	100
4.2.4	*Lautunterscheidung*	103
4.2.5	*Beidohrige Summation und Fusion*	110
4.2.6	*Trennung von Nutzschall und Störschall*	113
4.2.7	*Zeitkomprimierte Sprache*	116
4.2.8	*Auditive Ordnungsschwelle*	118
4.2.9	*Ergänzung*	121
4.2.10	*Synthese*	122
4.2.11	*Hochtonverstehen*	123
4.2.12	*Screening der auditiven Wahrnehmung*	124
5.	**Geräuschüberempfindlichkeit und Lärm**	**126**
5.1	Pathophysiologe	129
5.2	Diagnostik	130
5.3	Therapie	131
5.4	Lärm als Ursache für Hörstörungen	134
5.5	Lärm als Ursache für eine Störung der auditiven Wahrnehmung	135

6.	Auditive Wahrnehmungsstörung als Teil einer Sprachentwicklungsstörung	138
7.	Auditive Wahrnehmungsstörung als Teil einer Lese-Rechtschreibstörung	146
7.1	Definition	146
7.2	Ursachen	147
7.3	Einführung	149
7.4	Früherkennung	150
7.5	Prävention	152
7.6	Therapie	157
8.	ADS und Störung der auditiven Wahrnehmung	162
8.1	Anatomische Lokalisation	165
8.2	Aufmerksamkeitsstörung oder Störung der auditiven Wahrnehmung?	166
8.3	Tests zur Höraufmerksamkeit	169
8.4	Therapie	170
9.	Pädagogische Förderung	173
9.1	Diagnostik	174
9.2	Raumakustik	174
9.3	Pädagogische Förderung	176
9.4	Elternberatung	177
10.	Beratung und Behandlung	178
10.1	Beratung	178
10.2	Fördermaßnahmen	179
10.3	Therapien	179
10.3.1	*Logopädie, Sprachpädagogik*	180
10.3.2	*Ergotherapie*	183
10.3.3	*Heilpädagogik*	183
10.3.4	*Psychomotorik*	183
10.3.5	*Musiktherapie und Musikpädagogik*	184

10.3.6	*Psychologische Betreuung*	186
10.3.7	*LRS-Therapie*	186
10.4	Hörtraining	186
10.5	Hilfsmittel	187
10.6	Medikamente	187
10.7	Prävention	187

11.	**Hörtraining und Klangtherapie**	188
11.1	Einführung	188
11.1.1	*Hochtonfilterung*	189
11.1.2	*Lateralisation*	191
11.1.3	*Sprach-Feedback*	191
11.2	Indikationen für Hörtraining und Klangtherapie	192
11.3	Neuropsychologische Grundlagen	193
11.4	Formen des Hörtrainings	195
11.4.1	*Intensivhörtraining*	197
11.4.2	*Heimtraining*	198
11.4.3	*Hörtraining in der Praxis*	198
11.4.4	*Hörtraining in der Schule*	199
11.4.5	*Hörtraining mit einer Klangtherapie-CD*	199
11.5	Durchführung des Hörtrainings	200
11.6	Wirkungsnachweis	202

Arbeitsmaterial, Adressen ... 203

Literatur ... 225

Vorwort

Das, was umgangssprachlich als »das Hören« bezeichnet wird, bedeutet meist etwas anderes als das, worüber Biologen oder Mediziner sprechen, wenn sie »hören« sagen. Während der Biologe und der Mediziner an die Umwandlung von Schallereignissen an einen Nervenreiz denken, meint man im Alltäglichen »zuhören« und »Sprache verstehen«. Und ein Lehrer mag, wenn er sagt: »Hört einmal«, darunter verstehen: »Seid aufmerksam!«

Die Aufnahme der akustischen Information (der Sinnesprozeß), der Wahrnehmungsprozeß und die Aufmerksamkeit sind sprachlich so wenig voneinander getrennt, daß es immer des Kontextes oder einer Erklärung bedarf, um die verschiedenen Bedeutungen des Wortes zu definieren. Noch ist es schwierig, für die verschiedenen Funktionen des Hörens klare Definitionen zu finden, da sie physiologisch und emotional so eng miteinander verknüpft sind. Der aktuelle Wissensstand trägt dazu bei, daß wir verstehen lernen, was Wahrnehmung überhaupt ist. Und wir lernen, daß die traditionell bekannten Grenzen zwischen Sinnesprozeß und Wahrnehmungsprozeß keine Gültigkeit mehr haben. Beispielsweise laufen Anteile der Wahrnehmungsfunktionen bereits im Innenohr ab: das Sinnesorgan wird auch als ein Wahrnehmungsorgan zu beschreiben sein. Die Fülle der Details soll in diesem Buch geordnet werden, ohne sie schon einer umfassenden Theorie zu unterwerfen.

In den vergangenen zwanzig Jahren haben sich immer mehr Fachdisziplinen mit dem Thema »Wahrnehmung« beschäftigt. Alle haben auch voneinander zu lernen. Bislang ist der Begriff der Wahrnehmung weder innerhalb der Berufsgruppen noch zwischen ihnen einvernehmlich geklärt. Die Internationale Klassifikation von Krankheiten (ICD) sieht bislang kein Krankheitsbild namens »Wahrnehmungsstörung« vor. Sie kennt nur spezifische und allgemeine Lernstörungen. Da aber mit Hilfe dieses Begriffs bereits Erklärungen gegeben und Diagnosen zugewiesen werden, ergibt sich aus dem unterschiedlichen Verständnis von Wahrnehmung auch eine große Interpretationsvielfalt. Bislang bewegen wir uns auf unsicherem Terrain. Dieses Buch soll den augenblicklichen Kenntnisstand einer pragmatischen Diagnostik und Therapie zusammenfassen und gliedern. Daher sind die zentralen Kapitel der Testdiagnostik und der Beratung gewidmet.

Wir stellen uns also Fragen: Ist eine gestörte auditive Wahrnehmung eine Funktionsstörung? Ist sie eine Erkrankung? Kann man die Funktionen der auditiven Wahrnehmung testen? Wer kann die Tests durchführen? Sind die Ergebnisse verschiedener Untersucher vergleichbar? Gibt es ausreichend gesicherte Normwerte? Ist Wahrnehmung auch eine Funktion von Intelligenz oder Aufmerksamkeit? Schließlich: hat die Medizin gesicherte Methoden der Behandlung anzubieten? Welche Nebenwirkungen könnten solche Behandlungen haben? Und am Ende: kann es nicht auch dem Kind schaden, bewußt oder unbewußt als krank und als medizinisch behandlungsbedürftig angesehen zu werden, wo es doch eigentlich ein schulisches Lernproblem hat? Nun wissen wir alle, daß man wahrnehmen kann, ohne daraus zu lernen, und wir wissen, daß man nicht lernen kann, ohne wahrzunehmen. Folglich müssen wir uns bemühen, Lernstörungen nicht mit Wahrnehmungsstörungen gleichzusetzen. Welches Selbstbild resultiert daraus im Empfinden des Kindes? Dieses Buch wird sich diesen Fragen nähern und einige von ihnen beantworten.

Abschließend möchte ich allen Dank sagen, die mir geholfen haben, dieses Buch zu schreiben. Vor allen danke ich Ulla, meiner Frau. Sie hat mir Mut gemacht, mich unterstützt und das Manuskript gelesen. Prof. Spreng hat mich mit seiner fundierten Stellungnahme angeregt, mir zugesprochen und die erbetene Kritik geschenkt. Von allen Kindern, die ich untersucht und behandelt habe, konnte ich lernen. Über das Hörtraining habe ich oft mit Sabine und Uwe Minning diskutiert und Erfahrungen mit ihnen ausgetauscht, die dann wieder in die Therapie eingeflossen sind. Mein Dank gilt auch den Mitgliedern des Stuttgarter Arbeitskreises für zentral-auditive Wahrnehmungsstörungen. Die Diskussionen im Kreis dieser interdisziplinär besetzten Gruppe sind stets bereichernd. Die Ergebnisse unserer Diskussionen stellen das Gerüst der praktischen Seiten dieses Buches dar. Mein besonderer Dank gilt dem Initiator dieses Arbeitskreises, meinem mir freundschaftlich verbundenen Kollegen Andreas Seimer. Sein logopädisches und pädaudiologisches Fachwissen und das Ergebnis unserer langen Gespräche prägen einige Passagen dieses Buches.

Ludwigsburg, Januar 2003, Henning Rosenkötter

1. Anatomische und physiologische Grundlagen des Hörens

1.1 Das periphere Hören

Bevor wir uns eingehend mit der auditiven Wahrnehmung beschäftigen, müssen wir noch einige Grundbegriffe der Akustik klären und die Physiologie des Hörens wenigstens in ihren Grundzügen darstellen. Selbst wenn Sie in Versuchung geraten, dieses Kapitel zu überspringen: Sie werden später bemerken, daß es für das Verständnis von Wahrnehmung unumgänglich ist. Manche von Ihnen können es auch als eine Wiederholung von früher Gelerntem betrachten.

1.1.1 Eine Beschreibung von Schall und ein wenig Akustik

Schall wird durch eine Schwingung von fester Materie in elastischen Medien oder durch Änderungen der Massendichte ausgelöst. Die Schallwellen pflanzen sich in den umgebenden Medien durch Dichte- und Druckveränderungen fort, in Luft mit einer Geschwindigkeit von etwa 335 m/sek. Als Schallfrequenz bezeichnet man die Anzahl der Schwingungen pro Sekunde; man drückt sie in Hertz [Hz] aus. Der Schalldruckpegel, den wir subjektiv als Lautstärke wahrnehmen, entspricht physikalisch der Amplitude der Schwingungen. Er wird in Dezibel [dB] gemessen. Die Schallstärke wird physikalisch als Schalldruck beschrieben. Subjektiv nehmen wir sie als Lautstärke oder Lautheit wahr. Auf die Lautheit nehmen der Frequenzbereich, die Schalldauer und die Bandbreite des Schallsignals Einfluß.

Der leiseste, vom Menschen gerade noch wahrgenommene Schalldruck beträgt 20 µPa [Mikropascal], der lauteste, noch ohne Schmerzempfindung erträgliche Schalldruck 100 Pa [Pascal]. In Dezibel ausgedrückt, verarbeitet unser Gehör einen Schallpegel von 0 dB (Hörschwelle) bis 120 dB (Schmerzschwelle). Diese gewaltige Differenz übersteigt alles, was der Mensch mit seinen anderen Sinnen erfassen kann. Sie ist nicht linear darstellbar. Daher geht man auf eine logarithmische Darstellung über. Danach führt eine Erhöhung des Schalldruckpegels um 10 dB (bezogen auf eine Tonhöhe von 1000 Hz) zu einer Verdopplung des Schallpegels, und eine Erhöhung um 20 dB entspricht nicht dem Zwanzig-, sondern dem Hundertfachen des Schallpegels. Subjektiv führt eine Verdopplung des Schalldruckpegels zu einer Erhöhung der Lautheitsempfindung um 6 dB. Am empfindlichsten reagiert das Gehör zwischen 2000 und 5000 Hz. In diesem Bereich bedarf es nur eines geringen Schallpegels, um eine Hörempfindung hervorzurufen. Bei tieferen oder höheren Tönen ist die Empfindlichkeit des Gehörs geringer. Dementsprechend muß der Schallpegel bei tieferen oder höheren Tönen stärker erhöht werden, um eine subjektiv gleiche Lautstärkeveränderung hervorzurufen wie im empfindlicheren mittleren Frequenzbereich.

Beispiele von Schalldruckpegeln im Alltag

Geräusch	dB	
Kinderpistolen, am Ohr	180	
Raketenstart in der Nähe	160	
Startender Düsenjet in der Nähe	140	akute, nichtreversible Schädigung des Gehörs
Lautes Händeklatschen (in 1 m Entfernung)	130	
Rockkonzert; Trillerpfeife (in 1m Entfernung)	120	Schmerzschwelle
Eisenbahn, Proberaum Band, Walkman	100	
Babyglockenring (in 25 cm Entfernung)	95	
Lauter Meßwert am Arbeitsplatz	80–90	Gefährdung des Gehörs
Laute Radiomusik/ lauter Straßenlärm	70–80	Unbehaglichkeitsschwelle
Ruhiges Gespräch (in 1 m Entfernung)	50–60	Kommunikation beeinträchtigt
Ruhiges Wohngebiet	40	
Blätterrascheln, Flüstern	20	
Gehen auf einem Teppich	0	Hörschwelle

Schall breitet sich gleichmäßig aus. Wenn er aber auf Hindernisse stößt, werden Schallwellen an ihnen gebeugt, gebrochen, von ihnen reflektiert oder absorbiert. Die Lautstärke verringert sich bei der Ausbreitung mit der Entfernung von der Schallquelle, und zwar um etwa

5 dB mit jeder Verdopplung der Entfernung. Schallquellen, die sich dem Ohr nähern, klingen höher, solche, die sich entfernen, klingen tiefer. Das kann man gut beobachten, wenn sich ein Krankenwagen mit Martinshorn nähert.

Akustische Phänomene verändern sich in der Zeit. Physikalisch betrachten wir Zeitangaben, Frequenzen als Ausdruck der Tonhöhe und die Amplitude einer Schwingung als Ausdruck der Tonstärke. Hat der Schall einen harmonischen (sinusförmigen) Schwingungsverlauf, so sprechen wir von einem *Ton*. Aus dem Zusammenklingen mehrerer Töne (*Teiltöne*) entsteht ein *Klang*. Dabei wiederholen sich Schwingungen über einen längeren Zeitraum periodisch. Der tiefste Teilton (*Grundton*) bestimmt die subjektiv empfundene *Klanghöhe*. Die Frequenzen der höheren Teiltöne (*harmonische Töne, Obertöne*) sind ganzzahlige Vielfache des Grundtons. Die Anzahl und die relative Stärke der Obertöne bestimmen die *Klangfarbe* einer Tonquelle, z. B. eines Musikinstruments. Obertöne sind über einem Grundton mitklingende Töne. Auch die Klangfarbe der menschlichen Stimme resultiert aus der Zahl und der Intensität der mitklingenden Obertöne.

Als *Geräusch* bezeichnet man Schallereignisse, die durch Überlagerung verschiedener akustischer Schwingungen entstehen. Wenn es zu einer Überlagerung vieler Teilschwingungen mit gleicher Amplitude kommt und diese Teilschwingungen das gesamte hörbare Frequenzspektrum abdecken, so spricht man von *weißem Rauschen*. Weißes Rauschen klingt wie ein sanfter Wasserfall oder ein gleichbleibender Regen. Ein anhaltendes Geräusch mit hoher Amplitude und mit rasch wechselnder, unterschiedlicher Frequenz empfinden wir als *Lärm*. Auf Lärm und seine Auswirkungen gehen wir in Kapitel 5 näher ein. Ein sehr intensives und kurzes Geräusch ist der *Knall*.

1.1.2 Die Anatomie des Ohres

Das *äußere Ohr* besteht aus der Ohrmuschel und dem Gehörgang. Das Trommelfell stellt die Grenze zwischen dem äußeren Ohr und dem *Mittelohr* dar. Das Mittelohr ist die Paukenhöhle mit ihren drei Gehörknöchelchen (Hammer, Amboß, Steigbügel), die in einer Art Kette aneinandergekoppelt sind. Der Hammergriff liegt dem Trommelfell auf, der Fuß des Steigbügels (Stapes) sitzt im ovalen Fenster, der Grenzstruktur zum Innenohr. Am Kopf des Steigbügels setzt ein Muskel an:

der Stapedius-Muskel. Wenn er sich zusammenzieht, versteift sich die Kette der Gehörknöchelchen, und es verschlechtert sich damit die Schallüberleitung. Er vermindert also bei hohen Lautstärken die Schallaufnahme und kann uns so vor Geräuschüberlastung schützen. Außerdem verbessert er die Empfindung der Klangqualität durch eine Minderung des Klirrfaktors. Die Paukenhöhle (Tympanon) wird von der Eustachischen Röhre (Tuba = Ohrtrompete), die in den Rachen mündet, belüftet.

Das *Innenohr* besteht aus der Schnecke (Kochlea), die mit Lymphe gefüllt ist und ca. 20000 bis 40000 Haarzellen beherbergt. Sie ist ein sich verjüngender und zweieinhalbfach aufgerollter Zylinder von 35 mm Länge. Das Innere der Schnecke ist durch die Reissner-Membran und durch die Basilarmembran in drei Räume geteilt: Scala vestibuli, Scala media und Scala tympani. Die Begrenzung der Scala tympani zum Mittelohr hin ist das *runde Fenster*.

Die Scala vestibuli wird von der Scala media (manchmal auch Ductus cochlearis genannt) durch die Reissnersche Membran getrennt. Die Grenzwand zwischen der Scala media und der Scala tympani ist die *Basilarmembran*. Auf der Basilarmembran sitzen drei Reihen mit äußeren und am Rand eine Reihe mit inneren Haarzellen. Die Haarzellen sitzen auf Stützzellen. Sie sind mit Sinneshärchen (*Stereozilien*) ausgestattet, die von einer darüberliegenden Membran, der *Tektorialmembran*, überdacht werden. Die Zilien der Haarzellen berühren dieses lippenförmige

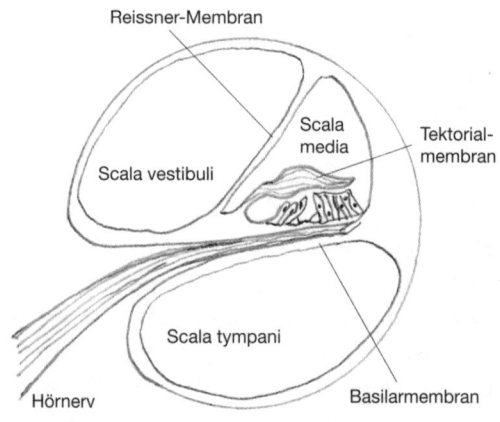

Innenohr: die Kochlea im Querschnitt

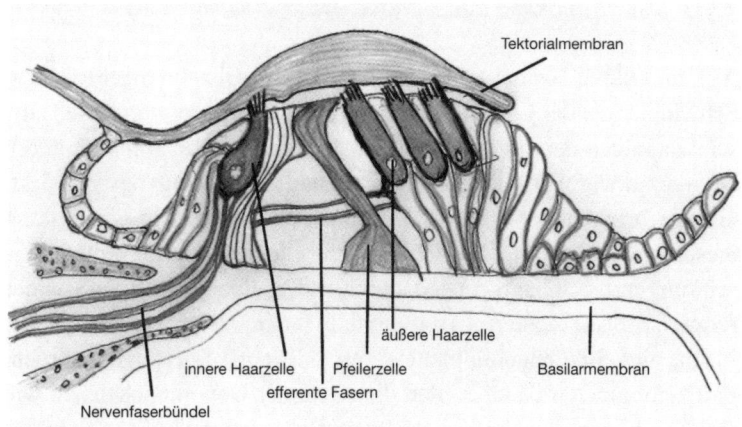

Das Corti'sche Organ

Dach von unten. Die Ansammlung von Haarzellen und Stützzellen auf der Basilarmembran, zusammen mit der Tektorialmembran und dem dazwischenliegenden Tunnel, nennt man das *Corti'sche Organ*.

Am Fuß der Haarzellen entspringen die Fasern des Hörnervs. Er ist Teil des VIII. Hirnnervs. Er zieht zusammen mit dem benachbarten Nerven des Gleichgewichtsorgans (drei Bogengänge) als Nervus vestibulocochlearis zum Stammhirn. Die Zahl der inneren Haarzellen ist geringer (ca. 4000) als die der äußeren (ca. 12000 bis 15000); die äußeren Haarzellen treten nämlich dreireihig auf. Obwohl die inneren Haarzellen also zahlenmäßig unterlegen sind, geben sie ihre elektrischen Signale an 90% der Nervenfasern weiter, so daß jede innere Haarzelle mit acht bis 30 Fasern verbunden ist (Divergenz). Hingegen werden die Signale der zahlreichen äußeren Haarzellen nur auf wenige Nervenfasern verteilt (Konvergenz). Das Nervenfaserbündel, welches das Corti'sche Organ verläßt, enthält die zum Gehirn führenden (afferenten) Fasern des Hörnervs. Es gibt darin aber auch Nervenfasern, die vom Gehirn zum Corti'schen Organ ziehen, vorwiegend zu den äußeren Haarzellen (efferente Fasern). Die etwa 30000 Fasern des Hörnervs teilen sich in zwei Äste auf, von denen der eine in den vorderen (ventralen), der andere in den hinteren (dorsalen) Hörnervenkern des Stammhirns (Nukleus kochlearis) zieht.

1.1.3 Die Physiologie des Hörens

Auf eine kurze Formel gebracht, wandelt das Ohr die mechanischen Schwingungen der Luft in elektrische Impulse im Nerv um. Die Luftschwingungen der eintreffenden Schallwellen werden zunächst durch die individuelle Form der Ohrmuschel und des Gehörgangs verstärkt, und sie bringen das Trommelfell zum Schwingen. Die Überleitung dieser Schwingung auf die Gehörknöchelchen bringt eine weitere Verstärkung mit sich: zum einen dadurch, daß die Schwingungen von der relativ großen Fläche des Trommelfells (etwa 0,5 cm^2) auf die kleine Fläche der Steigbügelfußplatte (etwa 0,03 cm^2) übertragen werden, und zum anderen dadurch, daß die Kette der Gehörknöchelchen wie eine Reihe von Hebeln wirken. Insgesamt werden die Schallschwingungen dadurch mindestens um den Faktor 20 verstärkt. Wenn Gehörknöchelchen fehlen oder in ihrer Übertragungsfähigkeit eingeschränkt sind, braucht der Erkrankte einen höheren Schalldruckpegel.

Von der Fußplatte des Steigbügels wird der Schall auf die Lymphflüssigkeit des Innenohrs übertragen. Die Lymphflüssigkeit des Innenohrs gerät dadurch in Schwingungen. Es entsteht eine Wanderwelle. Wir können sie uns aber nicht wie eine Welle auf der Wasseroberfläche vorstellen, da der Raum in der Schnecke durch das ovale und das runde Fenster begrenzt ist. Vielmehr führt die Einwärtsbewegung der Steigbügelplatte zu einer Druckveränderung in der Lymphe. Je nach Tonhöhe und Schallpegel wird die Reissnersche Membran an einer bestimmten Stelle ausgelenkt, ähnlich wie eine Saite mitschwingen kann. Dieses Resonanzphänomen überträgt sich auf die Lymphflüssigkeit der Scala media, auf die Tektorialmembran, die Haarzellen und die Basilarmembran. In der unteren Etage des Innenohrs, der Scala tympani, setzt sich die Druckwelle fort bis an das runde Fenster. Das runde Fenster weicht durch eine Auswölbung in die Paukenhöhle hinein aus. Danach schwingt das runde Fenster zurück und leitet eine gegenläufige Druckwelle ein. Das ständige Auf und Ab der Auslenkbewegungen führt zu Scherbewegungen der Haarzellen gegenüber der Tektorialmembran.

Wie wir oben gesehen haben, sitzen die Haarzellen auf der Trennwand der beiden Skalen, der Basilarmembran. Ihre Sinneshärchen, die Zilien, werden von einer Tektorialmembran überdacht. Der Schall, der

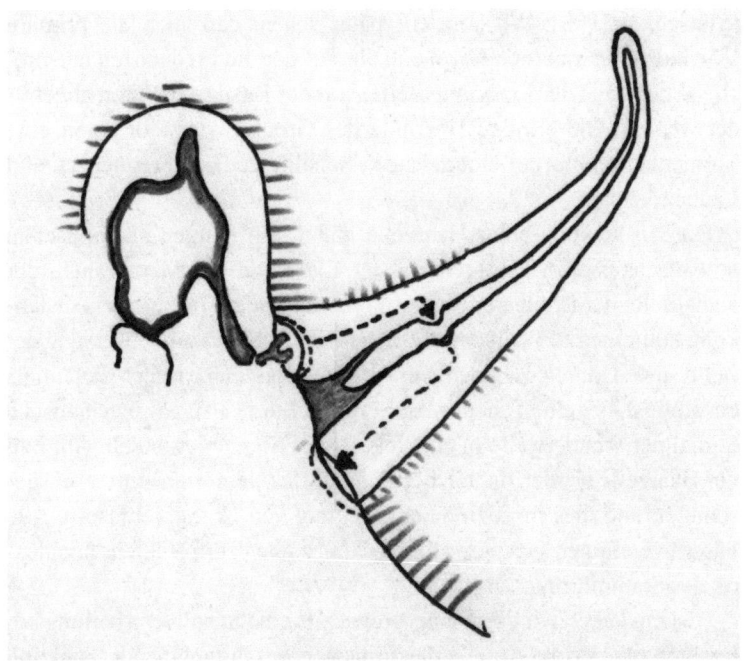

Ausbreitung der Wanderwelle in der Schnecke (entrollt)

im Mittelohr durch mechanische Übertragung verstärkt wurde, verursacht im Innenohr eine Flüssigkeitsdruckwelle, die die Basilarmembran auslenkt: die Wanderwelle. Die Druckwelle der Flüssigkeit verursacht Scherbewegungen zwischen den Sinneshärchen und der Tektorialmembran, an der die Zilienspitzen der äußeren Haarzellen befestigt sind.

In Abhängigkeit von der Tonhöhe (Schallfrequenz) werden die Sinneshärchen an einer bestimmten Stelle des Druckmaximums ausgelenkt: hohe Frequenzen erzeugen ein Maximum an der Basis (d. h. in Nähe des Steigbügels), tiefe Frequenzen an der Schneckenspitze. Man nennt dies eine *tonotope* Abbildung der Schallfrequenzen. Sie setzt sich über den Hörnerv und die Hörbahn bis zur primären Hörrinde fort. Auch in den Hörnervenkernen zeigt sich dieser tonotope Aufbau, d. h. der Faserort entscheidet über die Zuordnung der Schallfrequenz. Fasern mit Zuordnung zu hohen Frequenzen liegen oberflächlich im Nerv, solche mit Zuordnung zu tiefen Frequenzen eher zentral

(Matschke, 1993). Wir werden später sehen, daß auch die primäre Hörrinde eine tonotope Karte enthält, auf der die Frequenzen entsprechend der Lage der Erregungsstellen auf der Basilarmembran abgebildet werden. Die primäre Hörrinde des Großhirns erstellt somit eine Momentaufnahme der eintreffenden Schallreize nach Frequenzen und Lautstärken.

Die Auslenkung einer Haarzelle hängt von einigen anatomischen und mechanischen Faktoren ab: der Elastizität der Membranen, der Kanaltiefe, der Breite der Basilarmembran u. a. m. Infolge der Auslenkung kommt es zu Veränderungen der Elektrolytzusammensetzung der Zelle und dadurch zu einer Veränderung des elektrischen Potentials der Zelle. Über einen chemischen Prozeß wurde also das mechanische Signal der Wanderwelle in ein elektrisches Signal gewandelt. Am Fuß der Haarzelle werden dann Überträgerstoffe (Neurotransmitter) ausgeschüttet, und dies führt zu einer Erregung von Hörnervenfasern. Alle Fasern vereinigen sich zum Hörnerv und ziehen zum Nukleus kochlearis des Stammhirns.

Bislang haben wir den Sinnesprozeß als eine Schallverarbeitung betrachtet, bei der die Anteile des Sinnesorgans aufnehmende Funktion haben und in der sie die Schallenergie in elektrische Energie umwandelt. Neben dieser passiven Schalltransformation konnte jedoch noch ein aktiver Steuerungsprozeß der Kochlea nachgewiesen werden. Kemp (1978) gelang der Nachweis, daß die äußeren Haarzellen zu einer aktiven Schallerzeugung fähig sind. Er nannte diese Schallaussendung *oto-akustische Emissionen* (OAE). Hierbei kommt den äußeren Haarzellen eine besondere Bedeutung zu. Während die inneren Haarzellen für das Hören zuständig sind, liegt die Bedeutung der äußeren Haarzellen überwiegend in der aktiven Modulation der Wanderwelle. Das heißt, daß sie bei geringen Lautstärken als Verstärker, bei hohen Lautstärken jedoch als »Dämpfer« wirken. Zenner (1986; Zenner et al. 1985, 1988) konnte nachweisen, daß diese Fähigkeit durch eine aktive und umkehrbare Veränderung des Zellkörpers erreicht wird. Die äußeren Haarzellen sind nämlich in der Lage, durch Veränderungen ihrer eigenen Form die Eigenschaften der Wanderwelle zu kontrollieren und sie zu verändern. Mehr noch: sie sind sogar in der Lage, ein eigenes Schallereignis zu produzieren. Die komplizierte Beweglichkeit der Zellkörper führt zu einer Kippbewegung und greift über die Stereozilien in die Mechanik der darüberliegenden Tektorialmembran ein. Die Fähigkeit, selbst Schall zu erzeugen, ist die Grundlage für die Messung der OAE: mit einem winzigen Mikrofon kann man im Gehörgang die Schallproduktion der Haarzellen messen und erhält somit eine Aussage darüber, ob die Haarzellen des Innenohrs gesund und funktionsfähig sind.

Diese aktive Bewegung der äußeren Haarzellen konnte bis zu 30 000 Hz nachgewiesen werden. Neurotransmitter werden von den Nervenfasern am Basalpol des Zellkörpers freigesetzt. Wahrscheinlich beeinflussen die äußeren Haarzellen durch eine langsame Bewegung die Stellung der Stereozilien und übernehmen dadurch Aufgaben im Bereich des Schutzes vor Schallüberlastung. Durch eine schnelle Beeinflussung der Wanderwelle kommt der frequenzabhängige Kurvenverlauf der aktiven Membranschwingung zustande (Zenner et al., 1988). Durch diesen Mechanismus werden die Tonhöhenunterscheidung, die Lautheitsempfindung und die Lautunterscheidung mitbestimmt. Erst die in dieser Weise veränderte Wanderwelle wird dann von den inneren Haarzellen wahrgenommen und an das Gehirn (Plinkert u. Zenner, 1992) weitergeleitet.

Zum Hirn ziehende (afferente) Fasern haben ihren Beginn ganz überwiegend an den Synapsen der inneren Haarzellen. Von dort wird das Signal über den Hörnerv und die Hörbahn zum auditorischen Kortex (Hörrinde) des Schläfenhirnlappens weitergeleitet. Völlig anders stellt sich die Situation für die äußeren Haarzellen dar: 90% der mit ihnen verbundenen Fasern bringen Signale vom Gehirn, sie sind efferent. Es handelt sich in der Mehrzahl um Fasern, die aus einer dichten Nervenzellenansammlung des gegenseitigen Stammhirns kommen, dem oberen Olivenkern. Er erhält in seinem mittleren Anteil Afferenzen von der gleichseitigen Kochlea. Auf diese Weise kommt es zu komplexen Interaktionen zwischen den beiden Innenohren, wobei möglicherweise überschwellige Töne hemmend auf die Kochlea der Gegenseite wirken, leises diffuses Rauschen hingegen bahnenden Effekt haben kann (Collet et al., 1990; Plinkert u. Lenarz, 1992). Die hemmende Funktion der olivo-kochleären Bahn ist wohl sogar in der Lage, in gewissem Maße das Ohr der Gegenseite vor Innenohrschwerhörigkeit durch Lärmbelastung zu schützen (Cody u. Johnstone, 1982). Diese Zusammenarbeit beider Innenohren über ihre gegenseitigen Olivenkerne stellt auch die Grundvoraussetzung für beidohriges und räumliches Hören dar.

1.1.4 Sprachsignale

Grundlegend lassen sich Sprachsignale auf drei verschiedene Arten beschreiben:

1. als *Phoneme:* sie sind die kleinsten lautlichen Einheiten, die bedeutungsunterscheidend, aber nicht bedeutungstragend sind. Sie sind die Sprachlaute. Sie sind wichtig bei der Untersuchung der Lautwahrnehmung (auditive Phonetik);
2. als *phonetische Merkmale:* damit sind die physischen Bewegungen zur Bildung von Phonemen durch die Sprechorgane gemeint. Es geht dabei um die physiologischen Vorgänge bei der Artikulation;
3. als *akustisches Signal:* aus der Sicht der Akustik wird der Schall des Sprachsignals betrachtet, der als ein zeitabhängiges Muster von Frequenzen und Schallintensitäten beschrieben werden kann.

Vokale

Die deutsche Sprache kennt 17 bis 19 Phoneme als Vokale (ohne Diphthonge und Nasale) und 21 Konsonanten. Vokale entstehen bei unterschiedlich weit geöffnetem Artikulationsraum durch Resonanz der unterschiedlich geformten Mundhöhle und des Rachens. Sie können mit anhaltendem Luftstrom beliebig lange ausgedehnt werden. Sie weisen einen periodischen Bau der Schwingungskurve auf und haben keine charakteristische Grundtonhöhe. Aber der Grundton wird durch Resonanz vielfach verstärkt. Es entstehen Partialtöne (*Obertöne*). Die Vokale unterscheiden sich also weniger durch ihren Grundton als durch ihre Klangfarbe. Für die Klangfarbe eines Vokals sind zwei Partialtongebiete von großer Stärke (*Formanten*) verantwortlich. Ein Formant ist also ein bestimmtes Partialtongebiet, das für die Klangfarbe eines Vokals entscheidend ist.

Für die Klassifikation eines Vokals sind die unteren beiden Formanten (F_1, F_2) entscheidend. Sie sind abhängig von der anatomischen Gestaltung des Resonanzraums, aber weitgehend unabhängig von der Tonhöhe. Frauen und Kinder haben aufgrund der geringeren Größe ihres Resonanzraumes eine um 10% höhere Lage der Formanten. F_3 und F_4 beeinflussen die Klangfarbe des Vokals und damit die individuelle Klangfarbe eines Singenden oder Sprechenden. F_1 hängt im wesentlichen vom Volumen des Mund-Rachenraums (hinterer Resonanzraum) ab, z. B. von der Hebung des Zungenrückens und vom Grad der Kieferöffnung. F_2 hingegen ist abhängig von der Größe des Resonanzraums zwischen Lippen und Zungenrücken (vorderer Resonanzraum), F_3 vom Zusammenspiel zwischen vorderem und hinterem Resonanzraum, F_4 von der Größe des Raums oberhalb und neben der Stimmritze. (Weitere ausführlichere Informationen zu diesem Thema bei Wirth, 2000.)

Die folgende Abbildung zeigt die Lage der deutschen Vokalformanten F_1 und F_2. Man kann dabei gut erkennen, wie dicht beieinander ihr Spektrum bei /a/ und wie weit voneinander entfernt es bei /i/ liegt.

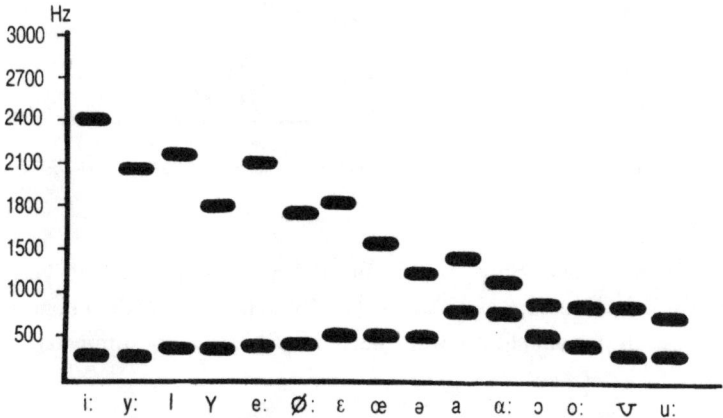

Die Lage der deutschen Vokalformanten F_1 und F_2 (nach Wirth, 2000)

Konsonanten

Konsonanten erfordern eine Verengung oder einen Verschluß der Artikulationsorgane oder die Sprengung eines Verschlusses. Dadurch werden rasch miteinander abwechselnde Strömungsgeräusche und Verschlußphasen erzeugt. Dies ist die Geräuschquelle der stimmlosen Konsonanten. Bei den stimmhaften Konsonanten addiert sich ein von den Stimmlippen erzeugter Klang. Auch Konsonanten haben Formanten. Bei ihnen stehen die Partialtöne jedoch nicht in einem einfachen Verhältnis zueinander. Bei ihnen sind die hohen Frequenzbereiche von besonderer Bedeutung. Je enger die Öffnung des Raumes zwischen Lippen und Zunge bei ihrer Bildung ist, um so höher liegt ihr Frequenzbereich, z. B. /s/ bei 8000 Hz, /sch/ bei 7000 Hz, /ch/ und /f/ bei 6400 Hz.

Die ungefähre Lage der Konsonanten und der Formanten, eingetragen in das Sprachfeld, gibt die folgende Abbildung wieder.

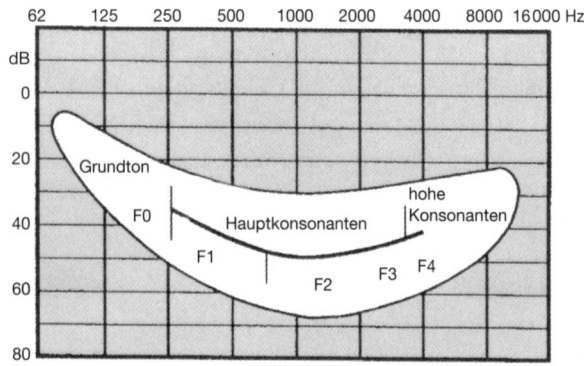

Das Sprachfeld und die Lage der Hauptkonsonanten und der Formanten

Am Beispiel eines Sonagramms für die VKV-Verbindungen (= Folge von Vokal – Konsonant – Vokal) »eda« läßt sich die Dauer der Phoneme und lassen sich andeutungsweise auch ihre Formanten bestimmen.

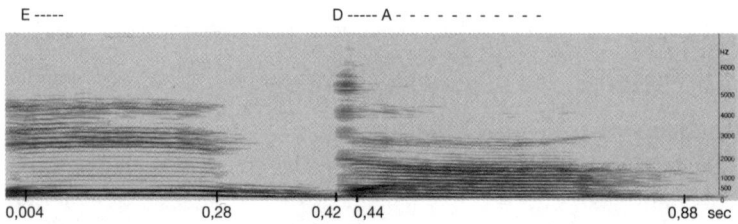

Sonagramm von »eda«

Es wird dabei auch deutlich, welch große Auswirkungen sich bei Schwerhörigkeit auf das Verständnis ergeben: Bei einer Schwerhörigkeit der tiefen Frequenzen wären beispielsweise die akustischen Merkmale des Formanten F_1 nicht mehr erkennbar, bei einer Hochtonschwerhörigkeit können Konsonanten mit hohen Frequenzanteilen nicht mehr unterschieden werden.

1.1.5 Hörstörungen

Nach Ptok (Ptok u. Ptok, 2001) unterscheidet man Hörstörungen im Kindesalter nach:

- Schweregrad;
- Qualität und anatomischer Lage;
- Ursachen.

Schweregrad von Hörstörungen
- Geringgradige Schwerhörigkeit (Hörschwelle über 20 dB und unter 40 dB);
- mittelgradige Schwerhörigkeit (Hörschwelle über 40 dB und unter 60 dB);
- hochgradige Schwerhörigkeit (Hörschwelle im Bereich 60 bis 80 dB);
- hochgradige, an Taubheit grenzende Schwerhörigkeit (Hörschwelle über 80 dB);
- Resthörigkeit (tiefe Geräusche und Sprachlaute sind mit Hörgeräten zu differenzieren).

Wenn die Hörkurve nicht in allen Frequenzbereichen gleichermaßen gestört ist, ist es schwierig, den Hörverlust zu bestimmen. Mit der auf S. 24 folgenden Tabelle kann man den prozentualen Hörverlust durch Addition der Teilkomponenten ermitteln (nach Roeser, 1996).

Üblicherweise wird zunächst unterschieden in:

- Schall-Leitungsstörungen;
- Schallempfindungsstörungen;
- Störung der auditiven Verarbeitung und Wahrnehmung.

Wir wollen uns hier zunächst mit den Schall-Leitungsstörungen und Schallempfindungsstörungen beschäftigen. Von *Schall-Leitungsstörung* spricht man, wenn die Ursache der Hörstörung im Außenohr oder im Mittelohr liegt. *Schallempfindungsstörungen* sind Hörstörungen aufgrund von Schädigungen des Innenohrs, des Hörnervs oder der aufsteigenden Hörbahn.

Hörverlust (dB)	500 Hz	1000 Hz	2000 HZ	4000 HZ
10	0	0	0	0
15	2	3	2	1
20	3	5	5	2
25	4	8	7	4
30	6	10	9	5
35	8	13	11	6
40	9	16	13	7
45	11	18	16	8
50	12	21	18	9
55	14	24	20	10
60	15	26	23	11
65	17	29	25	12
70	18	32	27	13
75	19	32	28	14
80	19	33	29	14
> 85	20	35	30	15

Ursachen von Schall-Leitungsstörungen:
- Bakterielle (eitrige) und virale (seröse) Mittelohrentzündung;
- Tubenbelüftungsstörung (bei Erkältung kann die Eustachische Röhre (Tuba = Ohrtrompete) zuschwellen. Die Folge ist ein Unterdruck im Mittelohr und damit eine verringerte Beweglichkeit des Trommelfells);
- Mittelohr- (Paukenhöhlen-) Erguss mit Sekret (Serotympanon) oder Schleim (Mucotympanon);
- chronische Mittelohrentzündung, eventuell mit Trommelfelldefekt;
- angeborene Fehlbildungen der Ohrmuschel, des Gehörgangs (z. B. sehr enger Gehörgang oder fehlende Anlage des Gehörgangs), Fehlbildungen der Gehörknöchelchenkette, Fehlbildungen der Mittelohrmuskeln;
- Gefäßanomalien des Mittelohrs;
- angeborene Tumoren des Gehörgangs oder des Mittelohrs.

Therapie der Schall-Leitungsstörung
- Konservativ: die Schleimhaut abschwellende Nasentropfen, Inhalation und sekretlösende Medikamente, entzündungshemmende Maßnahmen, gegebenenfalls allergologische Behandlung, viel trinken lassen, Ballon aufblasen lassen.
- Operativ: Einschnitt in das Trommelfell (Parazentese), Paukenröhrchen zur Belüftung des Mittelohrs, gegebenenfalls Operation von der Rachenmandel (»Polypen«) und/oder der Gaumenmandeln.
- Bei chronischem Verlauf: Klimakur, Akupunktur, Abklärung bezüglich immunologischer oder allergologischer Ursachen.

Schallempfindungsstörung
Etwa zwei pro Tausend Neugeborene leiden an einer behandlungsbedürftigen Innenohrschwerhörigkeit. Bis zu einem erstrebten, aber in Deutschland noch nicht flächendeckend eingeführten Screening aller Neugeborenen auf angeborene Hörstörungen sollten alle Neugeborenen mit Risikofaktoren nach der Geburt mit einem Hörtest untersucht werden.

Risikofaktoren für Innenohrschwerhörigkeit bei Neugeborenen
- Geburtsgewicht unter 1500 g, Apgar-Index von 0 bis 4 nach einer Minute, oder von 0 bis 6 nach fünf Minuten;
- Zustand nach Langzeitbeatmung;
- Hirnblutung;
- innenohrschädigende Medikamente in den ersten Lebenswochen;
- angeborene Fehlbildungen im Kopfbereich;
- Schwerhörigkeit in der Familie;
- Infektion des Neugeborenen vor oder in den ersten Wochen nach der Geburt (Zytomegalie, Röteln, Herpes, Toxoplasmose, Syphilis);
- Diabetes der Mutter, Alkoholkrankheit der Mutter.

Risikofaktoren, die einen Hörtest erforderlich machen
- Eltern oder andere Personen äußern Verdacht auf Schwerhörigkeit;
- Sprachstörung;
- Häufig wiederkehrende Mittelohrentzündungen;
- Lang anhaltender Paukenerguß;
- Bakterielle Hirnhautentzündung (Meningitis);
- Schädelhirntrauma mit Hör- oder Gleichgewichtsproblemen oder mit Abfluß von Liquor (Hirn-Rückenmarks-Flüssigkeit);

- Virus-Hirnentzündungen (Enzephalitis);
- Lärmtrauma;
- Behandlung mit harntreibenden Medikamenten (Diuretika);
- Einnahme ohrschädigender (ototoxischer) Medikamente;
- Unklare Entwicklungsstörung.

Etwa die Hälfte aller Fälle von Innenohrschwerhörigkeit ist vererbt. Dabei unterscheiden wir Formen von komplexen Fehlbildungskrankheiten (Syndrome), bei denen die Innenohrschwerhörigkeit nur ein Teil des Syndroms darstellt (Down-Syndrom, Pätau-Syndrom, Edwards-Syndrom, Franceschetti-Syndrom, Robin-Sequenz, Moebius-Syndrom, Klippel-Feil-Syndrom, Sjögren-Syndrom, Wildervanck-Syndrom, Pfaundler-Hurler-Syndrom u. a. m.), von isolierten genetisch veranlagten Innenohrschwerhörigkeiten. Die genetische Forschung der letzten Jahre hat dazu wichtige Erkenntnisse beitragen können.

Therapie der Innenohrschwerhörigkeit
Bereits ein Hörverlust von 20 dB kann zu einer Störung der Sprachentwicklung und sehr oft auch zu Verhaltensstörungen führen. Zum frühestmöglichen Zeitpunkt, d.h. bei Säuglingen noch im ersten Lebenshalbjahr, wird daher eine Hörgeräteversorgung angestrebt. Auch bei Schädigungen des Innenohrs, die nach der Geburt eintreten, ist eine frühzeitige Diagnose und Behandlung mit Hörgeräten, in aller Regel auch hier beidseitig, unbedingt notwendig. Für die Hörgeräteanpassung hat das Sprachfeld eine besondere Bedeutung. Vokale und Konsonanten haben im Sprachfeld in ihrer Frequenz und Lautstärke eine besondere Verteilung (siehe oben).

In der Regel werden frühestmöglich zwei HdO-Hörgeräte (HdO = hinter dem Ohr zu tragen) angepaßt. Dadurch kommt es zu

- einer Verbesserung des Sprachverständnisses;
- einer Verbesserung der Fähigkeit, Nutzschall und Störschall zu unterscheiden;
- einer verbesserten Lokalisierung der Schallquelle;
- einer verbesserten Unterscheidung der Laute, besonders im halligen Raum.

Wenn Schwerhörigkeit so ausgeprägt ist, daß sie durch ein Hörgerät nicht ausreichend versorgt werden kann, wird seit einigen Jahren die

Möglichkeit genutzt, einen künstlichen Ersatz der Schnecke zu implantieren (Cochlear Implant). Dabei wird eine »Reizelektrode« operativ in die Schnecke eingesetzt. Sie hat die Aufgabe, die Funktion der Sinneszellen zu übernehmen, indem sie den Hörnerv elektrisch reizt.

Bei beiden Methoden, Hörgeräteversorgung und Cochlear Implant, liegt die Betreuung in Händen erfahrener Ärzte und Therapeuten in Pädaudiologischen Zentren. Die Therapie stellt auch immer eine interdisziplinäre Aufgabe für Pädaudiologen, Hörgeräteakustiker, Logopäden und Sonderschulpädagogen dar.

1.2 Das zentrale Hören

Die Hörbahn ist in der Embryonalentwicklung schon früh gereift. Bei Untersuchungen von Frühgeborenen fand man einen deutlichen Reifungsschub von Kochlea und Hirnstamm etwa im achten Schwangerschaftsmonat. Bei Geburt sind die Kochlea und die Zahl der Neurone des Hörnervs dann voll entwickelt. Die Reifung der Markscheiden, die die Axone umgeben und die Geschwindigkeit der Erregungsübertragung erhöhen, ist am Ende des ersten Lebensjahres weit fortgeschritten (Matschke, 1993). Volumenmessungen der Kerngebiete zeigen aber eine kontinuierliche Zunahme bis in das Erwachsenenalter hinein.

1.2.1 Die Hörbahn

Die Wahrnehmung und Verarbeitung der auditiven Informationen vom Hörnervenkern (Nukleus kochlearis) bis zur primären Hörrinde wird als *zentrales Hören* bezeichnet. Esser (1994) benutzte in der gleichen Bedeutung den Begriff *primäres Hören*. Die anatomischen Strukturen dieser Nervenbahn werden als die *zentrale Hörbahn* bezeichnet. Die Hälfte aller Fasern des Hörnervs münden im Stammhirn in ein dichtes Zellgebiet, den Hörnervenkern. Dieser Kern ist auch die erste Umschaltstation der Hörbahn. Ebensoviele Fasern ziehen auch zum rückwärtigen Kernanteil (Nukleus kochlearis dorsalis) und werden von dort zum Schleifenkern, zur Vierhügelplatte und zum Kleinhirn weitergeleitet: eine Verbindung, deren Bedeutung noch wenig erforscht ist.

Vom Hauptanteil des Hörnervenkerns ziehen die Fasern zu 20% zum gleichseitigen und zu 80% zum gegenseitigen Olivenkern (Nukleus olivaris). Von dort führen die Verbindungen auf beiden Seiten des Stammhirns (ipsi- und kontralateral) nach oben zu mehreren Umschaltstationen: dem Lemniskus lateralis (seitlicher Schleifenkern), dem Kolliculus inferior (untere Vierhügelplatte) und dem Korpus geniculatum mediale (mittlerer Kniehöcker). Dann steigen die Fasern auf zur primären Hörrinde. Auf allen Ebenen der zentralen Hörbahn kommt es zu Querverknüpfungen der parallel laufenden Bahnen. Enge Beziehungen bestehen zu der Formatio retikularis, dem Strang eines Zellnetzwerks, das einen erregenden und aktivierenden Einfluß auf das Großhirn ausübt und an der Regulation von Wachsein und Erregung beteiligt ist.

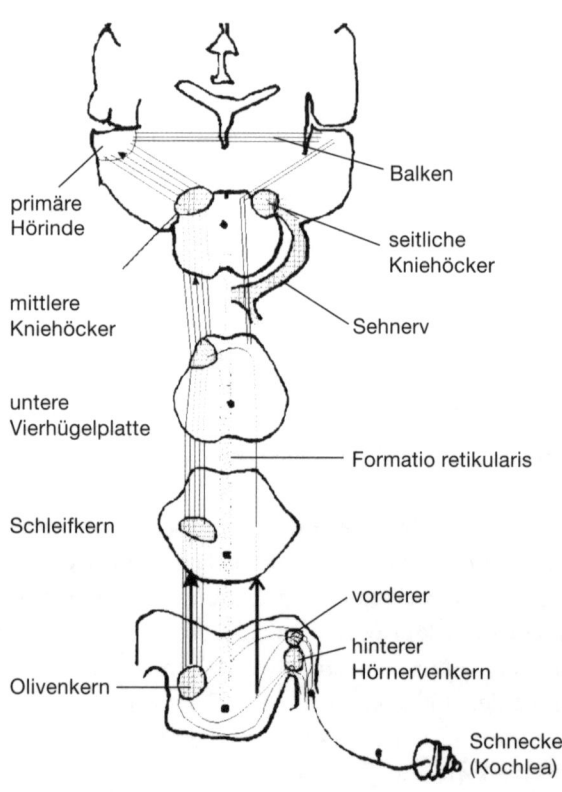

Die zentrale Hörbahn

Die Kniehöcker sind Kerngebiete, die zum Thalamus gehören, der zusammen mit dem Hypothalamus das Zwischenhirn bildet. Das Zwischenhirn liegt zwischen dem Großhirn und dem Mittelhirn und ist mit beiden durch Nervenbahnen verbunden. Es hat eine wichtige Kontrollfunktion zwischen den Sinnesorganen und dem Großhirn. Durch seine engen Verbindungen mit dem vegetativen Nervensystem hat es auch Einflüsse auf Funktionen der unbewußten körperlichen und seelischen Regulation (z. B. Schlaf-Wach-Rhythmus, Appetit, Kreislauffunktionen, Atmung, Sexualität). Zwischen den Kniehöckern des Thalamus und den Mandelkernen (Korpora amygdaloidea) gibt es eine enge Verbindung. Vermutlich ist es die Funktion dieser Bahn, Antworten auf akustische Reize längerfristig anzupassen oder zu verändern und damit eine wichtige Vorbedingung für emotionales Lernen zu schaffen (Spreng, 2001).

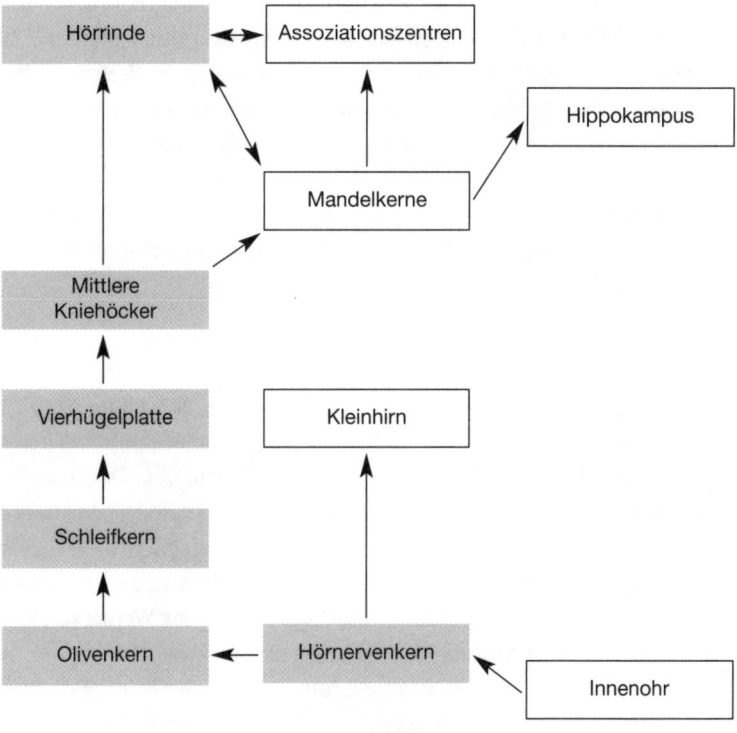

Die zentrale Hörbahn, schematische Darstellung

1.2.2 Primäre Hörrinde

Das primäre Hörzentrum ist die Area 41 auf der Karte von Brodman (vgl. folgende Abb.). Sie liegt mit ihrem Hauptteil innerhalb der Sylvischen Furche. Die Sylvische Furche ist die tiefe Trennzone zwischen dem Stirnlappen (Frontalhirn) und dem Scheitellappen (Parietalhirn) einerseits und dem darunterliegenden Schläfenlappen (Temporalhirn) andererseits. Der primäre Hörkortex unterliegt einer tonotopen Gliederung: niederfrequente Töne, die von Neuronen an der Spitze der Kochlea erfaßt werden, führen zu einer Aktivierung an der Oberfläche des primären Hörkortex, hochfrequente Töne werden in der Tiefe der Sylvischen Furche repräsentiert. In der Area 41 führen, linkshemisphärisch dominant, vor allem einfache Stimuli wie z.B. reine Töne und Geräusche zu einer Aktivierung.

Der auditive Kortex verfügt über eine hohe Anpassungsfähigkeit. Seine Plastizität wird in einer Arbeit von Nishimura et al. (1999) dargestellt: Während die linke auditorische Hirnrinde bei gesunden Hörenden und bei Schwerhörigen keine wesentlichen Unterschiede aufweist, zeigte sich bei tauben Versuchspersonen, daß ihre rechte auditorische Rinde, die bei hörenden Menschen auf die Verarbeitung bewegter Geräusche spezialisiert ist, frühzeitig andere Funktionen übernommen hatte. Sie dient bei tauben Menschen der visuellen Verarbeitung bewegter Reize. Umgekehrt können Blinde mit ihrer unbenutzten rechten visuellen Hirnrinde akustische Reize verarbeiten.

1.2.3 Sekundäre und tertiäre Hörrinde

Unter der primären Hörrinde liegen die sekundären Hörfelder Area 42 und 22. Der Area 42 wird die Laut- und Geräuschempfindlichkeit zugeschrieben, der Area 22 das Ton- und Wortverständnis. Die Area 42 wird beidseitig durch unterbrochene oder wechselnde akustische Reize aktiviert (Mirz et al., 1999). Der hinten liegende Anteil dieser Gebiete wird auch als *sensorisches Sprachzentrum* oder *Wernicke'sches Sprachzentrum* bezeichnet. Eine Schädigung des Wernicke-Zentrums führt zu einer Störung des Sprachverständnisses.

Der sekundäre Hörkortex ist wiederum in einzelnen Feldern organisiert, die wie der primäre Hörkortex nach Frequenzen sowie nach anderen Gesichtspunkten der Verarbeitung (Lautheit, Dauer der Infor-

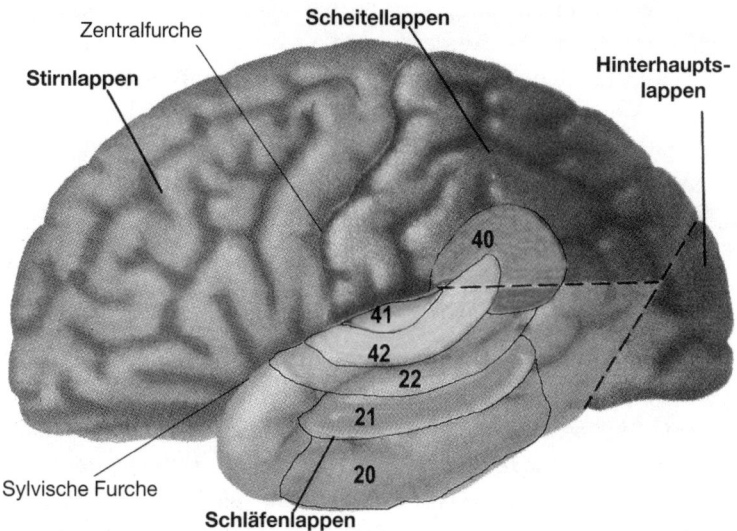

Brodman-Areale der Hörrinde

mation, Richtungshören u. a.) geordnet sind. Weiter unten im Schläfenlappen liegen die Areale 21 und 20. Sie werden als *tertiäre Felder* bezeichnet. Hier werden Geräusche mit komplexen Mustern und wechselnder Intensität, Sprache und Musik auf ihre zeitliche Struktur hin analysiert (Mirz et al., 1999). Area 21 soll für die akustische Aufmerksamkeit verantwortlich sein. In der Area 20 liegen Zentren, die für die Erkennung und Speicherung von Wörtern, Musik und Sprache zuständig sind. Zwischen den Hörzentren der linken und der rechten Großhirnhemisphäre vermittelt ein breites Faserbündel, der Balken (Korpus kallosum) (siehe auch Abbildungen in Kap. 2.5). Schließlich scheint es beidseits auch eine Region in der oberen Schläfenlappen-Windung an der Sylvischen Furche zu geben, die spezifisch durch menschliche Sprache aktiviert wird, somit die Erkennung von Sprache gegenüber Geräuschen ermöglicht (Belin et al., 2000). Diese Region wird auch bei sehr leisen sprachlichen Stimuli aktiviert, sogar durch Reize, die nur wenig über der Hörschwelle liegen, und zwar auch dann, wenn wir uns der Stimuli gar nicht bewußt werden (Colder u. Tanenbaum, 1999).

Schließlich werden die einlaufenden Informationen auch an subkortikale Zentren (Thalamus, Formatio retikularis) weitergeleitet. Über parallele Verbindungen werden kortikale Assoziationszentren erreicht. Dabei werden die Informationen einerseits hemmend und bahnend mit anderen Sinnessystemen (z. B. visuell, taktil) verknüpft (intermodal) und andererseits kognitiv bewertet und emotional beeinflußt. Beim Wiedererkennen, Fokussieren und Lernen sind diese komplexen Assoziationssysteme von großer Bedeutung.

1.2.4 Absteigende Bahnen

Die zentrale Hörbahn ist keine »Einbahnstraße«. Absteigende Bahnen geben von allen Ebenen der Hörbahn auch wieder hemmende und erregende Impulse an tieferliegende Kerngebiete und schließlich auch an die äußeren Haarzellen zurück. Absteigende Erregungen modulieren auch die Tätigkeit der Mittelohrmuskeln: der Trommelfellmuskel (Musk. tensor tympani) und der Steigbügelmuskel (Musk. stapedius) werden vom Kerngebiet des V. Hirnnervs (Trigeminusnerv) und des VII. Hirnnervs (Fazialisnerv) angesteuert. Sie unterliegen Einflüssen der Hörrinde und der Formatio reticularis. Auf diese Weise können wir uns vor Geräuschüberlastung durch eine sich nähernde Geräuschquelle schützen: höre ich einen nahenden Düsenjäger, so kann die Innervation des Stapediusmuskels ab einer bestimmten Lautstärke die Gehörknöchelchenkette auslenken. Durch deren Versteifung wird die Schallübertragung im Mittelohr verschlechtert. Dadurch wird die Geräuschbelastung verringert. Außerdem werden verzerrende Geräusche abgemildert.

Für die Funktionsfähigkeit der zentralen Hörbahn sind die Weiterleitungszeiten von großer Bedeutung. Unser Hören ist darauf spezialisiert, zeitliche Veränderungen von Intensitäten und Frequenzen sehr schnell zu erkennen. Besonders beim Erkennen von Konsonanten müssen Sprachelemente von sehr kurzer Dauer (10–30 ms) erfaßt werden. Im Kapitel über die zeitliche Verarbeitung (Kap. 2.2) wird darauf näher eingegangen.

Die Einschwingvorgänge betragen im Mittelohr (Anstiegszeit bis zur Schwingung des ovalen Fensters) ca. 30 Millisekunden (ms) und im Innenohr (Einschwingen der Basilarmembran) 0,3 bis 3 ms. Diesen extrem kurzen Zeiten folgen Weiterleitungszeiten der zentralen Hörbahn von etwa 12 ms. Hören wir im Bereich der Frequenzen von 5 bis

10 kHz, so sind Reaktionsänderungen im Kochleariskern bereits nach 2 ms meßbar, im Vierhügelgebiet nach 4 ms und im Bereich der Kniehöcker nach 8 ms. Schließlich reagieren Neurone des primären Hörzentrums bereits 12 ms nach Einsetzen des Schalls (Spreng, 2001). Neuronale Elemente sind hochspezialisiert. So gibt es beispielsweise Neuronengruppen, die nur den Beginn und das Ende einer Erregung erkennen, wie ein Ein- und Ausschalter (On-Elemente, Off-Elemente). Dann gibt es Neuronengruppen, die Pausen erkennen (Pausendetektoren = Gap-Detektoren), und solche, die ausschließlich dazu dienen, Tonhöhenveränderungen zu erkennen (Detektoren für Frequenzmodulation). Es scheint nun so zu sein, daß die ungeheure Geschwindigkeit, mit der wir akustische Reize und Sprache verarbeiten können, nur dadurch erreicht werden kann, daß mehrere Verarbeitungsprozesse parallel zueinander und gleichzeitig ablaufen. Beispielsweise gibt es im Gebiet der Vierhügelplatte zwei verschiedene Neuronengruppen: schnellere, die nach 4 bis 6 ms reagieren, und langsamere, die nach 9 bis 12 ms reagieren.

Teile der Phonemunterscheidung erfolgen auf diese Weise nicht erst in der Großhirnrinde, sondern schon in der Zusammenarbeit zwischen den Haarzellen der Kochlea und den Olivenkernen. Denkbar wäre nämlich, daß neuronale Detektorsysteme über schnelle Bahnen die verschiedenen Formantenfrequenzen eines Konsonanten über eine Verarbeitungskette unterschiedlich bahnen oder hemmen. Die Übergänge zu Vokalen oder dazwischenliegende Pausen (siehe die Abbildung des Sonagramms von »e-da« in Kap. 1.1.4) werden durch Pausen- (Gap-) Detektoren erkannt.

2. Die auditive Wahrnehmung

2.1 Begriffsbestimmung

Das Wort *Wahrnehmung* kommt in der deutschen Sprache von dem althochdeutschen *wara neman* (einer Sache Aufmerksamkeit schenken), im angloamerikanischen und romanischen Sprachraum wird das Wort *Perzeption* (engl. und franz. *perception*) benutzt. Es leitet sich vom lateinischen *percipere* (merken, auffassen, begreifen, lernen) ab. Was ist Wahrnehmung? Die Wahrnehmung erlaubt es uns, physikalische und chemische Reizsignale, die von unseren Sinnesorganen empfangen werden, zu erkennen und zu verarbeiten. In der Wahrnehmungspsychologie wird erforscht, wie wir mit Hilfe der Wahrnehmungssysteme Kenntnis über unseren Lebensraum gewinnen und auf der Basis des damit verbundenen Erlebens in diesem agieren und handeln können (Goldstein, 1997). Wahrnehmungsleistungen werden nur durch das Ineinandergreifen vielschichtiger und komplexer Verarbeitungsprozesse auf den Ebenen unserer informationsverarbeitenden Systeme möglich. Die Gesamtheit dieser Prozesse verschafft uns ein Bild unserer Umgebung und unserer Person und aktualisiert es immerwährend. Wahrnehmung ist also auch ein zunehmend komplexer und bewußt werdender psychophysischer Prozeß.

Goldstein (1997) beschreibt drei grundlegende Fragen, die sich bei der Erforschung von Wahrnehmung stellen:

1. Die Frage nach den physiologischen Grundlagen: Wie repräsentiert die Aktivität des Nervensystems Eigenschaften von Objekten in der Umwelt?
2. Die Frage nach der Reizinformation: Wie setzen wir die Information aus der Umwelt in Wahrnehmungen um?
3. Die Frage nach den kognitiven Einflüssen: Wie beeinflussen Erfahrungen und Vorwissen die Wahrnehmung?

Die auditive Wahrnehmung ist nicht das Hören an sich, sondern ein Prozeß der Erfassung des Gehörten und seiner Verarbeitung durch das Gehirn. Physiologisch gesehen werden akustische Signale im Sinnesorgan in elektrische Signale umgewandelt und als Nervenimpuls fortgeleitet. An der Verarbeitung, Wahrnehmung und Verwertung nehmen seriale, parallele und verteilte neuronale Netzwerke teil (Ptok et al., 2000). *Auditive Wahrnehmung ist die Erfassung, die Weiterleitung, die Verarbeitung und die Bewertung von auditiven Informationen.*

Auditive Wahrnehmung erfolgt im Sinne einer zunehmend bewußten Analyse auditiver Signale als eine Verarbeitung aufsteigender hierarchischer und modularer Kognitionsprozesse. Das bedeutet, daß einfache Reizmerkmale mit Hilfe eines solchen *Bottom-up-Prozesses* analysiert und verarbeitet und daß sie in immer komplexere Kognitionsprozesse eingebunden werden. Auf einer basalen Ebene werden Geräusche und Töne verarbeitet. Auf einer höheren Ebene erfordert die Analyse von Lauten bereits eine sehr komplexe Verarbeitung. Schließlich stellt die Fähigkeit, mit lautlichen Segmenten analytisch und/oder synthetisch umzugehen und Sprache als aus unterschiedlichen lautlichen Einheiten bestehend wahrzunehmen, die höchste Anforderung an unsere auditive Wahrnehmung. Man nennt diese Fähigkeit die *phonologische Bewußtheit*. Phonologische Bewußtheit in einem weiteren Sinne ist die Wahrnehmung auf der Ebene von Silben, Signalgruppen, Reimen und Wörtern. An dieser Stelle geht die Wahrnehmung in das Sprachverständnis über (vgl. auch Kap. 7.3).

In einem sicher sehr vereinfachten Schema, das die Komplexität der Vorgänge in seiner Hierarchie nur unvollkommen erfaßt, könnte man die Wahrnehmungs- und Verarbeitungsprozesse (grau hinterlegt) in folgender Weise darstellen:

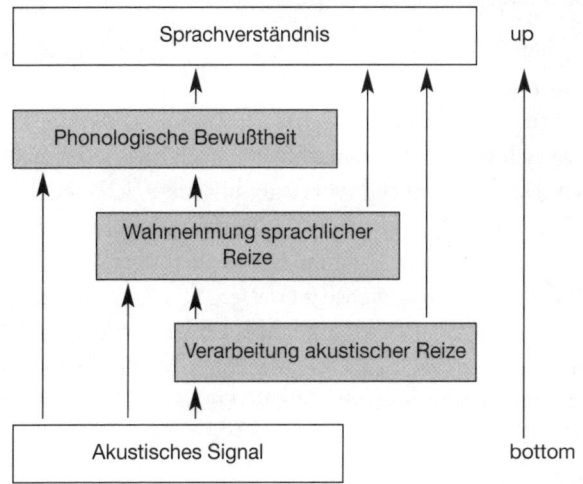

Die auditive Wahrnehmung ist von anderen Prozessen, die nicht zur Wahrnehmung selbst gerechnet werden, abhängig: z. B. Vigilanz (Wachheit), selektive Aufmerksamkeit, Gedächtnis (Kurzzeitspeicher, sequentielles Gedächtnis, Langzeit-Gedächtnis) und Emotion. Diese Funktionen und Zustände ermöglichen und modifizieren die Wahrnehmung und werden gleichzeitig von ihr beeinflußt. Solche Prozesse, die kognitiv von einer höheren Ebene auf den Wahrnehmungs- und Verarbeitungsprozeß einwirken oder parallel dazu wirksam sind, nennt man *Top-down-Prozesse*. Motivation, Wahrnehmung, Gedächtnis und Aufmerksamkeit sind wichtige Grundlagen für jedes Lernen.

Während oder nach der Informationsverarbeitung entscheidet unser Gehirn darüber, ob die gehörten Informationen in Sprache umgewandelt werden, ob sie zu motorischen Reaktionen oder zu anderen nichtsprachlichen Reaktionen führen und ob sie unsere Gefühle beeinflussen. Der auditiven Wahrnehmung sind also höhere kognitive Leistungen übergeordnet, z. B. das Sprachverständnis, die sprachliche Interpretation, das Erkennen der Bedeutung, die emotionale Erfassung und Bewertung der akustischen Information, der Vergleich mit sprachlicher Vorerfahrung und unser Wissen von der Welt.

2.1.1 Funktionen der auditiven Wahrnehmung

Als die wichtigsten Funktionen der auditiven Wahrnehmung beschreibt die American Speech-Language-Hearing Association (ASHA) (1996) vor allem die folgenden Bereiche:

- *Geräuschlokalisation und Seitenzuordnung* (sound localization and lateralization)
  Wir verstehen unter dem Begriff der *Lateralisation* die Fähigkeit, eine seitlich gelegene Geräuschquelle nach links oder rechts zuzuordnen. Das *Richtungshören* erlaubt uns, eine Schallquelle in ihrer Richtung und ihrer Entfernung im Raum zu orten. Dabei ist sowohl eine Aussage über die horizontale wie auch über die vertikale Abweichung von der Kopfachse zu treffen. Die *Seitenzuordnung* (side order) ist die Fähigkeit zu erkennen, ob ein Geräusch zuerst dem linken oder dem rechten Ohr angeboten wurde. Das *dichotische Hören* erlaubt uns, unterschiedliche Geräusche oder Worte zu erkennen, die getrennt, aber gleichzeitig beiden Ohren präsentiert werden.

- *Lautheitsempfindung* (intensity)
Die Fähigkeit, unterschiedliche Lautstärken zu unterscheiden, z. B. zwei unterschiedlich laute Töne *(Lautstärkeunterscheidung)*, und die Empfindung für einen Lautstärkepegel, ab dem ein Ton oder ein Geräusch subjektiv als zu laut wahrgenommen wird *(Unbehaglichkeitsschwelle)*, sind wichtige Faktoren der Lautheitsempfindung.
- *Lautdiskrimination* (auditory discrimination)
Unter Lautdiskrimination versteht man die Fähigkeit, ähnlich klingende Geräusche oder Phoneme zu unterscheiden *(Wahrnehmungstrennschärfe, Lautunterscheidung)*.
- *Lautmustererkennung* (auditory pattern recognition)
Darunter versteht man u. a. das Erkennen bestimmter aufeinanderfolgender Ton- und Zeiteinheiten *(Rhythmus)* und die Fähigkeit, zwei unterschiedlich hohe Töne zu unterscheiden *(Tonhöhenunterscheidung;* frequency).
- *Zeitliche Verarbeitung* (temporal aspects of hearing)
Die zeitliche Verarbeitung von Tönen, Geräuschen und Sprache erfordert mehrere Fähigkeiten:
  - *Lückenerkennung* (gap detection): Erkennung kurzer Signalpausen oder die Fähigkeit, eine kurze Unterbrechung in einem Geräusch zu erkennen;
  - *Maskierung* (masking): die Fähigkeit, zeitlich versetzte und sich gegenseitig verdeckende Signale zu unterscheiden;
  - *Integration* (integration): die Fähigkeit, ein zeitlich gedehntes oder komprimiertes Geräusch oder Wort zu erkennen *(zeitkomprimierte Sprache)*;
  - *Ordnung von Sequenzen* (time order): die Fähigkeit, zwei unterschiedliche Töne oder Geräusche, die kurz hintereinander einem Ohr präsentiert werden, in eine zeitliche Reihenfolge zu bringen *(einohrige Ordnungsschwelle)*.
- *Unterscheidung konkurrierender Signale* (decrements with competing acoustic signals): Wenn einem Geräusch oder einem Sprachreiz Aufmerksamkeit gewidmet werden soll, müssen gleichzeitig ertönende störende Geräusche unterdrückt werden, um den Nutzschall wahrnehmen zu können *(Störschall-Nutzschall-Filterfähigkeit)*.
- *Erkennung unvollständiger, veränderter oder abgeschwächter akustischer Signale* (decrements with degraded acoustic signals): Die

verschiedenen Anteile eines gehörten Wortes sind nicht nur unterschiedlich laut und von kleinen Pausen unterbrochen, sondern in einem Raum durch bestimmte Schallbedingungen auch verzerrt oder unvollständig. Wir sind daher in der Lage, auch unvollständige Klangstrukturen oder veränderte Schallspektren in der Sprache zu erkennen, z. B. Sprache, aus der hohe oder tiefe Frequenzen herausgefiltert wurden *(Hochton- oder Tieftonverstehen),* oder Geräusche oder Sprachbestandteile, die trotz Unterbrechungen erkannt werden.

2.2 Die zeitliche Verarbeitung

Gesprochene Worte erreichen die Großhirnrinde vom Ohr aus in Bruchteilen von Sekunden. Es sind einmalige Ereignisse, vorübergehend wie ein Wind. Wir können sie nicht mehrfach abrufen oder dauerhaft anschauen wie ein Bild. Das Gehör muß in diesen kurzen Zeitabschnitten Veränderungen von Frequenzen und Schallenergie sehr schnell verarbeiten. Daher ist die Frage zu stellen, wie das Zentralnervensystem in der Lage ist, Gehörtes in kurzer Zeit zu erfassen. Ernst Pöppel (1997) legt in seinem Buch »Grenzen des Bewußtseins« dar, daß zeitliches Unterscheidungsvermögen einen wesentlichen Anteil am Bewußtsein des Menschen hat. Er unterscheidet in einem hierarchischen System des Zeiterlebens:

1. das Erlebnis der Gleichzeitigkeit gegenüber der Ungleichzeitigkeit;
2. das Erlebnis der Aufeinanderfolge oder der zeitlichen Ordnung;
3. das Erlebnis der Gegenwart und
4. das Erleben von Dauer.

2.2.1 Fusionsschwelle

Zur Bestimmung der Ungleichzeitigkeit verweist Pöppel auf die Bestimmung der Fusionsschwelle. Dabei werden dem Zuhörenden über einen Kopfhörer getrennt zwei kurz dauernde Geräusche vorgespielt. Wenn diese beiden »Klicks« gleichzeitig vorgespielt werden, verschmelzen sie in unserer Wahrnehmung zu einem Klick, sie fusionieren. Legt man zwischen diese beiden Klicks eine sehr kleine Zeitdifferenz von beispielsweise einer tausendstel Sekunde, so hören wir immer noch nur einen Klick, der allerdings nicht mehr in der Mitte unseres Kopfes, sondern seitlich wahrgenommen wird, je nachdem, mit welchem Ohr der erste der beiden Klicks gehört wurde. Verlängert man den Zeitabstand zwischen den beiden Klicks, so werden die meisten Erwachsenen bei einer Zeitdifferenz ab 2–5 ms zwei Klicks unterscheiden können. Dann ist die Fusion aufgehoben und die Fusionsschwelle überschritten. Der zeitliche Unterschied zwischen Gleichzeitigkeit und Ungleichzeitigkeit wird erkannt. Dies ist also die kürzeste Zeitspanne, die in uns ein Bewußtsein für die Grenze zwischen Gegenwart und Vergangenheit entstehen läßt.

2.2.2 Zeitliche Ordnung

Im hierarchischen System der Bewußtwerdung von zeitlichen Abschnitten folgt dann das Erkennen einer zeitlichen Ordnung. Wenn wir uns dessen bewußt sind, daß zwei akustische Reize ungleichzeitig zu uns kommen, so können wir doch nicht unterscheiden, welcher von beiden der erste war. Erst bei einem Zeitabstand von 15 bis 60 ms können wir erkennen, ob das erste von zwei Klickgeräuschen, die uns nacheinander auf beiden Ohren vorgespielt werden, über das linke oder das rechte Ohr zu hören war. In gleicher Weise beurteilen wir visuell die Reihenfolge von zwei Blinkreizen: Leuchtet zunächst eine linke oder zuerst eine rechte Leuchtdiode auf? Diejenige Zeitdauer, die ein Mensch braucht, um zwei gleiche akustische, optische oder taktile Reize als getrennt zu erkennen und in eine zeitliche Aufeinanderfolge zu bringen, bezeichnen wir als *Ordnungsschwelle*.

Die Zeit, die wir brauchen, um auf einen akustischen oder einen optischen Reiz zu reagieren (*Reaktionszeit*), liegt mit 100 bzw. 170 ms kaum darüber. Bei Wahlreaktionen zwischen zwei oder drei optischen Reizen wurden Zeitabstände von 300–370 ms gemessen, bei Unterscheidungen zwischen einem optischen und einem akustischen Reiz noch etwas längere. Wie erleben wir Gegenwart, wenn wir uns doch nicht bewußt sind, ab welchem Zeitpunkt wir ein Geschehen als noch gegenwärtig oder bereits als vergangen beurteilen? Pöppel gibt uns folgende Antwort: Aufgrund eines periodisch arbeitenden Integrationselements verschmilzt unser Gehirn gleiche Sinneseindrücke über etwa drei Sekunden zu einem gegenwärtigen Erlebnis. Bleibt der gleiche Reiz noch länger bestehen, so kann diese Information nicht mehr länger als eine Einheit betrachtet werden, sondern sie wird zu einer Zweiheit oder einer anderen Gestalt.

In einer Entscheidungsreaktion zwischen zwei akustischen Reizen oder einem akustischen und einem optischen Reiz werden Entscheidungen unabhängig von der Art und Weise, wie die Reize in unser Gehirn kommen, in einem gleichen Algorithmus getroffen: Versuchspersonen reagieren nicht auf Zeitintervalle, die beliebig oder zufällig lang sind, sondern sie reagieren in konstanten Zeitabständen. Wenn eine Entscheidung nicht nach 30–40 ms getroffen werden kann, wird sie erst wieder nach 60–80 ms getroffen. Es scheint also einerseits Periodizitäten bevorzugter Reaktionszeiten und andererseits Täler von Reaktionsvernachlässigung zu geben. »Durch das plötzliche Ereignis und unser Zurkenntnisnehmen wird in unserem Gehirn vermutlich ein oszillatorischer, also schwingender Prozeß in Gang gesetzt, wobei die Dauer jeder Periode dieser Oszillation etwa bei 0,03 Sekunden liegt« (Pöppel, 1997). Solche Oszillationen elektrischer Impulse mit Erregbarkeitsmaxima und untererregbaren Erholungszeiten scheinen eine Fähigkeit neuronaler Netzwerke zu sein.

Schließlich gibt es längerfristige Biorhythmen wie das Gefühl für einen Tag. Bei Versuchen in immer gleich hellen Räumen fand man, daß ein Zeitraum von ca. 23 Stunden als ein Tag empfunden wird.

Fusionsschwelle	Verschmelzung, Gleichzeitigkeit	0,002–0,005 sek.
Auditive, visuelle, taktile Ordnungsschwelle	Bewußtsein der Serialität u. Identifikation zeitlicher Ordnung	0,015–0,060 sek.
Akustische Reaktionszeit		0,10–0,16 sek.
Optische Reaktionszeit		0,17–0,23 sek.
Entscheidungszeit zwischen 2 optischen Reizen		0,30 sek.
Entscheidungszeit zwischen 3 optischen Reizen		0,37 sek.
Entscheidungszeit zwischen einem optischen und einem akustischen Reiz	(mehrgipflig mit Oszillationsfrequenz von 0,03–0,04)	>0,24–0,37 sek.
Zeitliche Grenze des Bewußtseins vom »Jetzt«	(opt., akust., Gedichtzeile, Musikphrase)	3,0 sek.
Biorhythmus eines Tages		23 Std.

2.2.3 Beidohriges Hören

Die Zellkerne in den Schichten der Hörrinde liegen in Säulen gestapelt übereinander. Gewisse Zellsäulen werden nur bei Eintreffen von Signalen einer bestimmten Frequenz erregt und andere, benachbarte Zellgruppen nur von einer etwas höheren oder tieferen Frequenz. Aber es gibt in der Hörrinde auch Zellen, die nur bei Eintreffen eines verzögerten Signals erregt werden. Hierzu wird zwischen dem Zeitpunkt, bei dem das Signal auf dem rechten Ohr eintrifft, und dem Eintreffen auf dem linken Ohr eine ganz bestimmte Verzögerungszeit benötigt. Solche Detektoren, die nicht nur in der Hörrinde, sondern auch in den Olivenkernen vorzufinden sind, scheinen für das Erkennen einer Zeitdifferenz zwischen beiden Ohren bedeutsam zu sein (Brugge u. Merzenich, 1973). Sie ermöglichen uns das räumliche Hören. Das Lokalisieren einer Geräuschquelle im Raum erfordert sowohl beidohriges als auch einohriges Hören (Warren, 1999). Darüber hinaus nimmt man an, daß es im Hörkortex eine Punkt-für-Punkt-Kartierung des Raums gibt, wobei benachbarte Zellen auf Schallsignale aus benachbarten Raumabschnitten reagieren.

Das Richtungshören verlangt von unseren Hirnstrukturen eine sehr rasche Entscheidung und eine sehr präzise Zuordnung der Geräuschquelle und ihrer Lokalisation. Es steht in enger Verbindung mit dem Sprachverständnis, da eine unscharfe Richtungszuordnung das Sprachverständnis in komplexen Geräuschsituationen erschwert. Wenn durcheinander gesprochen wird, ist es wichtig, in die Richtung derjenigen Schallquelle zu fokussieren, der unser Hauptinteresse gilt. Für das Richtungshören sind zwei Funktionen entscheidend: die Laufzeitdifferenz zwischen den Ohren und die Schallschattenbildung des Kopfes.

Befindet sich die Schallquelle in der Mitte vor uns, so erhalten beide Ohren das Signal gleichzeitig. Weicht die Schallquelle nur geringfügig von der Mitte ab, so führt dies auf dem abgewandten Ohr zu einer geringen Verzögerung in der Schallerkennung. Der Impuls wird von diesem Ohr leicht zeitverzögert aufgenommen und an den Olivenkern weitergegeben. Die beiden Olivenkerne errechnen untereinander, mit welcher Impulsverzögerung der Schall von den Ohren verarbeitet wurde. Aus der Verzögerungsstrecke ermessen sie den Winkel, den die Schallquelle zu unserer Körperachse hat. Dies gilt aber nur für ein Richtungshören in der Horizontalebene (in der vertikalen Ebene hat der Mensch im Gegensatz zu vielen Säugetieren und Vögeln kein derart genaues Analysesystem). Kommt also ein akustisches Signal beispielsweise von der linken Seite, müssen die Schallwellen zum rechten Ohr einen längeren Weg zurücklegen. Diesen Unterschied der Laufzeiten nennt man eine *interaurale Zeitdifferenz*. Das Gehör kann beim Erwachsenen eine horizontale Richtungsänderung von zwei Winkelgraden erkennen. Das entspricht einer Zeitdifferenz zwischen dem linken und rechten Ohr von 0,01 ms und damit etwa 1% der Übertragungszeit einer Synapse. Diese Zeit ist so gering, daß man sich gut vorstellen kann, daß komplizierte und lange Wege der Verarbeitung nicht möglich sind und daß wenige synaptische Verschaltungen ausreichen müssen. Tatsächlich ließen sich im mittleren Anteil des Olivenkerns Strukturen nachweisen, die als Zeitmesser identifiziert werden konnten.

Die zweite Funktion des Richtungshörens tritt durch eine Abschattung auf: Beim beidohrigen räumlichen Hören spielt auch die Differenz des Lautstärkepegels und die Änderung des Frequenzspektrums eine Rolle. Bleiben wir bei unserem Beispiel des Schalls, der von der linken Seite kommt: Das rechte Ohr hört einen Ton ein wenig leiser, da der Kopf als *Schallschatten* wirkt. Dieses Schallhindernis mindert die Lautstärke für das rechte Ohr. Solch eine Informationsdifferenz spielt allerdings nur für hohe Töne eine Rolle, da tiefe Töne im Vergleich zur Größe eines Kopfes lange Wellenlängen haben und daher nicht reflektiert werden. Für den Schallschatten spielt zudem die Form und Größe des Kopfes und die Form und Lage der Ohrmuscheln eine Rolle.

Wollen wir uns in einem Raum, in dem mehrere Personen miteinander reden, auf einen Sprecher konzentrieren, so hat das Richtungshören eine wichtige Bedeutung. Nicht nur, daß wir dem bevorzugten Sprecher den Kopf zuwenden, sondern wir zentrieren auch die Aufmerksamkeit. Es verwundert daher nicht, daß bei gestörtem Richtungshören meist auch andere Funktionen des beidohrigen Hörens betroffen sind. So finden wir gleichzeitig oft auch eine Störung des dichotischen Hörens.

2.2.4 Lautdiskrimination

Die Bedeutung der Erfassung zeitlicher Veränderungen wird auch dann klar, wenn man sich die Prozesse zur Erkennung von Vokalen und Konsonanten anschaut. So werden Vokale durch das spektrale Profil (Formant, siehe Kap. 1.1) einer Reihe harmonischer und periodischer Frequenzbänder erkannt. In der folgenden Abbildung kann man gut erkennen, daß sich die Vokale /ɛ/ und /æ/ während ihrer ganzen Dauer von 250 ms klar voneinander unterscheiden. Hingegen unterscheidet sich die Konsonant-Vokal-Verbindung /ba/ von der ähnlichen Silbe /pa/ nur in den ersten 40 ms. Die exakte Lautunterscheidung der Plosive /b/ und /p/ hängt also davon ab, ob das System der Lauterkennung in diesem kurzen Zeitraum Unterschiede analysieren kann.

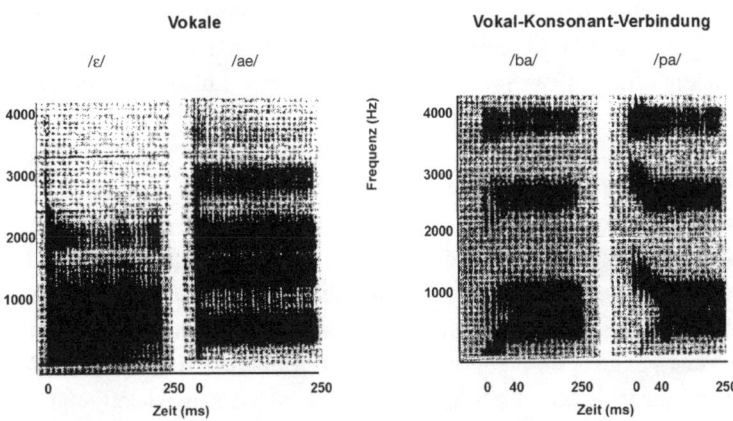

Klangspektrum von zwei ähnlichen Vokalen und zwei Vokal-Konsonant-Verbindungen (nach Tallal, 1993)

Paula Tallal (1993) leitet aus ihren Experimenten zur Lautdiskrimination ab, daß es einen individuell unterschiedlichen, aber konstanten Rhythmus für Reizverarbeitungsprozesse im Schläfenlappen gebe. Sie geht davon aus, daß gehörte Sprache im Sprachzentrum nicht als ein Kontinuum erfaßt, sondern wie ein Taktschlag in gleichbleibenden Zeitabschnitten von 10–40 ms abgetastet wird. Falls die Abtastrate im Schläfenlappen des Großhirns aufgrund einer anatomischen oder funktionellen Störung größere Intervalle hat, können viele Konsonanten nicht mehr richtig erkannt werden. Möglicherweise ergeben sich daraus Ähnlichkeiten zu den Periodizitäten, die Pöppel nachweisen konnte. Solche zeitlich konstanten Rhythmen könnten Grundlage der Entscheidungsprozesse und der Identifikation von Ereignissen sein. Dies setzt ein stets aktives System von gleichzeitig arbeitenden hemmenden und bahnenden Einflüssen voraus. Hemmende und bahnende Neuronen bleiben ständig in einem wachen, erregbaren Ruhezustand. Die Aktivierung muß nicht unbedingt als ein An- und Ausschalten ablaufen, sondern kann auch über interne Schwellenwerte fein eingestellt und modifiziert werden. Innerhalb eines Netzwerks solcher Einzelsysteme werden die einlaufenden Inputs und abgehenden Outputs in der Verbindung zu einer funktionellen Untereinheit gewichtet. So werden ein Minimum- und ein Maximum-Level länger erhalten und eine Aktivierung in einer kürzeren Zeiteinheit erreicht (Chase u. Tallal, 1991; Pulvermüller, 1996; Pulvermüller u. Mohr, 1996). Komplexe Vorgänge der Wahrnehmung und des Lernens erfordern daher ein ständig erreichbares System parallel zueinander ablaufender Prozesse (parallel distributed processing).

Für die Verarbeitung von Konsonanten müssen besonders kurze Zeitabschnitte (minimal 10 ms) erkannt werden. Häufig gibt es auch am Übergang zwischen einem Konsonanten und einem nachfolgenden Vokal eine kurze geräuschfreie Pause. So zeigt das Sonagramm des Wortes »Teig«, daß der Anfangskonsonant und der Endkonsonant nur kurze Zeit andauern, daß sie sehr geringe Amplituden haben und daß es fast geräuschfreie Pausen nach dem /t/ und vor dem /g/ gibt. Von dem kurzen Geräuschblock des Anfangskonsonanten gehen Frequenzmodulationen (sog. Transienten) in die Formanten des nachfolgenden /ei/ über.

Unser Wahrnehmungssystem muß also in der Lage sein, bei Konsonant-Vokal-Verbindungen (KV) den kurzen, leisen Konsonanten zu erkennen, sodann die nachfolgende Pause (gap), den Transienten und die Formanten des nachfolgenden Vokals, der aufgrund seiner höheren In-

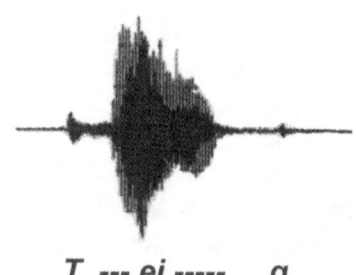

Zeit-Amplituden-Darstellung des Wortes »Teig« (nach Spreng, 2001)

tensität mit Hilfe von Periodizitätsanalysen über sehr schnelle Bahnen fortgeleitet werden kann. Wichtig ist u.a. die genaue Vermessung der Pause. Sie kann entscheidend für das Konsonantverständnis sein. Dazu gibt es spezielle Neuronengruppen, sogenannte Pausen-Detektoren (Gap-Detektoren).

Viele Wörter der deutschen Sprache lassen sich schwer verstehen, wenn sie sich nur in einem Laut unterscheiden, der ähnlich klingt. Wir wollen dies an einem Beispiel erläutern, dem Unterschied zwischen einem stimmlosen und einem stimmhaften Anlaut. Ob der Unterschied zwischen einem stimmlosen oder einem stimmhaften Konsonanten erkannt wird, hängt von dem Zeitraum zwischen dem Beginn einer Artikulation und dem Beginn der Stimmbandschwingungen ab. Man nennt dieses Zeitintervall auch *Voice Onset Time* (VOT) oder *Stimmeinsatzzeit*. Spricht man beispielsweise /ba/, so fällt der Zeitpunkt, an dem die Stimmlippen zu schwingen beginnen, mit der Auslösung des Verschlußlautes zusammen. Bei /pa/ hinkt der Schwingungsbeginn der Stimmlippen der Auslösung des Lautes um ungefähr 0,1 sek. hinterher.

Denkbar wäre nun, daß die Verarbeitung einer KV-Verbindung folgendermaßen abläuft: Der Geräuschblock des Konsonanten erzeugt auf der Basilarmembran der Kochlea eine bestimmte Erregung, die über die zentrale Hörbahn weitergeleitet wird. Parallel dazu werden nicht erregte Neuronen gehemmt. Dadurch wird der Kontrast verstärkt. Das anschließende geräuschfreie Intervall wird durch Gap-Detektoren erfaßt. Der nachfolgende Transient wird aufgrund der höheren Intensität und durch eine Periodizätsanalyse über schnelle Bahnen fortgeleitet. So wird die Erregung durch den nachfolgenden Vokal gebahnt. All diese Erregungen zusammen liefern die Informationen, die geeignet sind, um in sogenannten Reduktionsdatenbanken diejenigen Speicher zu aktivieren, die zu gleichen Anlauten oder KV-Verbindungen gehören (Spreng, 1998). Parallel dazu werden aus einer langen Liste möglicher Kandidaten all diejenigen Muster eröffnet, die eine gleiche oder ähnliche Klangstruktur aufweisen. Mit zunehmender Dauer der akustischen Information fallen dann andere Silben- oder Wortkandidaten heraus, bis schließlich nur die eine Verbindung übrigbleibt.

Offensichtlich lernen Menschen schon sehr früh, Sprachsignale zu analysieren. Bereits im Alter von ein bis vier Monaten können Säuglinge zwischen den Konsonanten /b/ und /p/ unterscheiden. In Versuchen kann man solch kleine Kinder an die Erkennung einzelner Laute gewöhnen. Sie antworten auf das Wiedererkennen einzelner Laute, indem sie intensiver an einem Sauger nuckeln (Largo, 1995). Bei Erwachsenen spielt es keine Rolle, ob der für die Lauterkennung des Konsonanten /b/ notwendige erste Formant 5, 10, 15 oder 20 ms nach dem zweiten Formanten eintritt. Gleichermaßen ist es unbedeutend, ob für die Wahrnehmung von /p/ der erste Formant 30, 40 oder erst 60 ms nach dem zweiten Formanten einsetzt. Entscheidend für die Unterscheidung dieser Konsonanten ist, ob die Zeitgrenze von 25 ms über- oder unterschritten wird. Man nennt dieses Phänomen auch »kategorische Perzeption« von Sprachlauten. Die phonetischen Gesetzmäßigkeiten der kategorischen Perzeption sind biologisch festgelegt. Sie unterliegen in allen Sprachen den gleichen Regeln. Kinder unterschiedlicher Kulturkreise erwerben sie in den ersten Lebensmonaten. Erst später werden sie kulturspezifisch (Largo, 1995).

Leicht verständlich ist nun, wie dramatisch Störgeräusche oder auch ein leichter Hörverlust die Wahrnehmung einzelner Phonemmerkmale negativ beeinflussen können! Stimmhafte Konsonanten werden mit stimmlosen verwechselt (statt /b/, /d/, /g/ werden /p/, /t/, /k/ verstanden), und Vokalmerkmale werden je nach der Charakteristik eines Störgeräuschs oder der Art der Hörbeeinträchtigung verfälscht. Andererseits kann auch die Verkürzung der Dauer eines Sprachsignals die Verständlichkeit beeinträchtigen. Töne mit einer Dauer unter 200 ms werden als leiser empfunden als Töne über 200 ms. Therapeutisch betrachtet: die Verkürzung eines Tons um den Faktor 10 (z. B. von 200 auf 20 ms) kann durch eine Erhöhung des Lautstärkepegels um 10 dB ausgeglichen werden. Wenn darüber hinaus noch Störungen der Lautstärkeempfindung, eine Aufmerksamkeitsstörung, eine Gedächtnisstörung oder eine Sprachentwicklungsstörung vorliegen, so potenzieren sich die negativen Einflüsse in der Wahrnehmung.

Tallal et al. (1996) und Merzenich et al. (1996) zeigten, daß es für Kinder mit Sprachstörungen durchaus möglich ist, Defizite in der zeitlichen Verarbeitung zu verbessern. In einem vierwöchigen Trainingsprogramm wurden die schnellen Elemente von Sprache (z. B. VOT) mit einem Computerprogramm derart verlängert, daß die Kinder die Konsonanten nun erkennen konnten. Akustisch verlängerte Sprache, in der auch die Lautstärke angehoben wurde, wurde den Kindern täglich so lange wie möglich dargeboten. Nach vier Wochen verbesserten sich die Fähigkeiten der zeitlichen Verarbeitung von Sprache, die Lautunterscheidung und sogar die grammatikalischen Fähigkeiten der Kinder. Gute Verbesserungen zeigten sich bereits auch dann, wenn mit den Kindern die Unterscheidung von Tönen geübt wurde (Tonhöhen- und Lautstärkenunterscheidung, Sequenzen von Tönen). Die Ergebnisse von Tallal und Merzenich blieben aber nicht unwidersprochen. Weitere Untersuchungen müssen zeigen, ob das Üben zeitgebundener Sprachelemente einen Weg vorgibt, den es lohnt, mit wahrnehmungsgestörten Kindern zu gehen.

2.3 Wahrnehmung und Lernen

Lernen ist der Prozeß, mit dessen Hilfe sich Organismen Kenntnisse über die Welt aneignen. Lernen und Anpassung sind gleichzeitig Ziel und Teil von Wahrnehmung. Das Wissen über das eigene Leben und das Sachwissen stehen uns automatisch im Langzeitgedächtnis als ein *explizites Gedächtnis* zur Verfügung. Wir können uns bewußt an Ereignisse unseres Lebens und an erlernte Fakten und Zusammenhänge erinnern. Der mittlere Stirnlappen (Frontalhirn) ist diejenige Hirnstruktur, die an diesen Fähigkeiten besonders beteiligt ist. Hingegen rufen wir aus dem *impliziten Gedächtnis* motorische oder wahrnehmungsbezogene Fähigkeiten ab. Diese Gedächtnisform ist nicht immer an bewußte Aufmerksamkeit oder kognitive Vorgänge gebunden. Sie bildet sich langsam durch viele Wiederholungsdurchläufe und wird dann automatisiert. Das Erlernen der Muttersprache mit ihren vielen Regelhaftigkeiten und Wiederholungen ist wohl überwiegend ein implizites Lernen. Wir können dieses Wissen später automatisch abrufen, ohne uns bewußt an einen bestimmten Sachverhalt erinnern zu müssen. Der Vorteil der Automatisierung liegt einerseits darin, daß unser Langzeitgedächtnis ein schier unerschöpflicher Speicher ist, daß wir mehrere automatisierte Handlungen nebeneinanderher ausführen können und daß wir dazu keine aktive Aufmerksamkeit brauchen.

Kontrolliertes Lernen erfordert hingegen eine zugewandte Aufmerksamkeit. Wir wenden uns beispielsweise einer bestimmten Handlung zu, die im Brennpunkt des Interesses steht. Die aufgenommene Information wird im *Kurzzeitgedächtnis* (Arbeitsspeicher), das nur eine begrenzte Kapazität besitzt, bewußt aufgenommen und, getrieben von unserer Intention, verarbeitet. Neu aufgenommene Informationen können auf diese Weise bearbeitet, erlernt und mit bereits Erlerntem verglichen werden. Wiederholungen und eine gerichtete Aufmerksamkeit ermöglichen eine Übernahme des Erlernten in das Langzeitgedächtnis.

Lernprozesse können langfristig zu Veränderungen der Struktur des Zentralnervensystems führen. Solche Anpassungen sind durch die Plastizität dieses Systems möglich. Funktionell zusammenarbeitende Komplexe von Neuronen können beim Lernen andere Neuronen aktivieren und zu ihrer Gruppe hinzufügen. Zwar können nach der Geburt keine neuen Nervenzellen mehr gebildet werden, im Zuge der Hirnreifung kommt es jedoch zu einer ständigen Zunahme von Synapsen, den Verbindungsstellen zu anderen Neuronen, und zu einer Aussprossung von Nervenzellästchen (Dendriten). Schließlich werden durch Lernen auch eine biochemische Veränderung in der Eiweißzusammensetzung der Neuronen und eine Veränderung der elektrischen Ladung der Synapsen hervorgerufen. Die Anpassungsfähigkeit (Plastizität) und Modellierung unseres Nervensystems beruht auf mehreren Mechanismen:

- Zunahme an kooperierenden Zellen in einer funktionellen Neuronengruppe;
- Bildung neuer Synapsen;
- Morphologische Veränderungen an den Dendriten;
- Veränderung in der biochemischen Zusammensetzung der Synapsen.

Auf der anderen Seite kann der Verlust oder die Einschränkung an Information auch zu einem Verlernen führen. So braucht man nach dem Entfernen von Ohrschmalz einige Wochen, um wieder normales räumliches Hören zu erlernen. Das gleiche gilt auch für das Wiedererlernen des räumlichen Hörens nach einem längeren Paukenhöhlenerguß (Warren, 1999). Schließlich entsteht bei einer zu spät gestellten Diagnose einer angeborenen Innenohrschwerhörigkeit eine Degeneration der zentralen Hörbahn, die später durch Hörgeräte nicht mehr vollständig wettgemacht werden kann.

Wie erlernen wir Sprache? Das Hören der mütterlichen Sprache beginnt ja bereits vor der Geburt. In den ersten Lebenswochen können

Säuglinge schon ihre »Muttersprache« von einer »Fremdsprache« unterscheiden. Die mütterliche Sprache regt die Vokalisation des Säuglings an. Im Alter von zwei Monaten kommt es zu regelrechten Dialogen zwischen Mutter und Kind mit abwechselndem Zuhören und kindlichen Nachahmungen, verstärkt durch Blickkontakt in dem für einen jungen Säugling idealen Abstand von 40–50 cm. Die Mutter regt den Dialog durch Modellaute an, imitiert aber auch Laute des Kindes und differenziert sie wegweisend in den prosodischen Merkmalen: Tonhöhe, Melodik, Dauer, Rhythmus. (*Prosodie* ist die melodische Gliederung von Sprache.) Der Säugling profitiert von den Modellen der Mutter (auditives Feedback), von sofortigen und oft übertriebenen Betonungen der Lautmerkmale. Er erlernt dabei die Grundregeln der Betonung seiner Muttersprache (Papousek, 1994). Das Erlernen der prosodischen Fähigkeiten ist eine ganz überwiegend rechtshemisphärische Funktion. Schon im Alter von zwei bis vier Monaten können Babys musikalische Töne mit unterschiedlicher Klangfarbe in der rechten Hemisphäre bearbeiten, Sprachlaute hingegen in der linken Hemisphäre. Etwa mit sieben bis zehn Monaten, in der Phase des Silbenplapperns, spezialisieren sich die Wahrnehmungsfähigkeiten von unterschiedlichen Lauten durch die gehörten und selbstproduzierten Silben. So weisen diese Silben bereits die Formantcharakteristika der muttersprachlichen Vokale auf.

Im Dialog mit zwei- und dreimonatigen Säuglingen spielen die Worte der Eltern und ihre Bedeutung nur eine untergeordnete Rolle. Vielmehr heben Eltern auf der ganzen Welt ihre Stimme um mehrere Halbtöne an, betonen die Melodie und verlängern den vokalischen Anteil der Silben auf über 500 ms. Mütter nutzen tiefe, langgezogene Wortmelodien, um ihr Baby zu beruhigen, hohe Töne und ansteigende Melodien, um es anzuregen. Bis zum 6. bis 9. Monat hat sich ihr Kind auf bestimmte Segmentierungen und Rhythmisierungen spezialisiert. Wenn in diesem Alter neue Silben und erste Wörter erlernt werden, kommt es zu einer zunehmenden Aktivierung der linkshemisphärischen Sprachzentren. Jetzt tritt das Erlernen von Prinzipien des Wortschatzes hinzu. Das linkshemispärisch dominante Sprachsystem wird mit dem rechtshemisphärisch dominanten System von Sprachrhythmik und Sprachmelodie verknüpft. Mit Hilfe der prosodischen Mittel werden besonders die neuen und bedeutungsschweren Silben und Worte betont und markiert: durch Anheben der Stimme, durch die Verlangsamung, durch die Betonung und die Endstellung eines Wortes (Papousek, 1994). Entstehen Defizite im linkshemisphärisch dominanten Sprachsystem, so versucht das Kind, sie durch rechtshemisphärische Strategien zu kompensieren. Penner (2002) entwickelt daraus folgende Forderung: Am Ende des ersten Lebensjahres sollten künftig Risiken einer gestörten Sprachentwicklung erkannt und behandelt werden. Risikokinder sollten an einem Förderprogramm teilnehmen können.

Welche Rolle kann also die Erfassung von frühen Wahrnehmungsfunktionen bei der Früherkennung von Störungen des Erlernens von Sprache haben? Bislang kennen wir vornehmlich Beurteilungsansätze, die quantitative Maßstäbe der Sprachproduktion bewerten, etwa in der »Münchner Funktionellen Entwicklungsdiagnostik«, im »Elternfragebogen« (ELFRA) (Grimm, 2000) oder im »Sprachentwicklungstest für zweijährige Kinder« (SETK-2) (Grimm u. Doil, 2000). Grob vereinfacht, geht es dabei um überwiegend linkshemisphärisch verarbeitete Funktionen. Nach der Vorstellung von Penner fehlen uns aber in der Beurteilung wesentliche Wahrnehmungs- und Verarbeitungsfunktionen, aus denen ein Erlernen prosodischer Regeln erwächst: z. B. die Grundbetonungsregeln und das Erlernen von Zeitstrukturen. Sprachmelodie und Sprachrhythmus werden, wie wir oben gesehen haben, zunächst rechtshemisphärisch erlernt. In dieser Hinsicht bietet uns der Ansatz von Penner neue Möglichkeiten: Sonographisch darge-

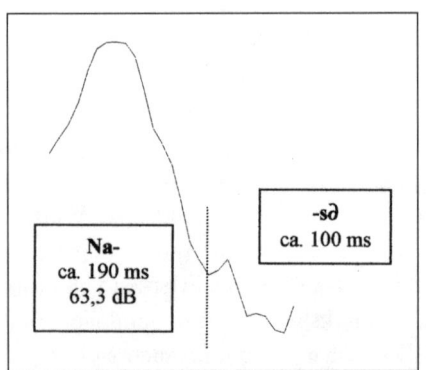

Intensitätsprofil des Wortes Nasə (Penner, 2002)
Die Betonung der ersten Silbe im Versmaß Trochäus und die Rhythmik verdeutlichen sich in Lautstärke und Zeitdauer der beiden Silben.

stellte Lautäußerungen von Kindern mit deutscher Muttersprache zeigen, wenn die Kinder 12–18 Monate alt sind, bei Zweisilbern eine deutliche Zäsur zwischen der ersten und zweiten Silbe, eine starke Betonung der ersten Silbe (Trochäus) und begrenzte Zeitdauern der Silben.

H. Grimm (1999) sagt es so: »Am Anfang steht die Prosodie«. Daraus läßt sich ableiten: Das Einüben prosodischer Merkmale ist ein integraler Bestandteil der frühen Intervention bei Kindern mit Risiken für eine Sprachentwicklungsstörung. Darin sollen vorstrukturierte Kontrastbildungen mit regelhaftem Charakter und geplante Klangstimuli in einer Kopplung von akustischen und visuellen Informationen enthalten sein. Die Verbindung solcher Präventions- und Therapieprogramme (siehe Web-Adresse Kon-Lab unter »Arbeitsmaterial und Adressen: Informative Webseiten«) und deren Integration in bestehende Erfahrungen der Frühbehandlung wird uns in den nächsten Jahren sicher sehr bereichern.

Für das Erlernen von Sprache und für die auditive Wahrnehmung scheint das aktive, gerichtete Zuhören von besonderer Bedeutung zu sein. Über Faktoren der Aufmerksamkeit hinaus (siehe Kap. 8) sind das *Horchen* und das *Lauschen* (schweizerdeutsch: *Lose*) mehr als bloßes Hören. Neben all den Geräuschen, die uns täglich zusetzen, die uns auch erreichen, ohne daß wir es wünschen, die uns aufgenötigt werden, die wir selbst erzeugen, neben einer akustischen »Vermüllung« also, müßte es auch wieder eine Kultur des Hinhörens, des Lauschens geben. Dies würde eine neue Freude am Zuhören bei Hörspielen bedeuten, am Hören von lebendigen Konzerten (nicht solchen aus der Konserve, erst recht nicht berieselnde Musik im Kaufhaus) und von Geschichten, die erzählt oder vorgelesen werden. Dazu gehört auch das »Erhören« von Naturgeräuschen und im Extrem das wieder neu zu erfahrende Erlebnis der Stille. Stellt nicht die Stille den »Nullpunkt« des Hörens dar, sogar den Ausgangspunkt, von dem aus wir in uns hineinhören, und den Eichstrich, über dem sich alles Gehörte aufbaut? Wenn dieser Nullpunkt durch ständiges Hören von Stimmen, Geräuschen und Musik nach oben in den Geräuschbereich hin verschoben ist, so ist alles Lauschen erschwert. Das feine Zuhören erfordert also eine Erfahrung von Stille.

Andererseits haben viele Menschen die Erfahrung gemacht, daß sie leichter lernen, wenn es in ihrer Umgebung gerade nicht still ist. Ihnen hilft eine Hintergrundmusik, die ihnen einen beruhigenden (und rhythmisierenden?) »Teppich« gewährt, einen Klangteppich, der eine positive Lernatmosphäre verbreitet. Ein konsequentes Verbot von Hintergrundmusik hilft somit nicht allen Kindern beim Lernen. Das akustische Umfeld in einer Schulklasse übt einen entscheidenden Einfluß auf die Lernfähigkeit der Kinder aus (siehe Kap. 9). Die Kinder sollen während der gesamten Schulstunde gerichtet zuhören. Dies wird aber oft erschwert durch ungünstige Schallbedingungen in den Klassenräumen, akustische und motorische Unruhe der Mitschüler und eine wenig geschulte und zu stark beanspruchte Stimme des Lehrers. Autostimulationen eines Kindes, das vor sich hinspricht, singt oder summt, werden verständlicherweise vom Lehrer unterbunden. Leider sind das »Einsingen« zu Beginn einer Stunde oder das rhythmische, gemeinsame Sprechen von Versen aus der Mode geraten. Gerade dadurch könnte aber eine Kindergruppe »energetisiert und in Harmonie gebracht werden« (Joos, 1996). Es geht dabei um das Einstimmen aufeinander, das Getragen-werden im räumlichen Klang und um die Aufnahme der körperlich fühlbaren Vibrationen.

In den vergangenen Jahren gab es eine beachtliche Zahl von Forschungsergebnissen zu der Frage, wie auditive Wahrnehmung und Lernen zusammenhängen. Offensichtlich spielt diese Frage auch eine große Rolle bei spezifischen Lernstörungen (Lese-Rechtschreibstörung, vielleicht auch bei Rechenschwäche) und bei allgemeinen Lernschwächen sowie bei der Lernbehinderung. Lernbehinderte Kinder haben meist (wenn nicht gar immer?) eine Störung der auditiven Wahrnehmung und Verarbeitung. Die grundlegenden Ursachen der Lernstörung sind noch nicht genügend erforscht. Genetische Einflüsse, unzureichende Hirnreifungsvorgänge, Hör- und Sehstörungen und psychosoziale Faktoren spielen eine Rolle. In der Wahrnehmungsdiagnostik fällt auf, daß eine Grenzlinie zwischen Wahrnehmungs- und Lernstörung schwer zu ziehen ist. Manchmal hat man gar den Eindruck, daß Lern- und Wahrnehmungsstörung zwei Seiten der gleichen Medaille sind. So hat ja jede Störung einer Wahrnehmungsfunktion auch eine Lernstörung zur Folge. Andererseits spielt sich Lernen auch auf Ebenen ab, die durch eine therapeutische Beeinflussung der Wahrnehmung nicht zu erreichen sind. Zur Erläuterung mögen drei Fallbeispiele beitragen.

S. ist ein achtjähriger Junge, der wegen stark schwankender und sich ständig verschlechternder Schulleistungen vorgestellt wird. Unter anderem fanden sich in der Diagnostik eine altersentsprechende nonverbale Grundintelligenz und eine Störung der auditiven Wahrnehmung. Wir hatten den Eindruck, daß die Störung der auditiven Wahrnehmung für die Lernschwächen mitverantwortlich sein könnte, und sahen ein Wahrnehmungstraining für ihn vor. Aus verschiedenen Gründen verzögerte sich aber der Beginn dieser Maßnahme um drei Monate. Als wir mit der Therapie beginnen wollten, kontrollierten wir die Wahrnehmungsdiagnostik vor Therapiebeginn. Die Ergebnisse deckten sich mit den Vorbefunden. Seine Mutter berichtete aber, daß S. seither Stützunterricht und Nachhilfe bekommen habe und daß sich die Schulleistungen sehr gebessert hätten. Da diese Verbesserung auch ohne ein Wahrnehmungstraining zustande gekommen waren, revidierten wir die ursprüngliche Hypothese und verzichteten gerne auf eine Therapie.

T. war ein neunjähriges, schüchternes Mädchen, das nicht gerne aktiv an Gesprächen teilnahm. Im Spiel mit Gleichaltrigen war sie lebhaft und phantasievoll. Als Kleinkind hatte sie einen Stammelfehler (partielle Dyslalie), der sich aber ohne therapeutische Maßnahmen spontan verlor. In der Schule war sie beliebt, den Lehrern gegenüber aber sehr zurückhaltend. Nach einer Hörwahrnehmungstherapie wegen einer ausgeprägten Störung der auditiven Wahrnehmung blühte sie auf: Sie beteiligte sich am Unterricht, folgte Gesprächen ihrer Eltern sehr aufmerksam und war in ihren Schilderungen nicht mehr so einsilbig. Den Eltern fiel auf, daß ihre Sprache ausdrucksvoller und melodiöser klang. Die verbesserte mündliche Mitarbeit in der Schule zog auch bessere Noten nach sich.

M. war 12 Jahre alt, als er erstmals zur Diagnostik kam. Er besuchte eine Sonderschule für lernbehinderte Kinder. Er hatte besonders große Probleme im Verstehen verbaler Anweisungen und im Schreiben und Lesen. Außerdem war er recht lernunlustig. Die Diagnostik der auditiven Wahrnehmung bestätigte den Verdacht auf gravierende Störungen der auditiven Wahrnehmung. Die Eltern wurden in Lernmethoden angeleitet, und M. erhielt ein Training der auditiven Wahrnehmung. Als er nach vier Monaten zur Verlaufsdiagnostik kam, waren mit Ausnahme der Gedächtnisleistungen alle Parameter der auditiven Wahr-

nehmung wesentlich gebessert, teils auch normalisiert. Die Eltern waren dennoch enttäuscht. Zu Recht. Seine Schulleistungen hatten sich in der Zwischenzeit überhaupt nicht gebessert.

Diese Beispiele verdeutlichen:

1. Verbesserte Schulleistungen können durch lernfördernde Maßnahmen erreicht werden. Sie müssen nicht durch eine Wahrnehmungstherapie zustande kommen.
2. Eine Wahrnehmungstherapie kann Wahrnehmungs- und Verhaltensfunktionen günstig beeinflussen.
3. Verbesserte Funktionen der auditiven Wahrnehmung müssen keineswegs verbesserte Schulnoten nach sich ziehen.

Wahrnehmungsfunktionen sind offenbar eine Voraussetzung für Kognition, aber keineswegs deren einzige Grundlage. Eine Verbesserung basaler Wahrnehmungsleistungen führt nicht zwangsläufig zu einer Verbesserung komplexer Lernfunktionen. Es zeigt sich auch: die Indikation für eine Wahrnehmungstherapie ist überaus schwer zu stellen, und die möglicherweise zu erreichenden Ziele sind mit den Eltern differenziert klarzustellen, eventuell auch die Begrenztheit der Therapieeffekte.

2.4 Wahrnehmung und Gedächtnis

Als Gedächtnis bezeichnet man die Fähigkeit, Wissen zu speichern und wieder abzurufen. In der kognitiven Psychologie (Anderson, 2001) gilt es als gesichert, daß das menschliche Gedächtnis über verschiedene Speicherfunktionen verfügt, die zu unterschiedlichen Zeiten aktiviert werden. Klinisch ist die Unterteilung in ein Kurzzeitgedächtnis (KZG), ein mittelfristiges Gedächtnis und ein Langzeitgedächtnis (LZG) wichtig. Anstelle des Begriffs *Kurzzeitgedächtnis* spricht man heute meist von einem *Arbeitsspeicher*.

Die *Zeitfaktoren der Speicherfunktionen* sind abhängig von der Intensität eines Reizes, von der Erwartungshaltung und der Aufmerksamkeit sowie von der Modalität der Sinneswahrnehmung. Während Bilder im visuellen Kurzzeitspeicher bereits nach einer Sekunde

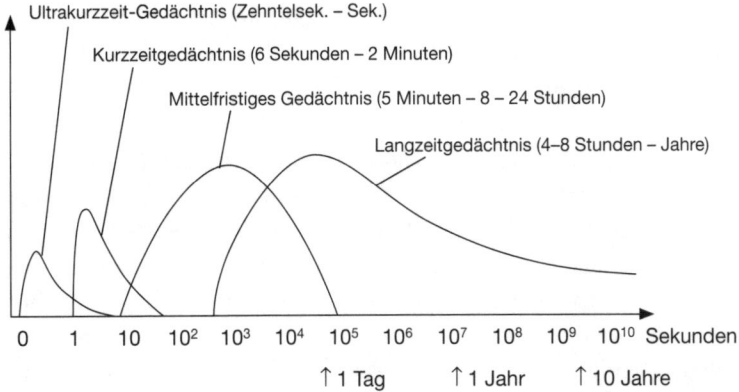

Zeitfaktoren im Gedächtnis

gelöscht werden, wenn keine Wiederholung oder Steigerung der Intensität eintritt, werden akustische Ereignisse in weniger als vier Sekunden gelöscht. Die Speicherung in den verschiedenen Gedächtnisbereichen geschieht über unterschiedliche elektrische und chemische Prozesse. Bei der Reizung einer Synapse werden cAMP (cyclisches Adenosinmonophosphat) und Proteinkinase freigesetzt. Dadurch strömt Kalium in die Synapse ein. Dieser Prozeß spielt sich innerhalb von Zehntelsekunden ab. Bei anhaltender Reizung kommt es im Zeitbereich von Sekunden bis Minuten zu einer Aktivierung von eiweißverändernden Substanzen in der Synapse, also zu Stoffwechselveränderungen (Dissoziation von Proteinkinasen). Längerfristiges Lernen führt dann durch mehrfache und anhaltende Erregungen zu Veränderungen von Eiweißstrukturen in benachbarten Synapsen (postsynaptische Proteinkinase, Calmodulinkinase, Tyrosinkinase u.a.). Diese Veränderungen bleiben über Stunden und Tage stabil. Schließlich kann es zur Aktivierung von Genen kommen, die die Eiweißproduktion der Synapsen steuern. Neue Nervenzellaussprossungen und Synapsenbildungen lassen sich strukturell nachweisen. Solche Prozesse festigen das Langzeitgedächtnis über Tage und Jahre (Spatz, 1996).

Das Gedächtnis ist nicht an eine bestimmte Gehirnstruktur gebunden. Dennoch mehren sich die Hinweise, daß es für verschiedene Gedächtnis- und Lernfunktionen bevorzugte Hirnareale gibt. So wissen wir beispielsweise, daß sich der mittlere Schläfenlappen rasch flexibles Wissen aneignet und an initialen Lernprozessen beteiligt ist. Das

Abrufen von kategorialem Wissen aktiviert hingegen Teile des Nukleus kaudatus und der Basalganglien. Werden visuelle Aufgaben gestellt, so werden gleichzeitig visuelle Zentren aktiviert, aber auch Teile des auditorischen Kortex und des medialen Stirnlappens deaktiviert. Automatisierte Antworten zu spezifischen Bedeutungskategorien gehen mit einer Aktivierung des Striatums einher (Poldrack et al., 2001). Dem Frontalhirn fällt eine wichtige Rolle im Kurzzeitgedächtnis zu. Dort wird visuelles und verbales Material in unterschiedlichen Arealen gespeichert. Die entwicklungsgeschichtlich alte Hirnstruktur des Hippokampus scheint dagegen bei Aufgaben des Langzeitgedächtnisses gebraucht zu werden. Möglicherweise speichert der Hippokampus nur vorrübergehend (über einige Wochen). Er gibt dieses Wissen dann wieder an kortikale Regionen zur Langzeitspeicherung zurück. Wichtige Episoden aus unserer Biographie (*episodisches Gedächtnis*) werden in der mediofrontalen Hirnwindung und im parahippokampalen Gyrus (einer dem Hippokampus benachbarten Windung) langzeitgespeichert. Auch stark automatisierte Bewegungsabläufe (Gehen, Radfahren, mit einer Gabel essen; *prozedurales Gedächtnis*) werden in phylogenetisch alten Hirnstrukturen gespeichert: den Basalganglien und dem Kleinhirn.

Wichtig für die Beschreibung von Gedächtnisleistungen ist zweitens die Unterscheidung zwischen dem *lexikalischen* und dem *semantischen Gedächtnis*. Das semantische Gedächtnis wird durch die Wahrnehmung von physikalischen Objekten und Bildern gespeist. Hier wird die begriffliche Wissensgrundlage für die Wahrnehmung und für Handlungen abgelegt, also ihre Bedeutung. In das lexikalische Gedächtnis gelangen hingegen das graphische System, die Schrift und das phonetische System, das Hören und die Sprache (Glaser und Glaser, 1989). Lesen oder hören wir beispielsweise das Wort »Katze«, so kann unser lexikalisches Gedächtnis das graphische Wortbild oder das Klangbild als bekannt oder als unbekannt identifizieren. Es kann aber nicht unbedingt gleichzeitig die Bedeutung des Wortes als ein Säugetier mit vier Beinen, Ohren, Schnäuzchen und Schwanz assoziieren. Denn die allgemeinen und persönlichen Bedeutungen der Wortbilder werden im semantischen Gedächtnis gespeichert. Das lexikalische Gedächtnis erlaubt hingegen eine Unterscheidung zu ähnlich klingenden oder ähnlich geschriebenen Worten wie »Tatze« oder »Fratze«, während das semantische Gedächtnis die Entscheidung für eine Abgrenzung zu anderen Säugetieren wie dem Hund, der auch vier Beine, eine Schnauze und einen Schwanz hat, trifft und die Assoziation zu anderen ähnlichen Säugetieren wie dem Wolf oder dem Fuchs knüpft.

Der dritte für uns wichtige Faktor sind die *Speicherkapazität* und die *Speicherdauer* der Gedächtnisleistung. Sie hängen von der angeborenen Speicherfähigkeit, vom Übungsstand, vom Alter und vom Grad der Aufmerksamkeit ab. Hier hat uns das Modell von Baddeley (Grube, 1996; Baddeley, 1997) bereichert. Baddeley unterteilt in ein Langzeitgedächtnis und in ein Arbeitsgedächtnis (= KZG). Zusätzlich stehen zwei Hilfssysteme zur Verfügung: ein visuell-räumliches Gedächtnis und eine phonologische Schleife. Im visuell-räumlichen Gedächtnis notieren wir bildhafte Eindrücke. Sie bleiben für kurze Zeit im Arbeitsgedächtnis verfügbar. In der phonologischen Schleife werden hingegen sprachliche Informationen verarbeitet. Aus beiden Bereichen setzt sich dann durch ständigen Austausch in der »zentralen Exekutive« ein komplexer Sinnzusammenhang zusammen. Die zentrale Exekutive nimmt aktuelle Informationen auf und gleicht sie mit dem Langzeitgedächtnis ab bzw. entscheidet, ob zu den einlaufenden Informationen schon Einträge im LZG vorhanden sind.

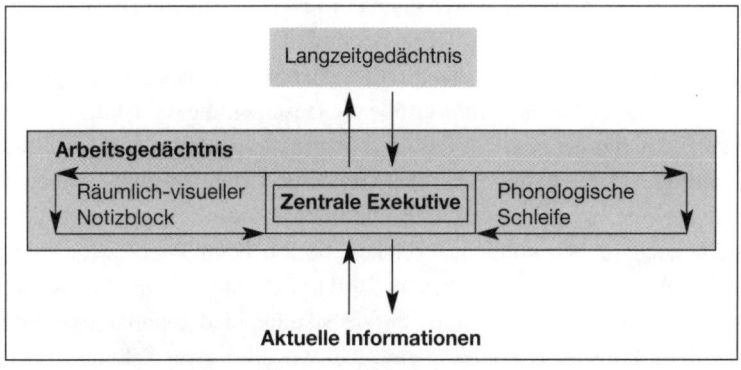

Arbeitsgedächtnis und Langzeitgedächtnis (nach Holländer, 1988)

Baddeley bezeichnet nun die Informationsmenge, die in der phonologischen Schleife verarbeitet werden kann, als Speicherkapazität. Diese sei nicht durch die Anzahl der gespeicherten Wörter (Gedächtnisspanne) definiert, sondern durch die Materialmenge, die man in zwei Sekunden im Arbeitsgedächtnis abspeichern kann. Also hängt die Kapazität der phonologischen Schleife nicht nur von der Zahl der zu speichernden Wörter ab, sondern auch von der Geschwindigkeit, mit der diese Wörter vorgesprochen werden. Praktisch beeinflussen wir also das Ergebnis eines KZG-Tests mit der Geschwindigkeit, in der wir die Worte vorsprechen. Aus gutem Grund ist also die Vorsprechgeschwindigkeit in manchen Tests (Mottier-Test, Zahlen nachsprechen) normiert. Wir wissen noch wenig darüber, welchen Anteil die phonologische Schleife an der Sprachproduktion hat.

Dieses Modell zeigt aber auch, in welch hohem Maße unsere Gedächtnisleistung von der möglichen Kopplung mit Bildern abhängig ist. Meist divergiert die Gedächtnisleistung im Nachsprechen von Wörtern oder Zahlen: Wörter, die Objekte bezeichnen, können wir rasch mit Bildern dieser Objekte verknüpfen. Damit verbessern wir über den räumlich-visuellen Notizblock die auditive KZG-Kapazität. Hingegen können Kinder bis zum Alter von sieben Jahren in der Regel zu Zahlen noch kein Bild assoziieren. Deshalb bleibt die Kurzzeit-Merkspanne für Zahlen oft um eins hinter der Merkfähigkeit für Wörter zurück.

Bei jedem Menschen ist die Informationsmenge, die wir im Arbeitsspeicher speichern können, unterschiedlich. Die Zahl der Elemente, die ein Kind mit sechs Jahren in einem Test zur Gedächtnisspanne memorieren kann, liegt in der Regel bei fünf, bei Erwachsenen bei sieben. Dies wäre also eine rein quantitative Sichtweise. Baddeley hingegen meint, daß die bestimmende Größe die Geschwindigkeit ist, in der wir die Elemente verarbeiten. Für diese Auffassung spricht auch, daß die Zahl der gespeicherten Elemente von deren Länge abhängt. Während die meisten Erwachsenen durchschnittlich 4,5 von 5 einsilbigen Wörtern wiedergeben können, erreichen sie 2,6 beim Wiedergeben von fünfsilbigen Wörtern (Anderson, 2001).Will man also die Wörter im Gedächtnis behalten, so müssen sie ständig in der phonologischen Schleife kreisen. Baddeley meint, daß wir etwa zwei Sekunden Zeit haben, um die Schleife mit Material zu füllen. In dieser Schleife wird das Material also ständig zur Verfügung gehalten. Die zentrale Exekutive bestimmt dann, welche anderen Hilfssysteme noch eingesetzt werden.

Es bleibt aber noch zu klären, welche Prozesse den Übergang aus dem Arbeitsspeicher in das Langzeitgedächtnis steuern. Anderson (2001) erklärt diesen Übergang durch Gedächtnisspuren, die durch die

Darbietung assoziativer Konzepte aktiviert werden. Die Stärke der Aktivierung hängt davon ab, wieviel Zeit bis zum Abruf des Gedächtnisinhalts verstreicht, also von der Wiederholungsdichte, und vom Übungsgrad, also von der Wiederholungshäufigkeit. Von der Häufigkeit, in der eine Information aus dem LZG abgerufen wird, hängen auch die Geschwindigkeit und die Wahrscheinlichkeit eines erfolgreichen Zugriffs ab. Eine Aktivierung hinterläßt also Spuren entlang den Pfaden, die im Netzwerk von funktionell zusammenarbeitenden Neuronengruppen beschritten werden. Langfristiges Wiederholen und Üben von Gedächtnisinhalten stimuliert die Aktivierung dieser Pfade und damit die Speicherung im LZG. Bei dem Zugriff auf Wörter breitet sich die Aktivierung auch auf andere Begriffe, die mit dem Wort assoziativ verbunden sind, aus. Den Vorgang, daß man beim Hören oder Erinnern des Wortes »Hund« unbewußt auch »Knochen« und »Katze« mitaktiviert, nennt man *assoziatives Priming*. Priming heißt »vorbereiten« oder »schußfähig machen«. Es hat also eine vorbereitende und begleitende Funktion, die uns unbewußt bleibt und die wir nicht aktiv abrufen können.

Entscheidend für die Dauer des Memorierens ist nicht nur die Häufigkeit des Wiederholens, sondern auch die Tiefe, in die Information verarbeitet wird (*Verarbeitungstiefe*). Damit ist gemeint, daß die Speicherung um so besser wird, je tiefer und bedeutungshaltiger die Art und Weise der Speicherung erfolgt. Das Wort »Katze« kann also sicherer und schneller memoriert werden, wenn beim Erlernen des Wortes nicht nur der Klangcharakter, sondern auch die objektive Bedeutung (»Säugetier«, »Haustier«), die subjektive Bedeutung (»Kuscheltier«, mein Kater Maunz) und das visuelle Bild einer Katze mitgespeichert wurden. Zusätzlich wird die Verarbeitungstiefe durch die Assoziation mit verschiedenen anderen Netzwerkverbindungen, durch die Speicherung von Überbegriffen und die subjektive Wichtigkeit gestärkt.

Welches sind die Faktoren, die das Behalten und Abrufen von Gedächtnisinhalten fördern? Nicht alle Informationen, die wir für vergessen halten, sind wirklich aus unserer Erinnerung gelöscht. Dies zeigt sich daran, daß wir uns unter Hypnose oder unter traumatischen Bedingungen manchmal an Ereignisse erinnern, die wir schon für vergessen hielten. Vergessen kann auf ein Speicherversagen (Unfähigkeit, für ein Ereignis eine Gedächtnisspur anzulegen) oder ein Abrufversagen

(Unfähigkeit, eine bereits vorhandene Gedächtnisspur zu lokalisieren) zurückgeführt werden (Parkin, 1996). Das Einprägen und das Behalten von Wörtern unterliegen einem Vergessen, das sich rasch beschleunigt. Das Wiedererkennen eines gelernten Wortes ist also in den ersten Minuten und Stunden nach dem Erlernen noch recht gut, zerfällt dann aber in einer hohen Geschwindigkeit im Laufe der Zeit. Das Vergessen wird auch gefördert durch gleichzeitiges Lernen assoziativ ähnlicher Wörter, wenn diese nicht einen inneren Zusammenhang miteinander haben (*Interferenz*). Anders ausgedrückt, wird ein Behalten gefördert, wenn zu erlernende Wörter in kurzem Abstand wiederholt werden und wenn sie assoziativ miteinander verknüpft sind. In diesem Licht erscheint das Lernen von Nonsens-Silben als Training von Gedächtnisleistungen als sehr fragwürdig. Für Kinder mit Wahrnehmungs- und Lernstörungen bedeutet dies: Die Wiederholung ist die wichtigste Bedingung für Automatisierung. Sie muß um so häufiger erfolgen, je schwerer die Wahrnehmungs- und Lernstörung ist. Und: Jede Veränderung der Aufgabe in der Wiederholung kann den Automatisierungserfolg durch Interferenz löschen.

Der Abruf von Gedächtnisinhalten ist ein rekonstruktiver Prozeß, also ein Zusammenspiel zwischen augenblicklich verfügbarer und im Gedächtnis gespeicherter Information (Parkin, 1996). Möglicherweise sind auch die Wiedergabe und das Wiedererkennen nur unterschiedliche Ausdrucksformen eines einzelnen Speicher- und Abrufsystems. Auch für das Abrufen aus dem Gedächtnis spielen der Kontext und die Bekanntheit eine wichtige Rolle. Unter einer Kontextbedingung kann man beispielsweise verstehen, daß man einen verlorenen Gegenstand leichter wiederfindet, wenn man sich an den Raum erinnert, in dem man den Gegenstand zuletzt noch sah oder in Händen hatte. Schließlich ist das Abrufen auch sehr abhängig von der Stimmung, in der sich eine Person befindet. Wenn sich das Kind in einer traurigen Stimmung befindet oder wenn eine lobende Ermutigung fehlt, erinnert es sich eher an unangenehme Ereignisse. – Für eine tiefergehende Beschäftigung mit dem Thema »Gedächtnis« bieten die Bücher von Anderson (2001), Parkin (1996) und Schermer (1998) reichliches Material.

2.4.1 Untersuchungsmethoden zum auditiven Gedächtnis

Anamnestische Fragen und orientierende Untersuchungen
- Kann eine Reihe von Wörtern nachsprechen.
- Kann eine Reihe von Zahlen nachsprechen.
- Kann Sätze mit 4–5–6–7–8 Wörtern richtig nachsprechen.
- Kann einen zweizeiligen Vers nachsprechen.
- Kann Aufträge gut behalten.
- Kann sich Gedichte und Kinderreime langfristig merken.
- Kann Wortreihen (»Wir packen einen Koffer«) gut behalten.
- Kann sich Liedtexte langfristig merken.
- Kann sich Bildgeschichten gut merken und auch ohne Vorlage der Bilder nacherzählen.
- Kann sich Spielregeln gut merken.
- Kann kleine Geschichten oder erlebte Begebenheiten gut nacherzählen.

Untersuchungsmethoden
Die Abschätzung der Leistungsfähigkeit des Gedächtnisses mit gängigen Testverfahren ist im Prinzip recht einfach und mit verschiedenen, meist gut normierten Verfahren möglich. Wir müssen uns aber darüber im klaren sein, daß die Testergebnisse häufig nicht mit den anamnestischen Angaben übereinstimmen. So könnte sich also eine Mutter verwundert äußern: »Er kann sich aber doch alles so gut merken! Selbst Gedichte lernt er rasch und ohne Schwierigkeiten.« Die unten angeführten Testverfahren untersuchen nämlich ausschließlich die Leistung des Kurzzeitgedächtnisses. Es gibt nun viele Kinder, die kein altersentsprechendes KZG haben, aber ein gutes oder ausreichendes LZG. Und schließlich macht es auch einen großen Unterschied, wie die zu lernenden Worte vorgesprochen werden: In allen Tests soll darauf geachtet werden, dem Kind kein Mundbild zu gewähren (man soll sich abwenden oder umdrehen) und möglichst monoton zu sprechen. Beim Lernen von Gedichten und Versen helfen hingegen die Sprachmelodie, die Sprachrhythmik und der Reim, beim Liedtext die Musik.

Zahlen- und Wortfolgegedächtnis
Bei der Überprüfung des *Wortfolgegedächtnisses* spricht der Untersucher einsilbige Worte der Umgangssprache aus dem Grundwortschatz vor, beim *Zahlenfolgegedächtnis* einsilbige Zahlen mit einer

Geschwindigkeit von 1 Wort/1 Zahl pro Sekunde. Zahlen- und Wortfolgen, aber auch Sätze mit immer längeren Wortfolgen liegen auch auf der Audiva-CD, der AudioLog-CD und der Westra-CD Nr. 18 vor (siehe unter »Arbeitsmaterial, Adressen«: Test- u. Therapiematerial).

Beim Wortfolgegedächtnis soll das Kind die Worte nachsprechen, z. B. Hund, Mann, Baum, Fisch, Ball. Als grober Anhalt für die Norm der richtig nachgesprochenen Worte kann gelten:

Alter	5 Jahre	6 Jahre	7 Jahre	8 Jahre u. älter
mittlere Norm	5	6	7	8
Mind. Worte/Zahlen	4	5	6	7

Viele Kinder können im Kurzzeit-Wortgedächtnis eine um 1 größere Menge speichern als im Zahlenfolgegedächtnis. Diese Leistungssteigerung kann, wie oben beschrieben, dadurch erklärt werden, daß es bei Wörtern möglich ist, eine Assoziation mit dem Bildgedächtnis herzustellen und die Wörter dann unterstützt durch das Bildgedächtnis abzurufen. Zahlen hingegen werden von jüngeren Kindern noch nicht mit bildhaften Mengendarstellungen verknüpft, ähnlich wie sinnlose Silben.

Zur standardisierten Überprüfung des Zahlenfolgegedächtnisses wird empfohlen, den Subtest *Zahlenfolgegedächtnis* (ZFG) aus dem *Psycholinguistischen Entwicklungstest* (PET) oder den Subtest »Zahlennachsprechen« aus dem K-ABC durchzuführen. Achtung! Beim ZFG aus dem PET ist folgende Durchführungsbestimmung wichtig: Die Zahlen werden mit einer Geschwindigkeit von 2 Zahlen pro Sekunde vorgesprochen.

»Zahlennachsprechen« aus der Kaufman Assessment Battery for Children (K-ABC)
Das Nachsprechen von Zahlen erfordert eine hohe Aufmerksamkeit. Es mißt das auditive Kurzzeitgedächtnis, eine Fähigkeit im einzelheitlichen Verarbeiten, und in gewissem Umfang auch die Gewandtheit im Umgang mit Zahlen. Kinder mit Sprachentwicklungsstörungen (vor allem bei Dysgrammatismus) haben sehr häufig Schwierigkeiten im ZFG (Preis, 1997). Nach meiner Beobachtung gilt dies auch für Kin-

der mit auditiven Wahrnehmungsstörungen. Die Zahlenfolgen werden mit einer gleichbleibenden Geschwindigkeit (eine Zahl pro Sekunde) vorgesprochen. Rhythmisches Gruppieren von Zahlen oder ein Absenken der Stimme am Ende der Zahlenreihe sollten vermieden werden. Die Geschwindigkeit, mit der das Kind die Zahlenreihe wiedergibt, ist für die Bewertung nicht relevant. Die Zahl Sieben kommt nicht vor, da sie die einzige zweisilbige Zahl im Zahlenraum bis zehn ist. Als mittlere Normrichtgröße im Alter von 6–7 Jahren gilt die Fähigkeit, eine Reihe von fünf Zahlen nachsprechen zu können. Dies entspricht auch den oben angegebenen Richtzahlen. – Ein ganz ähnliches Verfahren gibt es als Subtest auch in einem anderen Intelligenztest, dem *Hamburg-Wechsler-Test* (HAWIK-R).

»Bildhaftes Ergänzen« aus der Kaufman Assessment Battery for Children (K-ABC)
Dieser Untertest aus dem K-ABC mißt die Fähigkeit, aus einer Auswahl von vorgesprochenen und gezeigten Bildern diejenigen Figuren zu zeigen, deren Bezeichnung vorgesprochen worden war. Dabei soll das Kind die vorgesprochenen Worte nicht wiederholen, sondern in der richtigen Reihenfolge auf die Bilder zeigen. »Ich habe gesagt ›Haus – Tasse‹, also zeigst du zuerst auf das Haus und dann auf die Tasse.«
Der Test ist also nicht nur ein Maß für auditive Gedächtnisleistungen, sondern nach Ansicht der Autoren auch für das logische Denken, das ganzheitliche Verarbeiten, die visuelle Wahrnehmung abstrakter Reize und die Unterscheidung wesentlicher von unwesentlichen Details.

Mottier-Test
Näheres in Kapitel 4.2.4 »Lautunterscheidung«.

»Pseudowörter nachsprechen« aus dem Bielefeld-Screening (BISC)
In diesem Subtest aus dem BISC werden dem Kind (ähnlich wie im Mottier-Test) Kunstwörter vorgesprochen. Der Vorteil des Tests ist, daß er mit Vorschulkindern durchführbar ist. Die Zahl der richtig nachgesprochenen Wörter wird notiert. Bei den Beispielwörtern darf korrigiert werden, bei den Testwörtern nicht. Als Fehler zählt jedes Wort, in dem eine Silbe ausgelassen, falsch ausgesprochen oder in falscher Reihenfolge gesprochen wird.

Beispiel

Zip	pel	zack			
Ri	so	la	mu		

Testwörter

Fan	go	fän	ger		
Sam	bam	bu	la		
Ki	mi	ki	ri		
Ma	ra	mu	la		
Ko	lo	bo	ri		
Gor	ki	ra	si	mi	
San	ga	ti	ma		
Bi	ne	bas	sel	bus	
Pin	ni	ka	ra	ku	la
Bu	nit	ko	nos		

Auswertung: Zehn Monate vor der Einschulung sind mehr als vier Fehler auffällig, vier Monate vor der Einschulung mehr als drei Fehler.

»Textgedächtnis« (TG) aus dem Heidelberger Sprachentwicklungstest (HSET)
Eine kleine Geschichte wird zweimal vorgelesen. Das Kind soll die Geschichte nacherzählen. Es wird durch vier Bilder von Tieren, die in der Geschichte vorkommen, unterstützt. Die Auswertung erfolgt durch Punktevergabe, wenn Sinneinheiten nach gewissen syntaktischen und semantischen Kriterien erfüllt sind. Die mittlere Norm im Alter von 6;0 bis 6;11 Jahren liegt bei einem Rohwert von 25–27 von maximal 78 erreichbaren Rohwertpunkten.

2.4.2 Rhythmik und Sequenzen

Eine große Bedeutung in der auditiven Wahrnehmung und in der Sprachentwicklung kommt der Erinnerung von Rhythmus und von Sequenzen zu. Neben prosodischen Regeln ist das Erlernen von sprachrhythmischen Informationen (Wort- und Phrasenbetonung, Silbenlänge usw.) eine grundlegende Voraussetzung für die Ableitung grammatikalischer Regularitäten sowie für die Worterkennung und Wortbildung (Penner, 2002). Prosodische und rhythmische Informationen werden rechtshemisphärisch verarbeitet. Im frühen Spracherwerb des Kindes findet wohl am Ende des ersten Lebensjahres – zu einem Zeitpunkt, an dem das Kind beginnt, Informationen lexikalisch zu binden – ein Transfer zu linkshemisphärischen Aktivierungen statt (Friederici, 1995). Daher hören wir so häufig, daß Kinder mit auditiven Wahrnehmungsstörungen und mit Sprachentwicklungsstörungen mit eingeschränkter Wort- und Satzmelodie und mit verarmter rhythmischer Gliederung sprechen. Kinder mit Sprachentwicklungsstörungen profitieren auch sehr viel weniger als sprachunauffällige Kinder von einer natürlichen gegenüber einer monotonen Satzprosodie (Weinert, 1996). Bei ihnen zeigen sich auch häufig Schwächen in der Tonhöhen- und Lautstärkenunterscheidung und im Erkennen und Imitieren von Rhythmen.

Welchen Zusammenhang kann man nun zwischen Kurzzeitgedächtnis und rhythmischer Gliederung finden? Aus eigener Erfahrung wissen wir, daß wir Wörter oder Sätze einer Fremdsprache oder neue Begriffe leichter lernen, wenn wir uns die Wörter laut und übertrieben rhythmisiert vorsprechen, womöglich noch von rhythmischen Körperbewegungen begleitet. Prosodie und Rhythmik sind bei Kindern mit gestörter Sprachentwicklung (besonders bei Dysgrammatismus) ebenso häufig beeinträchtigt, wie diese Kinder auch ein Defizit im auditiven KZG aufweisen. Möglicherweise sind Restriktionen des KZG sogar mitverantwortlich für die Entstehung der Sprachentwicklungsstörung (Grimm und Weinert, 1994).

Anamnestische Fragen zur rhythmischen Differenzierung
- Gelingt das rhythmisierte Sprechen von Versen und Reimen?
- Gelingt das Klatschen des Taktes einer Melodie?
- Gelingt das Klatschen von Silben zur Wortsegmentierung?
- Gelingt das Nachklopfen einer Geräuschfolge?
- Gelingt das Mitklopfen einer schneller werdenden Tonfolge, z. B. beim Nachklatschen oder mit einem Metronom?

»Silben segmentieren« aus dem Bielefeld-Screening (BISC)
Dieser Subtest aus dem BISC bietet die Möglichkeit, bei Vorschulkindern das rhythmische Sequenzieren zu untersuchen. Man zeigt dem Kind, wie es gleichzeitig ein Wort in Silben gegliedert spricht und dabei in die Hände klatscht. Silbensprechen und Silbenklatschen werden immer gleichzeitig ausgeführt. Bei den Beispielen soll fehlerhaftes Silbenklatschen korrigiert werden. Falsch gesprochene, nicht getrennte oder ausgelassene Silben gelten als Fehler.

Beispiele
fin	den	
Kin	der	
Fe	der	ball
Ga	bel	

Testwörter
lau	fen	
Ted	dy	bär
Schla	fen	
Mes	ser	
Geld	beu	tel
Schau	fel	
Au	to	bahn
Te	le	fon
Pin	sel	
Brief	mar	ke

Auswertung: Zehn Monate vor der Einschulung sind mehr als vier Fehler auffällig, vier Monate vor der Einschulung sollten nicht mehr als drei Fehler gemacht werden.

Rhythmische Differenzierung
1. Aufgabe: Rhythmus wiedererkennen: Eine Rhythmusfolge von drei oder vier Tönen mit unterschiedlicher Zeitdauer wird mit einem Instrument vorgegeben, das lange (–) und kurze (·) Töne erzeugt (z. B. Keyboard). Dem Kind wird eine Tafel mit einer Darstellung von drei möglichen Rhythmusfolgen vorgelegt. Es soll auf diejenige Rhythmusfolge zeigen, die es erkannte.

1	· · –
2	– · ·
3	– · –
4	– · – ·
5	· · – ·
6	– · · ·

2. *Aufgabe: Rhythmusimitation:* Mitklopfen einer vorgegebenen Taktfolge. Ein gleichmäßiger Takt wird durch Klopfen (oder quantitativ auswertbar durch ein Metronom) vorgegeben. Das Kind soll den langsam schneller werdenden Rhythmus mit einem Finger mitklopfen (»Finger-tapping«).

3. *Aufgabe: Rhythmusreproduktion* (Rhythmusgedächtnis): Nachklatschen (♪) oder Nachklopfen von Rhythmen mit langen (–) und kurzen (·) Pausen. In der eigentlichen Durchführung darf das Kind die Klatschbewegungen des Untersuchers nicht sehen. Der Test kann auch differenziert durch ein- oder beidhändiges Klopfen auf den Tisch mit Rhythmusfolgen durchgeführt werden.

Auswertung: Als auffällig wird bewertet, wenn ab dem 6. Lebensjahr weniger als die Rhythmusfolge 3 wiedergegeben werden kann.

1	♪ – ♪ ·
2	♪ – ♪ · ♪ ·
3	♪ – ♪ · ♪ – ♪ ·
4	♪ – ♪ · ♪ · ♪ ·
5	♪ · ♪ · ♪ – ♪ ·
6	♪ · ♪ · ♪ – ♪ · ♪ ·

Therapie
Eingeschränkte Leistungen im auditiven KZG und in der rhythmischen Differenzierung sind bei Kindern mit Sprachentwicklungsstörung und bei Kindern mit einer Störung der auditiven Wahrnehmung sehr häufig. Beim Nacherzählen produzieren diese Kinder weniger Wörter und kürzere Äußerungen (Hasselhorn u. Hille, 1998). Sie verkürzen Schilderungen oder meiden gar Nacherzählungen. Das läßt den Eindruck entstehen, sie könnten sich nicht viel merken. Andererseits kann man oft feststellen, daß sie den Sachverhalt einer Geschichte dennoch vollständig und richtig erfaßt haben. Der Grund für die scheinbare Diskrepanz dieser Befunde ist die Tatsache, daß viele dieser Kinder in der Lage sind, Texte zu verbildlichen. Wie wir schon oben gesehen haben, unterstützt eine innere visuelle Repräsentation das auditive Gedächtnis. Dies ist auch der wesentliche Schlüssel zur Therapie.

Es gibt nämlich recht unterschiedliche Empfehlungen zu *übenden Verfahren* für das auditive Kurzzeitgedächtnis (Zahlen- oder Wortfolgen nachsprechen, Ketten von sinnlosen Silben nachsprechen, Spiele wie »Wir packen einen Koffer« ohne Bildkarten). Nach unseren Erfahrungen ist der Übungserfolg trotz gewissenhaften Übens häufig nur spärlich und geht nicht über den physiologischen, altersbedingten Zuwachs hinaus. Auf diese Weise wird viel Zeit und Energie in wenig erfolgversprechende Übungen investiert. Manche Forschungsergebnisse stützen diese Skepsis, zumal ja noch nicht vollständig geklärt ist, ob eine auditive Speicherschwäche Ursache oder Wirkung einer expressiven oder perzeptiven Sprachentwicklungsstörung ist.

Aus diesen Überlegungen ergeben sich folgende Schlußfolgerungen. (Die Bezugsquellen für Materialien sind unter »Arbeitsmaterial, Adressen« genannt.)

- Das isolierte Üben von Silben- oder Wortsequenzen ist wenig erfolgversprechend, es sei denn, diese Wörter sind in sinnvolle Handlungen und Geschichten eingebettet und durch Bildmaterial unterstützt und getragen. Dieser »Sichtbarkeitseffekt« (Hasselhorn u. Hille, 1998) vergrößert die Speicherkapazität und wird zu einer tragenden »Brücke«. Den Kindern soll also eine Transposition von Wörtern in Bilder ermöglicht und nahegebracht werden. Unterstützendes Material sind:
  – Bilderbücher;
  – Bildkarten mit Handlungsabfolgen;
  – CD-ROM-Programme (AudioLog, Detektiv Langohr);
  – Bilderbücher mit CD, auf denen der Text sehr langsam vorgesprochen wird (Audiva, DIAS).
- Die Verknüpfung von phonologischen Merkmalen und von Wörtern mit sinnvollen Geschichten und nachvollziehbaren, alltagsrelevanten Handlungen ist für die Kinder wohltuender als eine synthetisch wirkende Übungssituation mit einzelnen, unvermittelt nebeneinanderstehenden Silben und Wörtern. Bei Schulkindern ist das Lesen hilfreich. Es erleichtert die Übersetzung des gelesenen Wortes in visuelle Informationen, sowohl in Wortbilder als auch in Handlungsfolgen, die wieder in Bildreihen abgespeichert werden können. Die Erinnerung wird dann durch die Wortbilder und die erinnerten Bilder unterstützt. »Reminder« ist ein 10 Basisstunden

umfassendes Einzeltraining für Kinder ab sechs Jahren, in dem überwiegend sprachbetonte Aufgaben visuell übertragen werden (Muth et al., 2002).

- Es gilt, die wichtige Grundlage, die das Erlernen prosodischer Merkmale in der Sprachentwicklung und in der Entwicklung der auditiven Wahrnehmung darstellt, gerade auch in der Verbesserung des auditiven Gedächtnisses zu berücksichtigen. Daraus folgt, daß das Lernen leichter fällt, wenn die gesprochenen Worte bewußt melodisch betont und rhythmisch gegliedert werden. Die Kinder können dazu klatschen, Rhythmusinstrumente spielen, gemeinsam Verse aufsagen oder Lieder singen, sich rhythmisch bewegen oder tanzen. In diesem Sinne sind das ideale Übungsmaterial:
- Lieder;
- rhyrhmische Elemente auf der Trommel oder mit gefüllten Dosen (Differenzierung von Lautstärke und Dynamik, Imitation des Rhythmus);
- gegenseitiges Kontrollieren in der Gruppe: Wer spricht leiser oder lauter?
- galoppartiges Springen im Raum: Einer schlägt die Trommel im Takt oder in wechselnden Rhythmen; die anderen bewegen sich und springen dazu im passenden Rhythmus;
- Verse und Gedichte erlernen und aufsagen, klatschen;
- Reime: Reimpaare erkennen und erfinden;
- Silbenklatschen, »Silbenball« u. a. aus »Hören, lauschen, lernen«.

- Bereits bei Vorschulkindern kann die Reflexion über Sprache (ohne daß man gleichzeitig über den Sinn spricht) für Gedächtnisleistungen und für Regelbewußtsein förderlich sein.
- Übungen mit kurzen/langen Wörtern, unterstützt durch visuelle Hilfen (Kartonstücke, Bauklötze);
- Einführung des Begriffs »Satz« und Übungen mit kurzen/langen Sätzen;
- Übungen mit der Gliederung von Wörtern in Phonemketten (»Hören, lauschen, lernen«).

2.5 Lateralisation

Mit *Lateralisation* wird in der Neurophysiologie die Spezialisierung einer Hirnhemisphäre auf bestimmte Funktionen bezeichnet. Der Begriff der *Lateralität* gibt an, in welchem Maße die Wahrnehmung sensorischer Reize oder eine motorische Funktion auf einer Körperseite stärker ausgeprägt ist als auf der anderen. Lateralität ist also die gemessene Dominanz einer Funktion, z. B. der Grad von Händigkeit. Eine Messung der Lateralität kann daher Auskunft über die Lateralisation der jeweils führenden Hirnhemisphäre geben. Bei kreuzenden Nervenbahnen ist dies die gegenseitige (kontralaterale) Hirnhälfte (Müller-Günther, 2001).

Seit vielen Jahren wissen wir, daß das menschliche Gehirn weder in seiner Funktion noch in seiner Form und Größe symmetrisch ist. Vielmehr hat sich im Laufe der Evolution eine Spezialisierung von wichtigen Funktionen in einer asymmetrischen Anordnung als hilfreich erwiesen. So kommt es, daß komplexe Hirnleistungen von dominanten Hirnzentren einer Hirnhälfte gesteuert werden.

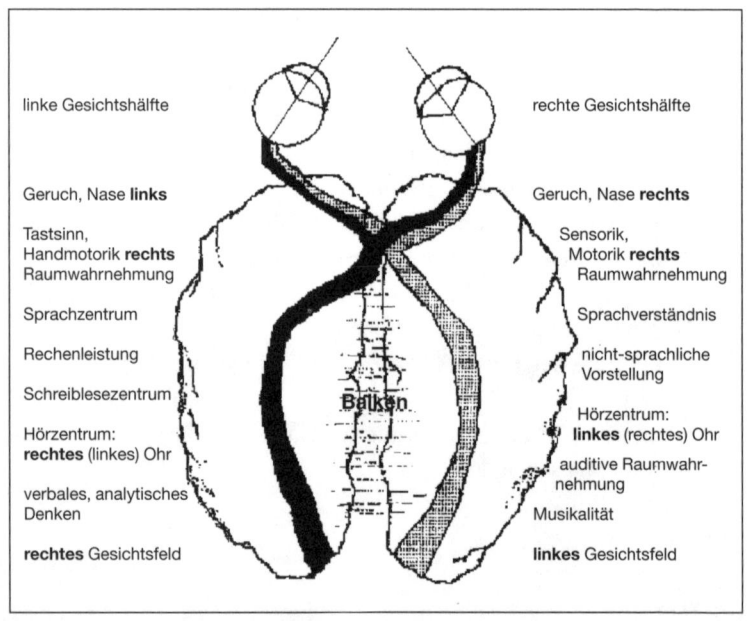

Lateralisation der Hemisphärenfunktionen

Im Laufe der neuropsychologischen Diagnostik von neurologisch erkrankten oder hirnverletzten Menschen begann man, den beiden Großhirnhälften verschiedene Funktionen zuzuweisen. Den Beginn machte der französische Chirurg Broca, der erstmals 1861 den Sprachverlust eines Patienten auf eine Erkrankung des linken Frontallappens zurückführen konnte. Ihm zu Ehren wird auch heute noch ein Sprachverlust (Aphasie), der nicht das Sprachverständnis betrifft, sondern durch eine Lähmung der zur Sprache benötigten Muskeln bedingt ist, eine Broca-Aphasie und die betroffene Hirnregion das Broca-Zentrum genannt. Tatsächlich erwies sich später, daß vor allem der linke Temporallappen beim Menschen ein größeres Volumen aufweist als der rechte und daß wesentliche Funktionen der Sprache im linken Großhirn dominant angelegt sind.

Ähnlich verhält es sich mit der Steuerung der Motorik: Praktisch alle Rechtshänder haben aufgrund der kreuzenden motorischen Bahnen ihr dominantes motorisches Zentrum in der linken Großhirnhälfte, die Linkshänder hingegen in der rechten Großhirnhälfte. Bei fast allen Rechtshändern (95%) sind aufgrund der Kreuzung der Hörbahn auch die Hör- und Sprachzentren links-dominant angelegt. Leider wird die Situation dadurch schwierig, daß die Hör- und Sprachzentren nicht bei allen Linkshändern rechts-dominant sind. Es gibt wohl zwei Gruppen: solche Linkshänder, deren Hör- und Sprachzentren ebenfalls gespiegelt sind, also rechts-dominant, und solche mit dominanten Sprachzentren in der linken Hemisphäre. Noch schwieriger wird das Problem, wenn wir beidhändige Menschen betrachten. Beidhändige Menschen gibt es überall auf der Welt, unabhängig von der Zivilisationsform, zu etwa 15%. Offensichtlich können Beidhänder sowohl links- als auch rechtshemisphärische Hör- und Sprachdominanzen entwickeln. Es gibt aber auch eine beachtlich große Gruppe von Beidhändern und Linkshändern (20%), die keine dominanten Sprachzentren haben sondern funktionell gleichberechtigte linke und rechte Zentren (Bilateralität). Das scheint auch der Grund dafür zu sein, daß viele Beidhänder (auch viele Menschen mit Sprachentwicklungsstörungen und mit Schreib-Lesestörungen) keine Seitenunterschiede in der Größe des Temporallappens haben. Man spricht dabei von einer »unphysiologischen Symmetrie« des Gehirns.

Hören wir ein Wort, so werden die auditiven Informationen in der zentralen Hörbahn vorverarbeitet und gelangen dann in das primäre

Hörzentrum, das bei den meisten Menschen linkshemisphärisch dominant ist. Von dort kommt es in die sekundären und tertiären Hörfelder (siehe Kap. 1.2). Das sekundäre Rindengebiet, in dem wesentliche Funktionen des Sprachverständnisses lokalisiert sind, nennt man auch das Wernicke-Zentrum (Brodman-Area 22, 42). Ein gelesenes Wort erreicht dieses Gebiet, wenn es über die Sehnerven in die primäre Sehrinde gebracht und in den sekundären und tertiären Sehfeldern und im Schreiblesezentrum analysiert wurde. Soll nun ein gehörtes oder gelesenes Wort, das auf diese Weise erkannt wurde, ausgesprochen werden, werden die Informationen in das motorische Sprachzentrum (Broca-Areal = Brodman-Area 44, 45) übergeleitet. Dort geschieht die Planung der Sprachmotorik. Die Ausführung der Sprachmotorik erfolgt durch eine angrenzende Region der motorischen Hirnwindung (Gyrus präzentralis, motorisches Rindenfeld). Hier wird die Motorik von Atem-, Mund- und Zungenmuskulatur beim Sprechakt gesteuert.

(Äugigkeit, Händigkeit und Ohrigkeit sind bei einem Menschen nicht immer gleichseitig. Vielmehr gibt es Menschen mit Rechtshändigkeit und Linksfüßigkeit. Man spricht dann von einer *gekreuzten*

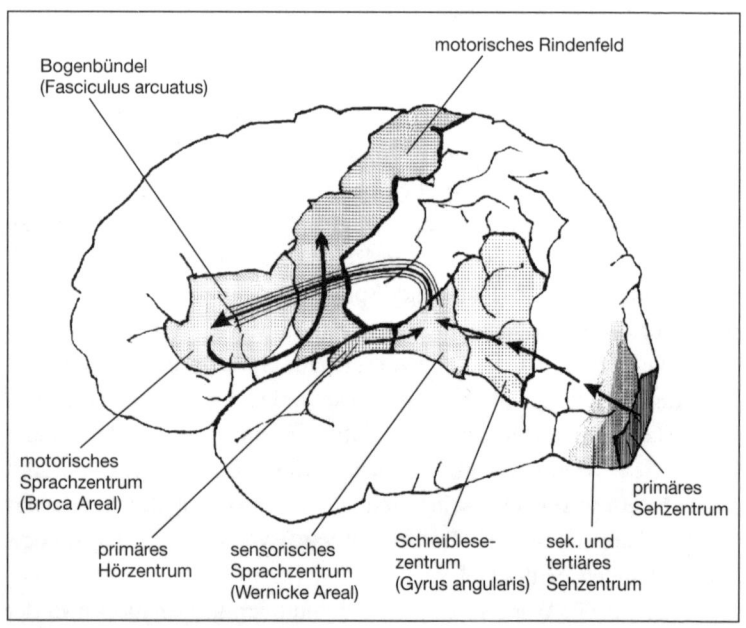

Sprechen eines gelesenen oder gehörten Wortes

Dominanz. Keineswegs kann uns also die Händigkeit Auskunft darüber geben, welches unserer Ohren dominant ist.

Manche Untersuchungsmethoden in der Wahrnehmungsdiagnostik sollen angeblich geeignet sein, den Ort einer Störung oder Schädigung innerhalb der zentralen Hörbahn zu lokalisieren oder die Lateralität der auditiven Wahrnehmung und Verarbeitung zu bestimmen. Dabei ergibt sich aber eine Reihe von Problemen:

1. Eine Lateralitätsdiagnostik kann im Rahmen einer neurologischen Diagnostik hilfreich sein. Hirnstammerkrankungen z.B. in Form eines kleinen Tumors, einer angeborenen Fehlbildung oder einer umschriebenen Blutung sind sehr schwierig zu untersuchen. Allein schon die anatomische Größe dieser Region mag das verdeutlichen: Beim Erwachsenen beträgt die Distanz vom Hörnervenkern bis zu den seitlichen Lemniskuskernen allenfalls 3 cm. Wenn Hirnstammläsionen sehr eindeutig seitenbetont lokalisiert sind, gelingt eine Seitenzuordnung durch die Bestimmung der Akustisch-Evozierten-Potentiale (AEP), durch den Matzker-Test (er prüft die Funktion der binauralen Synthese) oder durch einen dichotischen Hörtest. Treten aber gleichzeitig Läsionen in anderen Hirnregionen auf, wie z.B. bei der Multiplen Sklerose (MS) oder der Tuberösen Hirnsklerose, können die Ergebnisse der Untersuchung durch Funktionsbeeinträchtigung in anderen Hirnregionen verfälscht werden.
2. Störungen der auditiven Wahrnehmung bei Kindern sind meistens nicht an umschriebene Hirnläsionen gebunden. Wir gehen im allgemeinen von Reifungsstörungen oder entwicklungsbedingten Funktionsstörungen aus. Diese betreffen dann nicht nur eine Hörbahn, sondern sie treten fast immer beidseitig auf.
3. Kleine neurologische Störungen, wie sie z.B. Galaburda als winzige herdförmige Zellveränderungen (Zelldysplasien) bei der Legasthenie gefunden hat, sind nicht auf die Hörbahn begrenzt (Rosenkötter, 1997). Galaburda fand sie gehäuft in den Kniehöckerkernen. Diese sind eine wichtige Umschaltstation in der zentralen Hörbahn. Galaburda fand diese Zellveränderungen aber fast nie nur einseitig und immer unter Mitbeteiligung anderer Regionen, z.B. im Schreiblesezentrum und in den Schläfenlappen.
4. Eine Bestimmung der Lateralität bezieht nicht nur die zentrale Hörbahn ein, sondern auch die Dominanz der kortikalen Zentren. Diese

wiederum können ihre laterale Zusammenarbeit nur bei einer intakten Verbindung der linken und der rechten Großhirnhemisphäre entfalten. Die anatomische Struktur, die diese Zusammenarbeit ermöglicht, ist der Balken (Korpus kallosum), ein breites Faserbündel zwischen den Hemisphären. Eine gute kortikale Funktion ist also an eine intakte Funktion des Balkens gebunden.

5. Einseitige Erkrankungen der auditiven Hirnrinde äußern sich in Funktionsbeeinträchtigungen, die am gegenseitigen Ohr deutlich werden, da die Hörbahn zur Gegenseite kreuzt. Am ehesten kommen zu einer Beurteilung von kortikalen Störungen folgende Tests in Betracht: Hörtest mit zeitkomprimierter Sprache (einohrige Durchführung), Sprachverständnis im Störschall, Tonhöhen- und Tondauerdifferenzierung (Musik u. Lamb, 1994). Musik sagt aber auch, daß keiner der gebräulichen Tests der auditiven Wahrnehmung geeignet ist, kortikale Schädigungen von Schädigungen der zentralen Hörbahn zu trennen.

6. Bietet man beiden Ohren gleichzeitig verschiedene Silben oder Worte an (dichotischer Hörtest), so könnte es sein, daß wir mit dem besser wahrnehmenden Ohr weniger Fehler machen bzw. mehr Worte richtig erkennen. Solch eine Dominanzzuordnung ist aber nicht bei allen Kindern konstant reproduzierbar. Das dichotische Hören wird nämlich sehr von der momentanen Aufmerksamkeit beeinflußt. Man kann sich regelrecht auf ein Ohr konzentrieren und auf diese Weise durch Aufmerksamkeit eine funktionelle Dominanz bewirken. Auch die Zahl der richtig gelösten Aufgaben in einem seitenwechselnden Lautunterscheidungstest (WTT) oder die Ergebnisse der auditiven Ordnungsschwelle sagen wenig über die Ohrigkeit aus. Wir haben häufig gesehen, daß eine scheinbare Dominanz in einem Test mit den Ergebnissen eines anderen Tests nicht übereinstimmte: Ein Kind hat etwa bei einem dichotischen Hörtest ausschließlich linksseitig präsentierte Wörter verstanden. Es schien also rechtshemisphärisch dominant zu sein. Hingegen machte das gleiche Kind im seitengetrennten Lautdiskriminationstest links viel mehr Fehler als rechts. Ist es nun links- oder rechtsohrig?

Wahrscheinlich ist es noch am einfachsten, zu beobachten oder zu fragen: mit welchem Ohr lauschst du an einem Schlüsselloch? An welches Ohr nimmst du gewöhnlich den Telefonhörer? Wie drehst du den

Kopf, wenn du ganz besonders genau zuhören willst? Objektive Untersuchungen der Lateralität sind elektrophysiologische Untersuchungen oder Messungen der Hirnduchblutung bei bestimmten Aufgaben, z. B. mit Hilfe einer Technik, die man PET (Positronenemissionstomographie) nennt. Solche Untersuchungen sind aber höchst aufwendig und für die tägliche klinische Diagnostik nicht anwendbar.

Komplexe Hirnleistungen sind mit einfachen Vorstellungen von Lateralisierung nicht zu verstehen. Tatsächlich werden in den kortikalen Wahrnehmungsprozessen nicht nur einzelne Zentren einer Hirnhemisphäre aktiviert. PET-Untersuchungen und Untersuchungen mit evozierten Potentialen zeigen, daß Neuronengruppen, die in der Hirnrinde zusammenarbeiten, zu Netzwerken verknüpft werden. Zu bestimmten Funktionen werden dann bestimmte Gruppen miteinander verschaltet und aktiviert. Verschiedene kleine, manchmal auch weit voneinander entfernte kortikale Bezirke arbeiten bei bestimmten Aufgaben miteinander, und zwar auch in beiden Hemisphären. Pulvermüller (1995, 1996; Pulvermüller u. Mohr, 1996) und Spatz (1996) beziehen sich dabei auf die Theorien des amerikanischen Psychologen Donald O. Hebb (Milner, 1993), der in seinem Hauptwerk »The Organization of Behaviour« 1949 ein »Konzept der synaptischen Plastizität und neuronaler Netzwerke« entwarf. Hebb sagt: »Die grundlegende Idee ist alt: beliebige Zellgruppen oder Zellsysteme, die wiederholt gleichzeitig aktiv sind, werden die Tendenz haben, ›assoziiert‹ zu werden, so daß die Aktivität der einen die Aktivität der anderen bahnt.« Das bedeutet: wenn neuronale Zellen für kurze Zeit gleichzeitig aktiviert werden, so wirken sie zusammen, bilden funktionale Komplexe, die nicht anatomisch gleichartig oder benachbart sein müssen, aber in einem geschlossenen System zeitlich gebunden miteinander arbeiten. So können sich auch weit voneinander entfernte Zellgruppen auf bestimmte Erregungen hin zu Arbeitssystemen zusammenfinden.

Wenn also eine bestimmte Silbe ausgesprochen wird, so werden Neuronengruppen aktiviert, die im Hörkortex des Temporallappens lokalisiert sind, auch solche, die im Broca-Zentrum, und solche, die im motorischen Rindenfeld liegen. Gleichzeitig werden aber auch Felder der rechten Großhirnhälfte aktiviert. Zumindest bei Rechtshändern ist die Aktivierung von linkshemisphärischen Rindenfeldern stärker als von rechtshemisphärischen. Entspricht das gesprochene Wort einem konkreten Objekt (*Inhaltswort*), so können gleichzeitig auch Neurone des visuellen Kortex aktiviert werden. Man stellt sich ein Objekt immer auch als ein Bild vor. Hingegen werden *Funktionswörter* (z. B. Pronomina, Artikel, Hilfsverben), die überwiegend syntaktische Funktionen haben und nicht visuell repräsentiert sind, mit wesentlich weniger Neuronengruppen vernetzt. Funktionswörter führen auch zu einer geringeren Aktivierung der rechten Hemisphäre als Inhaltswörter. Gehörte und gelesene Wörter, nicht hingegen Pseudowörter, führen zu einer Aktivierung bilateraler Netzwerke und zu periodischen Zirkulationen neuronaler Erregung. Es zeigt sich auch, daß Wörter, die mit beiden Augen gelesen werden und so zu einer Aktivierung beider Hemisphären führen, schneller und weniger fehlerhaft gelesen werden können als Wörter, die nur einem Auge gezeigt werden. Eine beidseitige Aktivierung scheint sich also für die Worterkennung als besonders förderlich zu erweisen, selbst bei einer Dominanz der linken Hemisphäre. Dabei werden die beiden Hirnhälften duch den Balken (Korpus kallosum) verklammert.

Wir sollten also vor allzu einfachen Modellen der kortikalen Repräsentanz gewarnt sein, die an den Erkenntnissen von erwachsenen Schlaganfallpatienten, Patienten nach operativer Duchtrennung des Balkens (split brain) oder Patienten mit Hirnverletzungen erworben wurden. Solche Modelle waren für grundlegende Erkenntnisse der Lateralisationsforschung wichtig. Sie sind aber für die Frage, wie ein sich entwickelndes, plastisches Nervensystem eines Kindes arbeitet, viel zu einfach. Schließlich sind komplexe Modelle auch für die Frage, wie räumliches oder dichotisches Hören funktioniert, wichtig. Und schließlich ist die Frage, wie in der Therapie vorgegangen werden soll, noch nicht schlüssig zu beantworten. Nur soviel wissen wir: ob ein Kind rechts-, links- oder beidhändig ist, sagt nichts über die Lateralität seiner sprachverarbeitenden Zentren aus, und wir sollten daraus keine zwingenden Strategien in der Therapie ableiten. Im schlimmsten Fall könnte eine therapeutisch erzwungene Dominanz der auditiven Wahrnehmung zu Nachteilen führen, so ähnlich, wie es für einen Linkshänder traumatisch werden kann, zu einer Rechtshändigkeit gezwungen zu werden.

3. Störung der auditiven Wahrnehmung

Für die meisten von uns ist heute unumstritten, daß es eine auditive Wahrnehmungsstörung gibt. Für andere ist der Begriff jedoch noch so unsicher umschrieben, daß sie von einem »Phänomen« oder einer »Funktionsstörung« sprechen. Die Uneinigkeit besteht bereits in der Begriffsbestimmung. Als Diskussionsgrundlage liegen uns zum jetzigen Zeitpunkt zwei Konsenserklärungen vor: Während die amerikanische Speech-Language-Hearing Association (ASHA, 1996; Schow et al., 2000) eine Definition von Wahrnehmung vermeidet und eher die Funktionen der auditiven Wahrnehmung beschreibt, haben deutsche Pädaudiologen (Ptok et al., 2000) eine eher neuropsychologische Beschreibung vorgeschlagen.

Zum jetzigen Zeitpunkt wird eine auditive Wahrnehmungsstörung nicht als ein fest umrissenes Krankheitsbild beschrieben. In der Internationalen Klassifikation von Krankheiten (ICD-10) gibt es dafür bislang auch keine eigene Verschlüsselung. Man muß sich eher mit einer fragwürdigen Umschreibung behelfen.

Mögliche Verschlüsselungen der auditiven Wahrnehmungsstörung im ICD-10 (nach Ptok et al., 2000):	
F80.2	Rezeptive Sprachstörung
F88	Andere Entwicklungsstörungen, z. B. entwicklungsbedingte Agnosie
H91.8	Sonstiger näher bezeichneter Hörverlust
H90.5	Hörverlust durch Schallempfindungsstörung, nicht näher bezeichnet: neural, perzeptiv, sensorineural, sensorisch, zentral
H93.2	Sonstige abnorme Hörempfindungen, u. a. Hyperakusis

Spricht man von einer Störung der auditiven Wahrnehmung, so werden oft mehrere Erscheinungsbilder miteinander vermengt. Es erscheint mir wichtig, darauf hinzuweisen, daß es zunächst eine Störung der auditiven Wahrnehmung als eine isolierte Teilleistungsstörung gibt.

Eine Störung der auditiven Wahrnehmung ist die Störung einer komplexen Funktionsgruppe. Wenn lediglich eine Funktion gestört ist, benennen wir sie als Störung dieser spezifischen Funktion (z. B.»Störung des dichotischen Hörens«). Wir sprechen von einer Störung der auditiven Wahrnehmung, wenn festgestellt wird, daß mehr als eine der in Kapitel 2.1 beschriebenen Funktionen außerhalb der alters- und geschlechtsabhängigen Normen liegt und wenn dadurch alltagsrelevante Beeinträchtigungen verursacht werden. Eine Störung der auditiven Wahrnehmung *als isolierte Teilleistungsstörung* setzt eine normale Grundintelligenz und ein normales Hörvermögen voraus.

Dies ist eine Aussage im engeren Sinne. Betrachtet man aber die Aufnahme und Analyse eines akustischen Signals, dessen Verarbeitung als Geräusch und dann die Verarbeitung und Wahrnehmung sprachlicher Anteile als eine hierarchische Funktionsabfolge immer komplexerer Prozesse, so wird klar, daß eine Störung auf irgendeiner Ebene auch eine Störung von Teilen der Sprachentwicklung zur Folge haben kann. Ferner tritt sie auch als eine Teilleistungsstörung in Kombination mit anderen Teilleistungsstörungen (z. B. motorischen) auf, und schließlich gibt es sie auch als Teil einer komplexen Entwicklungsstörung.

Eine Störung der auditiven Wahrnehmung *als Anteil einer komplexen Entwicklungsstörung* liegt etwa vor:

- bei einer mentalen Retardierung,
- bei einer Sprachentwicklungsstörung,
- bei einer Hörstörung,
- bei einer Lese-Rechtschreibstörung.

3.1 Synonyme

Zur Bezeichnung von auditiven Wahrnehmungsstörungen werden in der Literatur zahlreiche Begriffe verwendet, die in ihrer Definition keineswegs einheitlich sind und die sich auch nicht mit den o. g. Begriffen decken müssen:

- Hörverarbeitungsstörung;
- zentral-auditive Wahrnehmungs- und Verarbeitungsstörung (ZAWS);
- zentrale Schwerhörigkeit;
- zentrale Hörstörung;
- zentrale Fehlhörigkeit;

- rezeptive Hörstörung;
- central auditory processing disorder (CAPD);
- auditory perception disorder.

3.2 Auditive Wahrnehmungs- und Verarbeitungsstörung

In manchen Arbeiten über auditive Wahrnehmung wird zwischen einer Verarbeitungs- und einer Wahrnehmungsstörung unterschieden.

3.2.1 Auditive Verarbeitungsstörung

Als auditive Verarbeitungsstörung bezeichnet man eine Beeinträchtigung der zentralen Weiterleitung und der Verschaltung von Nervenimpulsen zwischen Hörnervenkernen (teils bereits auch der Cochlea) und primärer Hirnrinde, d.h. der zentralen Hörbahn. In diese Regelkreise sind auch subkortikale Zentren und das Kleinhirn einbezogen. Der Begriff der auditiven Verarbeitungsstörung als eine Funktionsstörung der zentralen Hörbahn entspricht dem Begriff der »zentralen Fehlhörigkeit«, der von Esser (1994) geprägt wurde.

3.2.2 Auditive Wahrnehmungsstörung

Eine auditive Wahrnehmungsstörung liegt dann vor, wenn die Aufbereitung und Auswertung der Nervenimpulse in der Hirnrinde (sekundäre und höhere Zentren) beeinträchtigt ist.

Eine Einteilung in eine Störung der elementaren Wahrnehmung (= Verarbeitung) und »höheren« Erkenntnisleistungen (= Wahrnehmung) ist von den anatomischen und physiologischen Voraussetzungen her nicht haltbar. Das Verarbeiten auditiver Informationen ist kein zweistufiger Vorgang (Wirth, 2000), sondern ein kontinuierlicher, parallel und modular ablaufender Prozeß auf allen Ebenen des Zentralnervensystems und in verschiedenen Schweregraden. In der Tat bietet es sich an, Funktionen der Verarbeitung von Tönen und Geräuschen den anatomischen Strukturen der Hörbahn zuzuordnen und die Wahrnehmung von sprachlichem Material eher als eine kortikale Leistung zu sehen. Tatsächlich wissen wir aber, daß so unterschiedliche Funktionen wie die Lautheitsunterscheidung und die Lautdiskrimination anteilig sowohl in der Kochlea und der zentralen Hörbahn als auch in kortikalen Zentren analysiert und verarbeitet werden. Deshalb ist eine genaue topische Zuordnung von einzelnen Funktionen kaum möglich, wenngleich auch eine Darstellung von Schönweiler und Ptok (2001) eine derartige Sichtweise nahelegt. Deren Schema zeigt uns: Wenn eine Funktion der auditiven Wahrnehmung einem bestimmten Ort des Zentralnervensystems zugeordnet werden kann, dann wäre es natürlich denkbar, daß man durch ein breit gefächertes Raster von Untersuchungen den Ort des Defekts definieren kann. Bislang ist das aber nur in einer kleinen Zahl von neurologischen Erkrankungen möglich. Zudem ist klar, daß alle diese Prozesse im Zentralnervensystem ablaufen. Der Zusatz »zentral« ist daher überflüssig: Der Einfachheit halber spreche ich, statt das Wortungetüm »zentral-auditive Verarbeitungs- und Wahrnehmungsstörung« zu verwenden, nur von einer auditiven Wahrnehmungsstörung.

In der Diagnostik auditiver Wahrnehmungsstörungen müssen wir stets wissen, mit welchen akustischen Reizen wir arbeiten. Wir sollten uns darüber im klaren sein, daß wir uns auf jeweils verschiedenen Verarbeitungsebenen befinden. Ein gleicher Test, mal mit einem Geräusch, mal mit einem sprachlichen Stimulus durchgeführt, bringt unterschiedliche Aussagen.

Es stellt eine wesentliche höhere Anforderung dar, Sprachmaterial zu verarbeiten, als eine Aufgabe zu lösen, deren Stimuli Töne, Klicks

Diagnostik der auditiven Wahrnehmung (modifiziert nach Berwanger, 2001b)	
Nonverbal	**Verbal**
Töne • Dauer • Frequenz • Lautstärke • Muster	**Sensibilisierte Sprache** • Frequenzbeschneidung • unterbrochene Sprache • zeitliche Komprimierung • alternierende Sprache • konkurrierende Sprache
Klicks	**Diskrimination von Sprache**
Rauschen	**Sprachmaterial** • Laute • Silben • Wörter • Sätze
Geräusche	

und Geräusche sind. Sprachmaterial kann in unveränderte Form als Laut, Silbe, Wort oder Satz oder als sensibilisierte Sprache dargeboten werden. Unter »sensibilisierter Sprache« versteht man künstlich schwer verständlich gemachte Sprache.

Wie äußert sich eine Störung der auditiven Wahrnehmung beim Kind? Das Spektrum der Symptome und der anamnestischen Angaben ist natürlich individuell sehr unterschiedlich. Dennoch berichten uns Eltern, Therapeuten und Lehrer von einigen häufig vorkommenden Symptomen, die man zusammenfassend wiedergeben kann. (Vgl. unter »Arbeitsmaterial, Adressen« die Aufstellung: Woran erkennt man eine Störung der auditiven Wahrnehmung?)

Im Kapitel über die einzelnen Teilleistungen der auditiven Wahrnehmung (4.2) und in Fragebögen sind diese Angaben detailliert aufgelistet. Die Fragebögen (vgl. »Arbeitsmaterial, Adressen«) erfassen einige wichtige Symptome und sollen helfen, die Anamnese zu erleichtern und zu strukturieren. Außerdem denken wir in der Anamnese trotz aller beruflichen Routine nicht immer daran, alle wichtigen Symptome abzufragen. Bei Fragebögen tritt immer das Problem auf, daß wir uns entscheiden müssen zwischen einem Fragenkatalog, der Fragen zu bestimmten Unterthemen zu Gruppen zusammenzieht und damit leichter auszuwerten ist, und einem Fragenkatalog, der bewußt die Fragen durcheinanderwürfelt, um die Gefahr von schematischen Antwortgruppen zu vermeiden, zumal ja viele Fragen nicht spezifisch nur eine einzige Funktion erfassen. Wir haben uns für den zweiten Weg entschieden.

3.3 Häufigkeit

Die Häufigkeit einer Störung der auditiven Wahrnehmung wird in der Literatur unterschiedlich eingeschätzt, nicht zuletzt auch wegen divergierender Definitionen. Bei Erwachsenen geht man von einer Häufigkeit von 10–20% aus, bei Kindern von 2–3% (Zorowka, 2001). Wahrscheinlich sind Kinder aber nicht seltener betroffen als Erwachsene. (So erreichen beispielsweise 7–11% aller Sechs- bis Siebenjährigen nicht die Anforderungen der »Rhythmischen Differenzierung« und der »Melodischen Differenzierung« nach Breuer-Weuffen; Zöllner, 1999.) Zählt man diejenigen Kinder hinzu, bei denen eine Störung der auditiven Wahrnehmung nicht nur eine isolierte Teilleistungsstörung darstellt, sondern Anteil einer komplexen Lern- und Wahrnehmungsstörung (z. B. Lernstörung, Lese-Rechtschreibstörung) ist, dann liegt die zu vermutende Häufigkeit mindestens bei 15%. Manche Autoren gehen sogar davon aus, daß 60-70% aller Kinder mit Lern- und Sprachstörungen eine gestörte auditive Wahrnehmung haben (Eggert, 1992).

3.4 Ursachen

Die Ursachen einer auditiven Wahrnehmungsstörung sind vielschichtig. Sie sind wenig erforscht und nicht so genau belegt wie beispielsweise die Ursachen von Sprachentwicklungsstörungen und Schreib-Lesestörungen. Man könnte vermuten, daß die genetischen Einflüsse und die familiäre Veranlagung von auditiven Wahrnehmungsstörungen ähnlich denjenigen sind, die in Kapitel 6 für Sprachentwicklungsstörungen genannt werden. Eine familiäre Veranlagung ist sicher, wie bei anderen Teilleistungsstörungen auch, zumindest als mitauslösender Kofaktor sehr häufig. Allgemein gehen wir davon aus, daß eine Dysfunktion der Afferenzen und Efferenzen der Hörbahn besteht. Dabei können einzelne Funktionen isoliert betroffen sein, es könnte ein generelles Defizit bestehen, oder es könnten nur Teile der Hörbahn betroffen sein (modifiziert nach Zorowka, 2001):

- Genetische Einflüsse, familiäre Veranlagung;
- psychosoziale Situationen, die zu ungünstigen Lernbedingungen führen;
- Sauerstoffmangel und Kreislaufschock vor, während und nach der Geburt;
- Nikotin-, Alkohol-, Medikamenten- oder Drogenmissbrauch vor der Geburt;
- Frühgeburtlichkeit;
- Unterversorgung mit Nährstoffen und eingeschränkte Durchblutung während der Schwangerschaft;
- Schädigung der Hörbahn;
- Rezidivierende Mittelohrentzündungen und -ergüsse im Kleinkindesalter.

3.5 Hörverlust durch leichte Mittelohrschwerhörigkeit

Besondere Beachtung soll der letzte Punkt der Aufstellung finden. In Kapitel 1.1 über das Hören haben wir gesehen, daß selbst eine leichte Schwerhörigkeit schon dazu führt, daß wesentliche Voraussetzungen für die Wahrnehmung von Sprache beeinträchtigt werden: Bei einer leichten Schwerhörigkeit der tiefen Frequenzen werden die akustischen Merkmale des Formanten F_1 nicht mehr erkannt, und bei einer leichten Hochtonschwerhörigkeit können die hohen Frequenzanteile von Konsonanten nicht mehr identifiziert werden. Bereits eine leichte Schwerhörigkeit kann die Wahrnehmung sehr beeinträchtigen. Hinzu kommt, daß eine leichte Schwerhörigkeit auch die Form der Wanderwelle im Innenohr beeinflußt. Eine Störung der Übertragung an der Synapse der äußeren Haarzellen bringt einen Diskriminationsverlust mit sich. Schließlich wird auch der Störschall-Nutzschall-Filter beeinträchtigt: Vor einem lauten Geräuschhintergrund läßt sich ein Gesprächspartner nicht mehr gut verstehen. Zudem gibt es Hinweise, daß ein leichter Hörverlust nicht nur das Hören behindert, sondern bei sehr kleinen Kindern auch die Reifung der Hörbahn beeinträchtigt (Tibussek et al., 2002).

Sich häufig wiederholende leichte Mittelohrschwerhörigkeiten sind im Kindesalter keine Seltenheit. Sie entstehen bei Erkältungen und leichten Mittelohrentzündungen durch Virusinfektionen und auch im Zuge einer eitrigen Mittelohrentzündung. Die Paukenhöhle des Mittelohrs sammelt das entzündliche Sekret, daß durch die zugeschwollene Eustachische Röhre (Tuba, Ohrtrompete) nicht mehr in den Rachen abfließen kann. Das Sekret (→ Serotympanon) oder der entzündungsbedingte Schleim (→ Mucotympanon) verschlechtert die Schallübertragung vom Trommelfell über die Gehörknöchelchen auf das Innenohr. Dieser Zustand ist für jeden Erwachsenen lästig und anstrengend. Unter solchen Bedingungen gut zuhören zu müssen, erfordert eine besondere Anstrengung und Konzentration.

Viel bedeutsamer ist solch ein Zustand für ein kleines Kind, das sich in einer sensiblen Phase der Sprachentwicklung befindet. In sprachprägenden Phasen (z.B. am Ende des ersten und am Beginn des zweiten Lebensjahres) können sich häufig wiederholende Phasen von leichter Mittelohrschwerhörigkeit oder nur langsam abklingende Mittelohrentzündungen zu einer erheblichen Beeinträchtigung der auditiven Wahrnehmung und der gesamten Sprachentwicklung führen. Dies mag eine Zahl verdeutlichen: Schönweiler (1994) fand in seiner Untersuchung von 1305 sprachgestörten Kindern bei 48% (!) eine Hörstörung. Dies war fast immer (bei 95%) eine leichte Mittelohrschwerhörigkeit durch eine Belüftungsstörung der Ohrtrompete. Auch bei Kindern mit Aufmerksamkeitsstörungen findet man häufig eine leichte, aber anhaltende frühkindliche Hörstörung als wichtigen mitauslösenden Faktor (Arcia et al., 1993). Offensichtlich können auch einige dieser Kinder als »Narbe« ihrer frühkindlichen Hörstörung eine leichte, bleibende Schwerhörigkeit der sehr hohen Frequenzen davontragen (Margolis et al., 1993). Vor diesem Hintergrund wird noch einmal deutlich, wie wichtig die frühzeitige Erkennung auch leichter Hörtstörungen ist und welche Bedeutung deren konsequente Behandlung für eine normale Sprachentwicklung und eine normale Entwicklung der Aufmerksamkeit hat (Tharpe u. Bess, 1991; Schönweiler, 1994; Rosenkötter, 1995/96).

Auf eine weitere, sehr alltägliche und zunehmend häufig vorkommende Ursache einer Störung möchte ich abschließend aufmerksam machen: die Schädigung des Innenohrs und vielleicht auch der Hörbahn durch Lärm. Darauf werde ich in Kapitel 5 über Geräuschempfindlichkeit und Lärm eingehen.

3.6 Probleme in der Diagnostik auditiver Wahrnehmungsstörungen

- *Alters- und geschlechtsabhängige Normierung:* Für viele Tests gibt es keine geschlechts- und altersabhängigen Normen, manche Tests sind an sehr kleinen Fallzahlen normiert worden.
- *Relevanz für Perzeption:* Bei manchen Tests scheint nicht ausreichend geklärt, welchen Stellenwert sie für die auditive Wahrnehmung und für alltagsrelevante Funktionen haben.
- *Relevanz für Verlaufsbeobachtung und Therapieerfolgskontrolle:* Die in der Praxis angewandten diagnostischen Verfahren sollten für die Verlaufsbeurteilung und für die Abschätzung eines Therapieerfolges relevant sein.
- *Selektivität:* Kaum ein diagnostisches Verfahren prüft streng nur eine einzige Funktion der auditiven Wahrnehmung. Der Untersu-

chende muß die Diagnostik so gut kennen, daß eine differenzierte Aussage möglich wird, bzw. er sollte auch die Einschränkungen der Testaussagen kennen. Bei manchen Tests soll das Kind Silben oder Worte nachsprechen. Daher fließen nicht nur Wahrnehmungsfähigkeiten, sondern auch motorisch-artikulatorische Fähigkeiten in die Beurteilung ein.

- *Einfluß von Aufmerksamkeit und Motivation:* In besonderem Maße sind die Funktionen der auditiven Wahrnehmung den Faktoren Aufmerksamkeit und Motivation unterworfen. Einzelne Tests sind bezüglich der Aufmerksamkeitsabhängigkeit stabiler, andere jedoch labiler.
- *Einfluß kognitiver Faktoren:* Offensichtlich spielen kognitive Faktoren eine noch nicht sehr gut geklärte Rolle bei der Durchführung von Wahrnehmungsuntersuchungen. Grob gesagt, ist die Verarbeitung nichtsprachlicher Reize weniger kognitionsabhängig als die Verarbeitung von sprachlichem Material.
- *Materieller und personeller Aufwand:* Der materielle und personelle Aufwand bei einer praktischen Untersuchung (nicht jedoch bei einer wissenschaftlichen Untersuchung) sollte in Relation zu der Aussagekraft und den therapeutischen Konsequenzen der Untersuchung stehen.
- *Zeitliche und psychische Belastung des Patienten:* Die Untersuchung sollte in einem Zeitrahmen stattfinden, der das Kind nicht unnötig belastet und seine psychischen und physischen Fähigkeiten respektiert. Der Untersuchungsgang sollte bei einem Kind in der Regel nicht länger als eine Stunde betragen. Weitere Untersuchungen müßten dann an einem zweiten Termin durchgeführt werden.

Die Arbeit von Berwanger (2001b) zeigt uns, daß alle Verfahren zur Beurteilung der auditiven Wahrnehmung einer Altersabhängigkeit unterliegen, die in vielen Tests noch nicht ausreichend berücksichtigt wurde. Bei einigen Tests streuen die Ergebnisse in allen Altersbereichen derart, daß eine Behandlungsindikation nur mit Vorsicht aus den Testresultaten abgeleitet werden darf (z.B. Ordnungsschwelle, binaurale Summation). Wie stark beeinflussen kognitive Faktoren die Testergebnisse? Berwanger fand, daß sich in einer Testbatterie von 12 Verfahren keine signifikanten Einflüsse der Intelligenz auf die Testergebnisse ergaben. Lediglich schwache Zusammenhänge konnten für einzelne Tests errechnet werden, u. a. Zahlennachsprechen und Lautdifferenzierung. Welchen Einfluß auf die Testergebnisse hat nun die Aufmerksamkeit? Erstaunlicherweise waren nur drei der 12 Testverfahren stark abhängig von der allgemeinen Konzentration: die Tonhöhenunterscheidung, das Zahlennachsprechen und das Sprachverständnis im Störschall. Wie zuverlässig sind die Testverfahren und wie sehr sind die Ergebnisse von der Person des Untersuchers abhängig? Fast alle Meßverfahren waren bei genauer Einhaltung der Anweisungen zuverlässig, so daß eine ausreichende Objektivität der Untersuchung gewährleistet ist.

Es liegen also noch viele Aufgaben vor uns, z. B. in der Normwerterhebung oder in der bindenden Beschreibung der Testdurchführung. Neben diesen Aspekten sind uns die Untersuchungsmöglichkeiten der Diagnostik auch deshalb wichtig, weil wir an den Kindern die Qualität der Lösungsstrategien gut beobachten können. Insofern können wir auch weniger gut normierte Testverfahren mit Gewinn einsetzen.

4. Diagnostik

4.1 Pädaudiologische Diagnostik

4.1.1 Hörfeld

Das Hörfeld ist der Bereich der akustischen Reize, den der Mensch ohne Schmerzempfindung wahrnimmt. Es umfaßt den Bereich zwischen 20 Hz (im Übergang zur Vibrationsempfindung) und 20 kHz. Den geringsten Lautheitspegel, bei dem ein Ton wahrgenommen wird, nennt man die *Hörschwelle* (vgl. auch Kap. 1.1.1). Beim Normalhörenden liegt sie unterhalb 20 dB. Im tieferen Bereich und bei sehr hohen Tönen sind höhere Schallpegel zur Wahrnehmung eines Tons notwendig als im Bereich um 1000 Hz. Der verarbeitete Schallpegelbereich (Dynamikbereich) ist bei tiefen Frequenzen enger als zwischen 1–4 kHz. Das Verhältnis zwischen Hörfeld und akustischen Sprachsignalen wurde in Kapitel 1.1.4 beschrieben. Die folgende Abbildung zeigt noch einmal das *Sprachfeld* und seine Beziehung zur Hörschwelle und zur Unbehaglichkeitsschwelle. Das Sprachfeld ist der Hörbereich, der für das Hören von Sprache besonders bedeutsam ist. Die *Unbehaglichkeitsschwelle* zeigt den Grenzbereich zu einer als

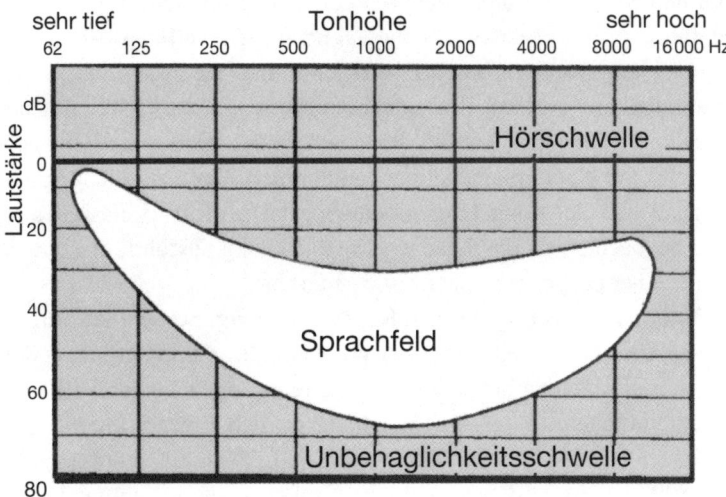

Das Hörfeld

unangenehm hoch empfundenen Lautstärke. Sie liegt bei 80 db. Den Beginn einer als schmerzend empfundenen hohen Lautstärke bezeichnet man als *Schmerzschwelle*. Sie liegt für Kinder bei 100 dB, für Erwachsene bei 110 dB.

Die Messung des Hörvermögens *(Audiometrie)* beruht auf subjektiven, also mitarbeitsabhängigen, und objektiven, also mitarbeitsunabhängigen Verfahren.

Subjektive Hörprüfung	Objektive Hörprüfung
Reflexaudiometrie	Tympanometrie
Verhaltensaudiometrie	Stapediusreflex
Spielaudiometrie	BERA (Brainstem Evoked Response Audiometry)
Tonaudiometrie	
Sprachaudiometrie	CERA (Cortically Evoked Response Audiometry)
	OAE (Otoakustische Emissionen)

4.1.2 Untersuchung des Gehörs: subjektive Hörprüfung

Die *Reflexaudiometrie* und die *Verhaltensaudiometrie*, in denen Reflexe und Verhaltensänderungen auf akustische Reize bei Neugeborenen und Säuglingen untersucht wurden, haben ihren Wert auch nach Einführung der objektiven Methoden noch nicht verloren. Ab einem Entwicklungsalter von zwei Jahren kann man die *Spielaudiometrie* anwenden. Sie wird mit Lautsprechern im freien Schallfeld, mit Einsteckhörern oder mit Kopfhörern durchgeführt. Dabei wird ein Ton zunächst mit einer Spielhandlung konditioniert. Dann wird jede Spielsequenz nach der Koppelung mit einem gehörten Ton zugelassen, und man beobachtet, ob das Kind die Spielhandlung ausführt, also einen Ton in einer bestimmten Lautstärke gehört hat.

Die *Tonaudiometrie* mit dem Kopfhörer gelingt bei sehr kooperativen Kindern bereits vor dem vierten Lebensjahr. Zur Bestimmung der *Hörschwelle* werden Sinustöne seitengetrennt angeboten, in der Regel als unterbrochene (gepulste) Töne. Meist werden folgende Frequenzen untersucht: 125, 250, 500, 750, 1000, 1500, 2000, 3000, 4000, 6000 und 8000 Hz. In 5 dB-Schritten wird die Lautstärke von minus 10 dB an immer lauter dargeboten. Das Kind sagt oder zeigt, wenn es einen

Ton hört. Im umgekehrten Verfahren kann man auch einen sicher zu hörenden (überschwelligen) Ton schrittweise immer leiser werden lassen, bis das Kind durch Sprache oder Zeigen signalisiert, daß der Ton verschwunden ist. Wendet man beide Verfahren an (je einmal von unten und von oben kommend), spricht man von einer *Gabeltechnik*. Antworten bis 15 dB werden als normal bewertet. Bei Antworten über 15 dB aufgrund einer Störung im Bereich des Mittelohrs sprechen wir von einer Schall-Leitungsstörung.

Interessant ist die Beurteilung der *Reaktionszeiten*. Manche Kinder brauchen länger, bis sie einen Ton erkennen und auf ihn reagieren können. Dies ist oft der Fall bei Kindern mit:

- geistiger Retardierung;
- auditiver Wahrnehmungsstörung;
- Konzentrationsstörung;
- Verhaltensauffälligkeiten;
- Autismus;
- Schwerhörigkeit (im Rahmen der Erstdiagnostik).

Die *Unbehaglichkeitsschwelle* wird mit Sinustönen oder mit Geräuschen durch eine langsame und kontinuierliche Erhöhung des Lautstärkepegels bis zu dem Punkt bestimmt, an dem das Kind Unbehagen verbal, gestisch oder mimisch anzeigt. Ist der Abstand zwischen Hör- und Unbehaglichkeitsschwelle vermindert, sprechen wir von einem *eingeschränkten Dynamikbereich*. Die Bestimmung des binauralen Lautheitsvergleichs (Fowler-Test) und des Intensitätsunterscheidungsvermögens ist gerade bei jüngeren Kindern und bei Patienten mit Störungen der auditiven Perzeption recht schwierig (Böhme u. Welzl-Müller, 1993).

Bei Kindern mit Innenohrschädigung muß man mit einem besonderen Phänomen rechnen: dem *Rekruitment*. Darunter versteht man eine unterschiedliche Lautstärkeempfindung zwischen den Frequenzbereichen, in denen der Hörschaden auftritt, und den Frequenzbereichen, die normal gehört werden. Die Lautheitsempfindung fällt nämlich in den hörgeschädigten Bereichen keineswegs aus. Bei ihnen ist das Lautheitsempfinden in den betroffenen Frequenzen »zusammengedrängt«, so daß Kinder in diesem Bereich der Eindruck von sehr rasch zunehmender Lautheit haben, und zwar vor allem bei gerade eben überschwellig lauten Geräuschen. Bei großen Lautstärken hingegen empfindet das hörgeschädigte Ohr dieselbe Lautheit wie in den normal gehörten Frequenzen. Trotz der subjektiven Färbung der Empfindung unterliegt die audiometrische Bestimmung der Unbehaglichkeitsschwelle nur einer geringfügig höheren Schwankungsbreite (10–15 dB) als die Bestimmung der Hörschwelle (zur Durchführung der Untersuchung siehe Kap. 4.2.2). Von der Unbehaglichkeitsschwelle ist die *Schmerzschwelle* abzugrenzen, die bei Kindern um 100 dB liegt. Es bleibt aber festzuhalten, daß die angegebenen Schwellen Erfahrungswerte sind, die noch nicht durch größere Studien abgesichert sind.

Neben der Hörschwellenbestimmung mit Kopfhörer (Luftleitung) gibt es auch die Hörschwellenbestimmung mit *Knochenleitung*. Dabei wird ein in verschiedenen Frequenzen schwingender Vibrator auf den Warzenfortsatz (das Mastoid), einen Knochenvorsprung hinter der Ohrmuschel, aufgesetzt. Die Schwingungen werden über die Schädelknochen auf das Innenohr übertragen, so daß also nicht Luft mitschwingen muß. Eine Differenz zwischen der Luftleitungs- und der Knochenleitungs-Hörschwelle ist Ausdruck einer Schall-Leitungsstörung im Mittelohr. So wird beispielsweise bei einem Mittelohrerguß die Luftleitung schlecht sein, die Knochenleitung, da sie direkt auf das Innenohr überträgt, normal. Besteht sowohl eine Mittelohr- als auch eine Innenohrschwerhörigkeit, so spricht man von einer *kombinierten Schwerhörigkeit*.

In der *Sprachaudiometrie* wird das Sprachverstehen geprüft. Von einer CD werden standardisierte Prüfworte abgespielt und dem Kind entweder seitengetrennt mit dem Kopfhörer oder über einen Lautsprecher im freien Schallfeld dargeboten. Als Sprachverständlichkeitsschwelle wird der Schallpegel bezeichnet, bei dem mehr als 70% der Testwörter bei einer Lautstärke von 50 dB oder 100% aller Worte bei 60 dB zumindest richtig verstanden, wenn nicht gar richtig nachgesprochen werden. Als Testmaterial benutzt man für größere Kinder (ab 10–11 Jahre) den *Freiburger Sprachtest,* bei Kleinkindern den *Mainzer Kindertest* und bei Kindern ab 5 Jahren und bei Schulkindern den *Göttinger Kindersprachtest*. Bei Kindern mit einer Artikulationsstörung kann man allerdings nicht unterscheiden, ob Fehler durch Nicht-Verstehen oder durch artikulatorische Schwierigkeiten entstehen. Kann ein Kind nicht ausreichend gut sprechen, so arbeitet man mit einem *Bildertest*. Dem Kind werden die Wörter über Kopfhörer von der CD vorgesprochen. Es soll dann auf einer Tafel auf die entsprechenden Bilder zeigen.

4.1.3 Untersuchung des Gehörs: objektive Hörprüfung

Mit der *Tympanometrie* (Impedanzmessung) mißt man Änderungen des Luftdrucks im äußeren Gehörgang, die durch den Widerstand hervorgerufen werden, den das Trommelfell und der Gehörgang bieten. Dabei wird mit einer Sonde ein Schalldruck erzeugt und die Energieübertragung auf das Mittelohr aufgezeichnet. Sie gibt Auskunft über die Schallaufnahme durch die Gehörknöchelchen, die Funktion der Ohrtrompete (Tubenfunktion) und die Steifheit des Trommelfells. Die Kurve zeigt Unterdruck an bei einer Belüftungsstörung der Ohrtrompete (Tubenbelüftungsstörung). Die Kurve bleibt hingegen flach bei Mittelohrerguß (Muco- oder Serotympanon) oder bei perforiertem Trommelfell (dann wird auch das vergrößerte Gehörgangsvolumen gemessen).

Die Kontraktion der beiden Mittelohrmuskeln (M. tensor tympani, M. stapedius) bewirkt eine Änderung der Schallübertragung im Mittelohr durch ihren Zug am Trommelfell und an der Gehörknöchelchenkette. Bei ausreichender Beschallung wird eine Kontraktion dieser Muskeln durch einen Reflex ausgelöst. Die Kerne der Hörbahn werden durch den Schall erregt und setzen die Aktivität der Muskeln innerhalb von 8–10 ms in Gang. Der *Stapediusreflex* ist also eine geschlossene, beidseitig ablaufende Schleife der unteren Anteile der afferenten und efferenten Hörbahnen. Besonders für niedrige Frequenzen kann der Stapediusreflex die Lautstärke bis maximal 30 dB mindern (Warren, 1999). Bei Störungen im Mittelohr (Mißbildung, Erguß), im Innenohr (Innenohrschwerhörigkeit) oder des V., VII. und VIII. Hirnnervs (Tumor, Moebius-Syndrom, Fazialis-Parese) ist der Reflex oft beeinträchtigt. Er wird gemessen durch die Einführung einer Sonde in den Gehörgang, die Darbietung eines Tons mit definierter Lautstärke und Messung der resultierenden Impedanzänderung mit der gleichen Sonde. Der Gehörgang muß durch die Sonde gut abgedichtet sein, und das Kind darf bei der recht kurzen Untersuchung nicht sprechen und nicht schlucken.

Üblicherweise wird der Stapediusreflex mit Sinustönen bei 500, 1000, 2000 und 4000 Hz stimuliert und bei Normalhörenden bei einer

Schwelle von 80–90 dB ausgelöst. Registriert man die kontralateralen Stapediusreflexschwellen, so sind erhöhte Reflexschwellen ein Hinweis für eine Störung des Reflexregelkreises auf Stammhirnebene. Untersucht man die Reflexschwellen getrennt mit *Sinustönen* und mit *Schmalbandgeräuschen,* so zeigt sich, daß bei Kindern mit auditiven Wahrnehmungsstörungen häufig eine erhöhte Differenz dieser Schwellen vorliegt (Esser, 1976). Es wird dann der Stapediusreflex durch Schmalbandrauschen schon bei Schalldruckpegeln ausgelöst, die niedriger sind als bei Sinustönen. Solche Befunde sieht man häufig bei Kindern mit Geräuschüberempfindlichkeit, mit Filterstörung gegenüber Störschall und bei Kindern mit Störungen der Lautdiskrimination. Wird der den Stapediusreflex auslösende Reiz über 10–15 sek. konstant beibehalten, so bleibt bei Normalhörenden die Reflexantwort stabil. Ein frühzeitiges Absinken des Reflexes *(Reflex-Decay)* weist auf eine neurale Schwerhörigkeit oder eine Stammhirnschädigung hin.

Die *Hirnstammaudiometrie (BERA)* ist eine zeitlich und technisch aufwendige und mitarbeitsunabhängige Untersuchung. Ganz »mitarbeitsunabhängig« ist die Untersuchung allerdings doch nicht. Zwar müssen die Kinder sich nicht auf Töne konzentrieren und nicht antworten, aber sie müssen über viele Minuten sehr ruhig liegen bleiben. Mit einem Kopfhörer werden Klicks angeboten, und die elektrischen Potentialveränderungen des Innenohrs, des Hörnervs und der ersten Neurone der Hörbahn werden über EEG-ähnliche Elektroden am Schädel abgeleitet. Aus der Zeitdifferenz zwischen dem Reiz und der gemessenen Antwort (Latenz), der Größe der Reizantwort (Amplitude) und der Richtung der Spannungsveränderung (Polarität) erhält man eine Information über die Funktion des Innenohrs, des Hörnervs und der ersten Neuronen der aufsteigenden Hörbahn. Bei Innenohrschwerhörigkeit können die akustisch evozierten Potentiale (AEP) erst bei höheren Lautstärkepegeln abgeleitet werden. Daraus ergibt sich eine objektiv meßbare Hörschwelle. Bei der recht lang dauernden Untersuchung muß das Kind wie gesagt sehr ruhig bleiben. Die Untersuchung ist daher häufig nur nach Gabe von sedierenden Medikamenten oder in Narkose durchführbar. Die BERA kann falsch negative Ergebnisse erbringen, d.h. sie kann bei normal hörenden Kindern in 7% ein auffälliges Hörvermögen und bei verschiedenen Hirnschädigungen eine Schwerhörigkeit vortäuschen. Die Befunde sind oft schwierig zu interpretieren.

Kinder mit einer Störung der auditiven Wahrnehmung weisen selten verlängerte Latenzen oder Seitenunterschiede auf. Spezifische Veränderungen, die in der Routinediagnostik auditiver Wahrnehmungs- und Verarbeitungsstörungen hilfreich sein könnten, gibt die BERA nicht. Während die BERA nur Aussagen über die Potentiale des Hirnstamms machen kann, gibt es auch die Möglichkeit, elektrische Potentialveränderungen der Hirnrinde nach akustischer Reizung aufzuzeichnen. Man spricht dabei von späten, *kortikal evozierten Potentialen (CERA)*. Sie sind Ausdruck der Aktivität der primären Hörrinde. Bei Kindern mit auditiven Wahrnehmungsstörungen, bei Kindern mit Sprachentwicklungsstörungen und bei Kindern mit Lese-Rechtschreibstörungen ließen sich in wissenschaftlichen Arbeiten Auffälligkeiten der kortikal evozierten Potentiale nachweisen. So fanden sich bei zwei Dritteln aller Kinder mit Auffälligkeiten der ersten positiven Welle (P1) und der zweiten negativen Welle (N2) Störungen der phonematischen Differenzierungsfähigkeit. Die späten akustisch evozierten Potentiale sind jedoch so wenig intra- und interindividuell reproduzierbar, derart abhängig von der Aufmerksamkeit und so zeitaufwendig, daß sie in der Routinediagnostik bisher keinen Platz gefunden haben.

Eine dritte positive Welle (P3) läßt sich evozieren, wenn in eine Reihe gleicher akustischer Stimuli ein unerwarteter, abweichender Reiz eingestreut wird. Bittet man die Kinder, sich auf diese abweichenden Reize zu konzentrieren, tritt nach 300−500 ms eine P3 auf. Solche *ereigniskorrelierten Potentiale* scheinen bei Kindern mit auditiven Wahrnehmungsstörungen häufig verzögert zu sein. Allerdings setzt auch diese Untersuchung neben dem hohen Zeitaufwand eine gute Kooperations- und Aufmerksamkeitsfähigkeit des Kindes voraus.

Bei einer ähnlichen Untersuchungsanordnung, bei der die Kinder nun nicht mehr bewußt auf den abweichenden Reiz achten sollen, werden die evozierten Potentiale nach dem Standardreiz und nach dem abweichenden Reiz gemessen. Aus der Differenzkurve dieser *Mismatch Negativity (MMN)* ergibt sich ein Hinweis in bezug auf die unbewußte kortikale Antwort auf einen Stimuluswechsel. Auffälligkeiten der MMN zeigten sich in Forschungsarbeiten mit Kindern mit Sprachentwicklungsstörungen und bei Kindern mit LRS (Lese-Rechtschreibstörung).

Otoakustische Emissionen (OAE) sind die Antwort eines intakten Innenohrs auf Schallreize. Genauer gesagt, geben die äußeren Haarzellen durch einen aktiven Verstärkerprozeß Emissionen in den äußeren Gehörgang ab, die durch ein empfindliches Mikrofon an einer Sonde erfaßt und gemessen werden können. Stimuliert wird mit Klicks, die in der gleichen Gehörgangsonde erzeugt werden (Hauser, 1995). Bei Schädigung der äußeren Haarzellen und bei einem Hörverlust von mehr als 25 dB sind keine OAEs mehr zu registrieren. Bei einem ruhigen Kind gelingt bereits bei Neugeborenen eine Messung innerhalb von ein bis drei Minuten (reine Meßzeit ohne Vorbereitung). Bei 95% aller untersuchten Kinder kommt man zu einer gültigen Aussage. Allerdings fällt die Messung bereits bei einem Paukenhöhlenerguß oder Verwachsungsprozessen im Mittelohr pathologisch aus. Nur sehr selten täuscht uns ein normaler OAE-Befund fälschlicherweise ein gutes Hörvermögen vor, und zwar bei Kindern, die zwar ein intaktes Innenohr besitzen, aber an einer Erkrankung des Hörnervs oder des Stammhirns leiden. Die OAEs sind gut geeignet zur Früherkennung von Hörstörungen bei Neugeborenen und Säuglingen.

4.2 Diagnostik der Wahrnehmungsfunktionen

In diesem Kapitel soll nun ein Überblick über die wichtigsten Funktionen der auditiven Wahrnehmung und über die Symptome einer Störung der auditiven Wahrnehmung gegeben werden; außerdem gebe ich einige Hinweise auf die Untersuchungsmethoden und die Behandlungsmöglichkeiten. Die Bezugsquellen für die Tests und Materialien finden sich unter »Arbeitsmaterial, Adressen«.

Voraussetzungen für die Diagnostik: Differenzierte Leistungen der auditiven Wahrnehmung setzen ein normales Hörvermögen voraus. Audiologische Untersuchungen sind also die unabdingbare Voraussetzung für eine Untersuchung der Hörverarbeitung. Bei Reihenuntersuchungen von vermeintlich gesunden Kindern finden sich bei etwa 5% aller Kinder abnorme Ergebnisse im Hörtest. Aus einer gestörten Schall-Leitung folgt immer eine Störung der Wahrnehmung und Verarbeitung. Eine ungenügende Kontrolle und eine gestörte Entwicklung von Sprache und Sprachverständnis sind die Folge.

Die Fähigkeit zur Verarbeitung akustischer Signale in Alltagssituationen ist auch an die Intaktheit beider Innenohre und beider Hörbahnen gebunden, da diese ihre Informationen, wie oben dargestellt, auf mehreren Ebenen der afferenten und efferenten Bahnen austauschen.

Folgende Schwierigkeiten in der Diagnostik kann es geben: Alle Funktionen sind mitarbeitsabhängig. Manche Untersuchungen können deshalb erst vom Schulalter an oder mit entsprechend kooperativen Kindern durchgeführt werden. Zudem erfordern die Untersuchungen ein ausreichendes Aufgabenverständnis beim Kind und eine ausdauernde Kooperationsfähigkeit. Die Angaben, ab welchem Alter eine Untersuchung durchführbar ist, beziehen sich also immer auf gute Untersuchungsvoraussetzungen. Für jüngere Kinder bleibt uns bislang nur die Beobachtung der Eltern und der Erzieher, evtl. von einem Fragebogen unterstützt, und unsere eigene Beobachtung. In Kapitel 4 wurde bereits auf die Notwendigkeit einer kritischen Einschätzung der Untersuchungsergebnisse hingewiesen.

Die Wahrnehmungsfunktionen können auch bei Kindern mit Innenohrschwerhörigkeit untersucht werden. Dabei muß in den Tests aber der Hörverlust durch eine Erhöhung der Lautstärke um den Hörverlust ausgeglichen werden. Eigentlich muß man ja davon ausgehen, daß bei einer Funktionsstörung des Sinnesorgans folgerichtig immer auch eine Störung der Wahrnehmung vorliegen muß. Entsprechend zeigt auch die Erfahrung, daß praktisch alle schwerhörigen Kinder eine Störung der Filterfähigkeit und der Lautdifferenzierung haben und daß bei ihnen häufig die Unbehaglichkeitsschwelle nicht sehr weit von der Hörschwelle entfernt ist. Das bedeutet, daß schwerhörige Kinder oft nur in einem schmalen Bereich hören und wenig über der Hörschwelle schon überempfindlich sind.

Man könnte sich darauf verständigen, daß man auch Kinder bis zu einer Hörschwelle von 35–40 dB auf ihre Wahrnehmungsfunktionen hin untersuchen kann, wenn der Teststimulus um 20 dB lauter dargeboten werden kann. Allerdings dürfen Normwerte für solche Untersuchungen nur eingeschränkt gelten, und die Untersuchungsergebnisse sind mit großer Vorsicht zu interpretieren. Im Einzelfall wird man dann die Reaktionen der Kinder eher beobachten und sie qualitativ beurteilen, als daß man die üblichen Normwerte für eine Beurteilung heranzieht.

4.2.1 Richtungshören (Lokalisation, sound localization, spatial orientation)

Definition: Lokalisieren einer Geräuschquelle.

Felix möchte die Straße überqueren. Er hat kein Auto kommen sehen, wirkt aber beunruhigt, weil er den Kopf rasch hin- und herwendet. Er kann das Brummen, das er hört, schlecht zuordnen, bis er allmählich merkt, aus welcher Richtung es kommt. Er wendet den Kopf in Richtung des Geräusches und sieht fast gleichzeitig, daß sich ein Lastwagen aus der Nebenstraße nähert. Da wird er ruhiger.

Beobachtungen: Das Kind kann nicht gut beurteilen, aus welcher Richtung ein Geräusch oder Sprache kommt. Es weiß oft nicht, wohin es sich wenden soll, wenn es gerufen wird.

Anatomische Lokalisation: vor allem im Olivenkern und in den anderen Stammhirnzentren, aber auch in der Hörrinde.

Untersuchungsmethode: *Richtungshören:* Befindet sich eine Schallquelle vor mir in der Körperachse, so gelangen die Signale zum gleichen Zeitpunkt an mein linkes und rechtes Ohr. Wende ich mich aber ein wenig zur rechten Seite, so wirkt mein Kopf wie ein Schallhindernis: der Schall wird von meinem rechten Ohr ein wenig lauter wahrgenommen als vom linken Ohr, das sich im Schallschatten befindet.

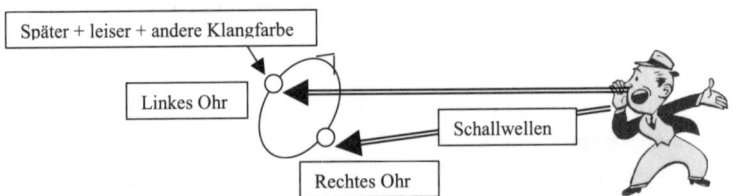

Außer der Schallschattenbildung kommt zum Richtungshören noch ein zweiter Effekt hinzu: die Laufzeitdifferenz. In Abhängigkeit von der Wendung des Kopfes trifft der Schall ein wenig eher auf das rechte als das linke Ohr. Bezogen auf eine durchschnittliche Kopfgröße beträgt die Laufzeitdifferenz 0,63 ms, minimal 0,03 ms. Das entspricht einem Winkel von 3–5°, den wir aus der Zeitdifferenz wahrnehmen können (siehe Kapitel 2.2).

In der Vertikalen (Medianebene) ist eine Wahrnehmung durch Pegelunterschiede nicht möglich. Hier unterscheiden wir nach Unterschieden der Klangfarbe. Sie kommen durch unsere Kopfform und die Form unserer Ohrmuscheln zustande. Allerdings ist die Unterscheidungsmöglichkeit in der Vertikalen deutlich geringer als in der Horizontalabene.

Beschreibung: Rauschgenerator, Knistern mit Papier (ein breitbandiges Geräusch wird genauer lokalisiert als ein Ton. Am schlechtesten wird ein Ton mit einer Frequenz von 1500 Hz lokalisiert) (Warren, 1999). Diese Funktion kann auch mit dem Fonofix untersucht werden.

Durchführung: Das Kind sitzt in einem Abstand von 1 m dem Untersucher gegenüber, entweder mit verbundenen Augen, oder ein Helfer bzw. die Mutter hält ihm mit den Händen die Augen zu. Der Untersucher erklärt dem Kind, daß es mit einer Hand mit ausgestrecktem Arm auf die Geräuschquelle zeigen soll. Ein oder zwei Versuche werden mit geöffneten Augen durchgeführt, bis das Kind die Aufgabenstellung verstanden hat. Danach verändert der Untersucher den Winkel in Horizontalebene in Kopfhöhe um das Kind herum und bestimmt die Abweichung von der Geräuschquelle in Winkelgraden.

Bei der Bestimmung des Richtungshörens in der Vertikalen wird die Geräuschquelle in einem Bogen mit gleichem Radius (0° = Augenhöhe) vor dem Kopf auf und ab bewegt.

Fast genau so wichtig wie die Beurteilung der Winkelgenauigkeit ist auch die Beobachtung, wie sicher und wie rasch die Geräuschquelle lokalisiert werden kann.

In manchen Kliniken und Schulen steht eine Richtungshöranlage zur Verfügung: Mehrere Lautsprecher (mindestens fünf) sind in einem Bogen um das Kind herum angeordnet, die getrennt angesteuert werden können. Als Prüfsignal können dabei Kinderlieder, Schmalbandrauschen (1 kHz) oder in der Tonhöhe leicht variierende (gewobbelte) Sinustöne (1 kHz) verwendet werden. Der Nachteil einer solchen Anordung ist neben den hohen Anschaffungskosten auch die fehlende Möglichkeit der Beurteilung in der Vertikalen.

Normwerte: nach dem sechsten Lebensjahr weniger als 10° Abweichung in der Horizontalen und weniger als 15° in der Vertikalen. Normwerte im Fonofix sind integriert.

Therapie: Lauschspiele, DIAS, Lateraltraining, Seitenordnung (side order).

4.2.2 Lautheitsempfindung

Definition: die Fähigkeit, unterschiedliche Lautstärken zu unterscheiden, z. B. zwei unterschiedlich laute Töne *(Lautstärkeunterscheidung)*, und die Empfindung dafür, ab welchem Lautstärkepegel ein Ton oder ein Geräusch subjektiv als zu laut wahrgenommen wird *(Unbehaglichkeitsschwelle)*.

Das Gehör hat normalerweise die Fähigkeit, seine Empfindlichkeit an einen gerade herrschenden Schallpegel anzupassen. Es stellt sich auf ein mittleres Schallpegel-Niveau ein, ohne daß es dabei zu Einbußen in der Qualität kommt. Es adaptiert sich an ein subjektiv gebildetes Bezugssystem. Diese Anpassung ermöglicht es, Schallereignisse mit niedrigem Schallpegel in qualitativ gleicher Weise wahrzunehmen wie Schallereignisse mit einem hohen Pegel. Gleichzeitig werden störende Schallereignisse im Hintergrund im Bewußtsein derart zurückgedrängt, daß sie mit der Zeit immer leiser zu werden scheinen, bis sie nicht mehr ins Bewußtsein vordringen.

M. beklagt sich zweimal bei seiner Mutter, daß die anderen Kinder im Kindergarten zu laut seien. In der Familie hält man diese Klagen für eine Marotte, und im Kindergarten denkt man, M. wolle sich nicht eingliedern. Er ziehe sich beim Singen und freien Spiel immer in eine Ecke zurück. Schließlich versucht M. auch noch, durch morgendliches Trödeln zu erreichen, daß seine Mutter ihn nicht in den Kindergarten bringt. Man rät den Eltern, mit M. einen Psychologen aufzusuchen.

Beobachtungen: Ein Kind scheint bestimmte Geräusche als störend oder schmerzhaft zu empfinden. Es scheut Gruppen wegen der Geräusche/des Lärms. Manchmal hört das Kind sogar bestimmte Töne, bevor andere Menschen sie wahrnehmen.

Anatomische Lokalisation: Kochlea, Olivenkerne und Kortex.

Untersuchungsmethode: *Lautstärkeunterscheidung audiometrisch oder mit dem Fonofix. Audiometrische Messung der Unbehaglichkeitsschwelle. Lautheitsskalierung:* Der Schallpegel ändert sich logarithmisch. Das bedeutet, daß sich die Empfindung für Lautstärke bei einer Erhöhung (des Schalldruckpegels) um 10 dB verdoppelt (siehe Kap. 1.1.). Wir empfinden auch nicht alle Frequenzen gleich: Am empfindlichsten reagieren wir im Frequenzbereich zwischen 2 kHz und 5 kHz. Im Bereich hoher Frequenzen ab 10 kHz muß die Lautstärke (besser: der Schalldruckpegel) schon wesentlich stärker verändert werden, um eine Änderung der subjektiven Lautheitsempfindung zu verursachen. Das ist auch der Grund, warum ältere Menschen den Beginn ihrer Altersschwerhörigkeit so spät bemerken. Auch bei Jugendlichen, die eine Hochtonschwerhörigkeit durch Lärmschädigung erleiden, oder bei Patienten mit Innenohrschwerhörigkeit sehen wir eine Verschiebung der Lautheitsempfindung.

Durchführung: Die Unbehaglichkeitsschwelle wird in der Audiometrie mit kontinuierlichen Sinustönen in den Frequenzen der Hörschwellenbestimmung durch eine langsame und stetige Erhöhung des Lautstärkepegels bis zu dem Punkt bestimmt, an dem der Patient Unbehagen verbal, gestisch oder mimisch anzeigt. Ist der Abstand zwischen Hör- und Unbehaglichkeitsschwelle vermindert, sprechen wir von einem eingeschränkten Dynamikbereich. Die Anweisung an das Kind ist: »Sag mir, wenn dir der Ton sehr unangenehm oder sehr störend ist«. Es muß ausgeschlossen werden, daß das Kind durch Ertragen von Schmerz seine Tapferkeit unter Beweis stellen will. Bei Kindern mit Überempfindlichkeit gegen Störschall besteht oft keine Unbehaglichkeit gegenüber Sinustönen, jedoch gegen Schmalbandrauschen oder Terzrauschen. Meistens finden wir die Unbehaglichkeitsschwelle für alle Frequenzen im gleichen Schallpegel-Niveau, nicht selten kommt aber auch eine reine Hochtonüberempfindlichkeit vor. Tieftonhyperakusis ist hingegen selten. Der Grad der Überempfindlichkeit muß nicht für beide Ohren gleich sein.

Normwerte: Beim Fonofix sind die Normwerte der Lautstärkeunterscheidung integriert. Unbehaglichkeitsschwelle: bei Bestimmung mit Sinustönen 80 dB, bei Bestimmung mit Schmalbandrauschen 70 dB. Bei Kindern unter sechs Jahren jeweils 10 dB niedriger. Die Unbehaglichkeitsschwelle kann ab dem Alter von fünf Jahren bestimmt werden.

Therapie: Hörtraining mit Hochtontrainer oder mit einer entsprechenden Therapie-CD (Fa. Sonas Media): täglich 30–45 Minuten mit Kopfhörer in einem ruhigen Zimmer hören.

Anmerkung: Die Lautheitsempfindung wird bei Kindern, die ein Hörgerät bekommen haben, vielfach mit der Würzburger Hörfeld-Skalierung (WESTRA-CD Nr. 7) bestimmt. Dieses Verfahren ist bei normal hörenden Kindern nicht zu empfehlen: Der Zeitaufwand ist sehr hoch, und die Kinder müssen sich sehr lange konzentrieren.

4.2.3 Tonhöhenunterscheidung (frequency detection, pitch perception)

Definition: Fähigkeit, zwei verschieden hohe Töne zu unterscheiden.
K.'s Stimme wirkt immer so gleichbleibend und eintönig, fast ein wenig gelangweilt. Manchmal versteht man sie ganz schlecht und ermahnt sie, deutlicher zu sprechen. Sie reagiert dann verärgert und glaubt, man höre ihr nicht gut zu. In der Schule gilt sie als unmusikalisch; sie könne beim Singen keinen Ton treffen. Um so verwunderter waren alle, als K. eines Tages sagte, sie wolle Flöte spielen lernen. Tatsächlich erlernte sie das Flötenspiel rasch, wechselte nach zwei Jahren das Instrument und erhielt Klarinettenunterricht.

Beobachtungen: Monotone Sprache. Das Kind singt nicht gut. Die Melodie einer Fremdsprache kann nicht erfaßt und nachgeahmt werden.

Anatomische Lokalisation: Innenohr, Hirnstamm, besonders Nukleus kochlearis und Kolliculus inferior.

Untersuchungsmethode: *Tonhöhenunterscheidung:*
1. Die Tonhöhenempfindung ist zunächst eine Analyse der Frequenz: die Kochlea nimmt die periodischen Schwingungen von Schallsignalen auf. Haarzellen, die in der Kochlea an verschiedenen Orten liegen, signalisieren durch ihre Entladung die verschiedenen Frequenzen. Über den Hörnerv gelangen die Informationen in die zentrale Hörbahn und die primäre Hörrinde und werden dort analysiert.

2. Die Tonhöhe wird auch zeitlich verarbeitet – verschiedene Frequenzen werden durch eine je unterschiedliche Entladungsdichte signalisiert: Eine niedrige Entladungsrate signalisiert tiefe Töne, eine höhere Entladungsrate höhere Töne.
3. Die Tonhöhenwahrnehmung ist auch von der Analyse des Klangspektrums der Tonquelle abhängig. Wir unterscheiden nach der Grundschwingung und deren Oberschwingungen, den Obertönen. Das Verhältnis zwischen Grundton und Obertönen macht die Klangfarbe einer Stimme oder eines Instruments aus. So hat beispielsweise die Querflöte zusätzlich zur Grundschwingung nur einen Oberton. Sie klingt daher dünn und rein. Hingegen sind Cello- und Gitarrentöne obertonreich und daher voller, wärmer und differenzierter im Klang. Die Klangfarbe eines Instruments wird aber nicht nur durch das Verhältnis von Grundton zu Obertönen bestimmt, sondern auch davon, wie schnell sich ein Ton aufbaut und wie rasch er verklingt (Ein- und Ausschwingzeit).

Kurz gesagt: unsere Empfindung für eine Tonhöhe wird nicht nur über die Frequenzanalyse der Kochlea erzeugt, sondern auch über die zeitliche Wahrnehmung der periodischen Wellen der zugehörigen Obertöne (zur vertiefenden Erläuterung siehe http://neuro.bio.tu-darmstadt.de/langner/research/forschung3.html). Dies läßt sich gut am Unterschied zwischen der männlichen und weiblichen Stimme verdeutlichen. Wir können einen bestimmten Vokal in verschiedenen Tonhöhen singen oder sprechen. Ausschlaggebend ist dabei die periodische Schwingung unserer Stimmlippen. Während die Stimmlippen von Männern beim Sprechen etwa 100mal pro Sekunde vibrieren, liegt die Vibrationsfrequenz bei Frauen bei 200mal pro Sekunde. Das Spektrum aller Frequenzen bestimmt also den Klang eines Signals, während die Periodizität seiner Wellenform über die Tonhöhe bestimmt. Unser Hörsystem verarbeitet demnach Frequenz und Tonhöhe unterschiedlich. In der unteren Vierhügelregion des Stammhirns reagieren die 30 bis 40 neuronalen Schichten auf periodische Signale in engem Frequenzbereich, besonders wenn diese von Obertönen einer bestimmten Grundfrequenz überlagert sind. Tonhöhen und Frequenzen werden dann unabhängig voneinander in der Hörrinde analysiert.

Das menschliche System der Hörverarbeitung reagiert offensichtlich auf harmonische Klänge und mathematische Relationen besonders gut: In allen Kulturen der Welt enthalten Tonleitern Quinten und Oktaven, Tonabstände also, die in einem einfachen mathematischen Verhältnis zueinander stehen. Solche rationalen Verhältnisse erzeugen in unserem Nervensystem ähnliche Muster von Impulsen, werden also als miteinander verwandt empfunden. Als *Konsonanz* bezeichnet man eine Klangeinheit von zwei Tönen, die als angenehm und ausgeglichen empfunden wird. Die Konsonanz ist um so größer, je größer die Anzahl der übereinstimmenden Obertöne ist. Die Neuronen unserer zentralen Hörbahn scheinen auf Signale, die in harmonischer Beziehung zueinander stehen, bevorzugt zu reagieren. Unsere Hörwahrnehmung registriert also mathematische Relationen unserer gehörten Umwelt.

Wird der Tonhöhenunterscheidungstest mit einer Tonfolge von drei Tönen durchgeführt (z. B. hoch – tief – hoch, hoch – hoch – tief, tief – hoch – hoch o. ä.), so wird nicht nur die reine Tonhöhenunterscheidung getestet, sondern man bewertet auch sequentielle Funktionen, interhemisphärische Zusammenarbeit, Gestaltwahrnehmung und Musterunterscheidung (Musiek u. Chermak, 1995).

Testbeschreibung: Überprüfung mit einem Tongeber (Musikinstrument, elektronischer Tongeber). Vorgegebene Tonfolge von einer CD (Audiva-CD). Fonofix.

Durchführung:
1. Eine Tonfolge von drei gleich langen Tönen im Quartabstand wird in unterschiedlicher Reihenfolge vorgespielt. Dem Kind wird eine Tafel mit einer Darstellung von drei möglichen Tonfolgen vorgelegt. Es soll auf diejenige Folge zeigen, die es erkannte:

1	tief–hoch–tief
2	hoch–hoch–tief
3	hoch–tief–hoch

2. Von einem mittleren Ton aus (z. B. eingestrichenes C) wird zum Üben ein Oktavsprung nach oben oder nach unten vorgegeben. Das Kind zeigt mit dem Finger nach oben oder unten oder sagt »oben« oder »unten«. Dann werden die Intervalle nach oben oder unten in zufälliger Reihenfolge verkleinert, bis das gerade noch sicher zu unterscheidende Intervall festgelegt werden kann.

Normwerte: Sechsjährige können ein Intervall von zwei Halbtönen (große Sekunde) unterscheiden.

Therapie: Musikalische Früherziehung, Singen, Singen mit Hörtraining, Musiktherapie.

4.2.4 Lautunterscheidung (Diskrimination, discrimination)

Definition: Unterscheidung ähnlich klingender Laute

B. schien eigentlich eine normale Sprachentwicklung zu durchlaufen. Den Eltern und den Erzieherinnen im Kindergarten fiel aber auf, daß er bis zum 6. Lebensjahr immer wieder einzelne Laute verwechselte oder sehr undeutlich, fast schon verwaschen sprach. Wenn er aufgeregt war und schnell erzählen wollte, mußte man sich sehr anstrengen, um ihn verstehen zu können, oder ihn bitten, langsamer zu sprechen. Als er dann in die Schule kam, war von Anfang an auffällig, daß er beim Schreiben ähnlich klingende Mitlaute verwechselte und beim Lesen sogar bestimmte ähnlich klingende Laute (/o/ für /ö/) zum Verwechseln ähnlich aussprach. Schwierige Worte, die er noch nicht kannte, konnte er sich auch nach mehrmaligem Vorsprechen schlecht merken.

Beobachtungen: Ähnlich klingende Laute werden falsch ausgesprochen oder vertauscht. Das Kind versteht neue Worte nicht gut, fragt oft nach und schaut beim Zuhören intensiv auf den Mund der sprechenden Person. Die Sprache des Kindes wirkt verwaschen, ungenau, man muß gelegentlich nachfragen, um gut zu verstehen. Gewisse Buchstaben werden immer wieder falsch ausgesprochen.

Anatomische Lokalisation: Kochlea, Olivenkerne, Hirnstamm, Kortex.

Untersuchungsmethode: *Mottier-Test, Hannoverscher Lautdiskriminationstest, Wahrnehmungstrennschärfetest nach Warnke und nach Minning, Breuer-Weuffen-Test, Bremer Lautdiskriminationstest, Heidelberger Lautdifferenzierungstest, Minimalpaare von AudioLog, Lautunterscheidungstest.*

Mottier-Test

Beschreibung: akustische Kurzzeitspeicherung und Gliederungsfähigkeit mit Nonsense-Silben, Lautdifferenzierung.

Durchführung: Kunstwörter werden vorgesprochen und sollen vom Kind nachgesprochen werden. Sprechgeschwindigkeit: eine Silbe pro Sekunde. Monotone Stimme. Verdecktes Sprechen oder Vorsprechen in vom Kind abgewandter Sitzposition. Alle Laute müssen vorhanden sein.

rela	kapeto	pikatura	Katopinafe	Pekatorisema
noma	giboda	gabodila	Gebidafino	Dagobilaseta
godu	lorema	monalura	Ronamelita	Leraminofeko
mera	tokipa	topakimu	Tapikusawe	Kapotilafesa
luri	dugabe	debagusi	Degobesaro	Bigadonafera
limo	nomari	relomano	Muralenoka	Nomalirakosa

Normwerte (nach Welte, 1981, 1998):

Alter (Jahre)	5	6	7	8	9	10	11	12	>12
Norm	17	19–20	22	23	23–24	24	25	25	26
Reduziert	–	–	16–18	17–19	18–20	19–21	20–22	20–22	21–23
Stark reduziert	–	–	12–15	13–16	14–17	15–18	16–19	17–19	18–20
Sehr stark reduziert	–	–	<12	<13	<14	<15	<16	<17	<18

Ich finde diese Normen sehr streng; möglicherweise wird man diesen Test neu normieren müssen.

Bei der Durchführung des Mottier-Tests merkt man rasch, daß es Kinder gibt, deren Probleme in der Lautunterscheidung liegen, und solche, deren Schwierigkeit eher im Kurzzeitgedächtnis liegen. Die quantitative Bewertung spiegelt ja nicht die Qualität der Durchführung wider. Der Mottier-Test ist ein sehr sensibles Screening-Instrument. Ist das Ergebnis abnorm, müssen wir also Hypothesen über die Ursachen bilden und in Richtung Lautdiskrimination und/oder Kurzzeitgedächtnis mit anderen Tests weitersuchen. Anders ausgedrückt, ist ein normaler Mottier-Test bei ausgeprägten Störungen der auditiven Wahrnehmung und bei einer Lese-Rechtschreibstörung recht selten.

Hannoverscher Lautdiskriminationstest (HLDT)
Beschreibung: Überprüfung der Lautdiskrimination mit und ohne Störgeräusch.

Durchführung: Von der WESTRA-CD Nr. 18 werden über Kopfhörer auf ein Ohr oder über Lautsprecher (Freifeld) Minimalpaare vorgesprochen (Lautstärke: 65 dB). Auf das andere Ohr kann Schulhoflärm als Störschall gelegt werden. Das Kind soll entscheiden, ob die Worte gleich oder unterschiedlich sind.

Minimalpaare sind Worte, die sich nur in einem Laut voneinander unterscheiden. Führt das Austauschen eines einzigen Lautes innerhalb eines Wortes zu einer Bedeutungsveränderung, so handelt es sich bei den beiden ausgetauschten Lauten um distinktive Laute, Phoneme. So empfindet ein deutscher Sprecher beispielweise bei dem Wort *Hand* vier Laute, die sich jeweils durch ein phonetisches Symbol darstellen lassen ['hant]. Ersetzen wir [a] durch [u], entsteht ein neues Wort: *Hund* ['hunt]. Also sind [a] und [u] im Deutschen bedeutungsunterscheidende oder auch distinktive Laute.

Man kann den Test auch so durchführen, daß das Kind die Worte nachspricht. Sollten die Fehlerzahlen erhöht sein, so müssen wir bedenken, daß beim Nachsprechen auch artikulatorische Kompetenzen notwendig sind. Die erhöhten Fehlerzahlen könnten also auch durch die Umsetzung und durch überwiegend motorische Dysfunktionen bedingt sein. Daher gilt: wenn die Art der Durchführung gewählt wurde, bei der die Wörter nachgesprochen werden, ist bei einem normalen Testergebnis die Funktion Lautunterscheidung in Ordnung. Ist das Ergebnis jedoch abnorm, so muß der Test mit der o. g. Durchführung wiederholt werden.

Beurteilung: Das Kind soll mit den Worten »gleich« oder »ungleich« antworten bzw.: »richtig« für gleich oder »falsch« für ungleiche Wortpaare.

Normwerte: Normen für 2. Klasse: 0 Fehler = sehr gute Leistung, 1 Fehler = gute Leistung, 2–4 Fehler = durchschnittliche Leistung, 5 Fehler = schwache Leistung, 6–9 Fehler = sehr schwache Leistung. Der Test ist bei gut kooperierenden Kindern auch schon mit 5 und 6 Jahren durchführbar.

Wahrnehmungstrennschärfetest (WTT)
Beschreibung: Überprüfung der Lautdiskrimination mit einem Störgeräusch (Sprachgemurmel), seitengetrennt mit Nonsense-Silben.

Durchführung: Im auditiven Wahrnehmungstrennschärfetest (CD »Dyslexie und Hör-Lateralität«) werden dem Kind mit einem CD-Track über Kopfhörer »Nonsense-Silben« angeboten, und zwar jeweils 16 abwechselnd für jedes Ohr und unterlagert (»maskiert«) mit einem monotonen Hintergrundgeräusch. Die »Quatschwörter« sind einsilbig und unterscheiden sich lediglich durch den in der Mitte stehenden Konsonanten. Das Kind soll die Silben nachsprechen (Beispiele: ebi, efi, egi edi, eki, eti). Dadurch wird selektiv das Verständnis lautähnlicher Konsonanten (b/d, d/t, g/k, f/w) überprüft. Die Maskierung dieser Silben durch ein leises Hintergrundgeräusch erschwert zwar die Wahrnehmung der Konsonanten, simuliert andererseits aber reale Gruppensituationen. Durch die Verwendung von Nonsense-Silben entfällt die Möglichkeit, falsch diskriminierte Laute je nach Handlungs- oder Sinnzusammenhang richtig zu rekonstruieren. Dadurch fallen häufig Kinder auf, die einen Stammelfehler (Dyslalie) schon überwunden zu haben scheinen, unter dieser »Oberfläche« aber noch fortbestehende grundsätzliche Probleme haben.

Der Test mißt auch »strenger« als solche Lautdiskriminationstests, die mit sinntragenden Wörtern arbeiten und bei denen sich das Ergebnis über die Bedeutung des Wortes erschließt. Beim Wahrnehmungstrennschärfetest nach Warnke macht den Kindern die Sinnlosigkeit der Silben auch Mühe, da sie kaum verstehen, warum sie soche Aufgaben lösen sollen. Zusätzlich ist die Eintönigkeit des immer gleichen Anfangs- und Endvokals auch ermüdend. Konzentrationsschwache Kinder kommen ab der Hälfte des ersten Subtests rasch in steigende Fehlerzahlen.

Normwerte:

	Falsch wiedergegebene Silben pro Seite			
	Leicht auffällig		Stark auffällig	
Alter	WWT 1	WWT 2	WWT 1	WWT 2
6–7 Jahre	4–6	7–9	> 6	> 9
8–10 Jahre	3–4	6–7	> 5	> 7

Als leicht/stark auffällig gilt, wenn das Kind in mindestens einem Testteil zum linken oder rechten Ohr diese Fehlerzahlen überschreitet oder wenn sich die Fehlerzahlen zwischen linkem und rechtem Ohr um mehr als drei unterscheiden. Nicht bewertet, aber protokolliert werden falsch nachgesprochene Vokale oder hinzugefügte Konsonanten.

In einem zweiten Subtest werden nacheinander zwei Silben angeboten. Der Schweregrad ist durch diese Sequenzbildung wesentlich höher. Die Aussage dieses Subtests ist daher stärker zu hinterfragen.

Wahrnehmungstrennschärfetest AUDIVA
Beschreibung: Überprüfung der Lautdiskrimination mit und ohne Störgeräusch (Rauschen), seitengetrennt und seitengleich mit Nonsense-Silben.

Durchführung: Im auditiven Wahrnehmungstrennschärfetest (Audiva-CD) werden »Nonsense-Silben« über Kopfhörer angeboten, und zwar in ansteigendem Schwierigkeitsgrad abwechselnd für jedes Ohr. Es gibt alle Subtests ohne ein Störgeräusch oder unterlagert (»maskiert«) von einem monotonen Hintergrundgeräusch. Die »Quatschwörter« sind einsilbig und unterscheiden sich durch den in der Mitte stehenden Konsonanten und die Anfangs- und Endvokale. Dieser Test ist durch den Wechsel der Anfangs- und Endvokale weniger ermüdend als der WTT und für Kinder mit Aufmerksamkeitsschwäche besser geeignet. Durch die Abstufung der Schweregrade ist eine differenziertere Beurteilung als mit dem WTT möglich. Normwerte gibt es noch nicht. Gegenüber Lautdiskriminationstests mit sinntragenden Wörtern hat dieser Test den Vorteil, daß er auch mit zweisprachig erzogenen Kindern gut durchführbar ist. Der Test ist ab dem Alter von sechs Jahren durchführbar.

Der Breuer-Weuffen-Test (Lautunterscheidung mit Minimalpaaren – akustisch-phonematische Differenzierungsfähigkeit; Breuer u. Weuffen 1994)

Beschreibung: Minimalpaare mit Bildtafeln. Als pathologisch und förderbedürftig gelten zwei und mehr Fehler. Alter: Vorschulkinder mit 5;10–6;11 Jahren, LRS-Kinder mit 7;10–11;2 Jahren, Lernbehinderte mit 7;0–11;0 Jahren.

Durchführung: Zunächst wird mit der Bildtafel O »Keller – Teller« in die Aufgabe eingeführt. Die Bildtafel liegt vor dem Kind. Der Versuchsleiter (VL) sagt u. a.: »Du mußt genau hinhören. Auf dem einen Bild siehst du einen Keller, auf dem anderen Bild einen Teller. Keller – Teller (kleine Pause), das hört sich fast gleich an. Ich sage jetzt ein Wort, und du zeigst auf das betreffende Bild. Zeige: Teller!« Um zu vermeiden, daß sich die Kinder auf eine Seite der Bildtafel einstellen, nennt der VL nach »zeige« in den nächsten Aufgaben im beliebigen Wechsel eines der beiden Wörter des Wortpaares. Beispiele:

Bildtafel 1: Auf dem einen Bild sehen wir einen Kopf, auf dem anderen Bild sehen wir einen Topf. Kopf – Topf. zeige ...
Bildtafel 2: Auf dem einen Bild sehen wir eine fette Gans. Auf dem anderen Bild sehen wir einen lustigen Tanz. Gans – Tanz, zeige ...
Bildtafel 3: Auf dem einen Bild sehen wir einen dicken Mann, der ist satt. Auf dem anderen Bild sehen wir einen Sack. Satt – Sack, zeige ...

Bei Schülern ab der ersten Grundschulklasse können die folgenden Wortpaare ohne Bildkarten benutzt werden. Das Kind soll angeben, ob es zwei gleiche oder zwei verschiedene Wörter gehört hat. Als auffällig bzw. förderbedürftig gilt, wenn ein Kind zwei und mehr Phonemvergleiche falsch beantwortet. Der Breuer-Weuffen-Test ist einer der am besten erprobten Screening-Tests.

Beispiel:	
Haus	Maus
Test:	
Petra	Peter
Tür	Tier
bemühen	bemühen
Graben	traben
Konsum	Komsum
Seife	Seite
Acht	Acht
Postkutsche	Potzkusche
Nagel	Nadel
Dem	Den

Bremer Lautdiskriminationstest (BLDT)
Der BLDT besteht aus 66 Wortpaaren, von denen 14 gleich sind. Das Kind soll entscheiden, welche vorgesprochenen Lautpaare gleich und welche verschieden sind. Die unterschiedlichen Phoneme stehen am Anfang, in der Mitte oder am Ende eines Wortes. Der Test kann als Einzel- oder als Gruppentest durchgeführt werden. Beim Gruppentest stehen den Kindern Antwortblätter zur Verfügung. Jedes falsch identifizierte Wortpaar gilt als Fehler. Eine quantitative Auswertung liegt für Kinder der 2. Klasse vor.

Heidelberger Lautdifferenzierungstest (HD-LT)
Der Heidelberger Lautdifferenzierungstest hat vier Untertests zur Lautdifferenzierung und Lautanalyse. Er ist für Kinder des 2. bis 4. Schuljahrs standardisiert. Es werden von einer CD (WESTRA-CD 19) Silbenpaare oder Wortpaare vorgesprochen. Überwiegend geht es um die Unterscheidung von Konsonanten (im 4. Untertest Konsonantenverdopplung) im Anlaut. Nacheinander sollen die Kinder unterscheiden, ob die zwei Silben/Wörter gleich oder ungleich sind (»auditiv«) und sie dann nachsprechen (»kinästhetisch«). Mit einem Audiometer kann auch ein Störgeräusch unterlegt werden.

Minimalpaare von AudioLog
Auf der CD-ROM des Flexoft-Verlags gibt es einen Komplex mit Minimalpaaren, der in erster Linie als Übungsmaterial konzipiert ist. Die Wortpaare eignen sich aber auch gut zur Diagnostik. Das Kind beurteilt nach »gleich« und »nicht gleich«. Normwerte existieren nicht. Die Untersuchung ist ab dem Alter von fünf Jahren möglich.

Diagnostischer Lautunterscheidungstest (DLUT)
Dieser Test von Fried (1980) erlaubt eine Einschätzung der Lautunterscheidung bei Vorschulkindern, ohne daß artikulatorische Schwierigkeiten das Ergebnis beeinflussen. Dem Kind wird ein Heft mit Bildern gezeigt. In einer Reihe finden sich immer drei Bilder, z. B. Hose, Hase und Haus. Dem Kind wird ein Wort vorgesprochen, in diesem Fall »Hase«. Es soll aus der Reihe mit den drei Bildern den Hasen zeigen. Die Auswahl von drei Bildern gegenüber zwei bei Minimalpaaren verringert die Wahrscheinlichkeit, daß ein Kind durch Zufall aus zwei dargebotenen Items eines errät. Der Lautunterscheidungstest (LUT) ist

eine Art Screening. Bei abnormen Befunden kann der erweiterte Diagnostische Lautunterscheidungstest (DLUT) angeschlossen werden. Normwerte liegen für die Altersgruppen 4;0 bis 5;0 Jahre und 5;1 bis 7;0 Jahre vor. Der Test ist beispielsweise im Kindergarten auch als Gruppentest durchführbar.

Therapie: Die Lautunterscheidung ist ein wichtiges Therapieziel in der logopädischen Behandlung und in der pädagogischen Sprachförderung (siehe Kap. 10). Es wird durch Bildkarten, Minimalpaarkarten, CD-Programme und Artikulationsübungen mit Mundbildern unterstützt. Als sehr hilfreich hat sich auch das Hörtraining erwiesen, wenn mit Hochtonfilterung gearbeitet wird. Häufiges Lesen ist hilfreich bei der Lautunterscheidung, da die Kinder durch die visuelle Rückkopplung in der Lautbildung unterstützt werden.

Merzenich (1993; Merzenich et al. 1996) hat ein Übungsverfahren entwickelt, bei dem Kinder mit einem Computerspiel die Erkennung von Tönen und Silben üben. Dabei wurden die Dauer der Töne, ihr Intervall oder die Stimmeinsatzzeit der Konsonanten so lange verlängert, bis die Kinder sie unterscheiden konnten. Danach wurden die Zeiten in einem sechswöchigen Training bis in den Normbereich verkürzt. Die Ergebnisse waren sehr gut, aber es gibt in der deutschen Sprache noch kein entsprechendes Übungsverfahren. Die Befunde und die Übungseffekte blieben auch nicht unwidersprochen: McAnally et al. (1997) und Serniclaes et al. (2001) fanden bei Kindern mit Lese-Rechtschreibstörungen keine Verbesserung der Lautdifferenzierung (kategoriale Wahrnehmung) durch solche Übungen.

4.2.5 Beidohrige Summation und Fusion (fusion)

Definition: Verschmelzung zweier gleichzeitig und seitengetrennt dargebotener sprachlicher Komplexe, Verschmelzung beidseits präsentierter Stimuli.

R. schimpft in der Schulklasse immer wieder auf seine Mitschüler. Sie sollten ruhiger sein. Er könne die Lehrerin nicht verstehen und sich bei dem Lärm nicht konzentrieren. Wenn seine Mutter zu Hause aus dem Nebenzimmer ruft, er solle mal zu ihr kommen, und gleichzeitig der Fernseher läuft oder seine kleine Schwester ihm gerade etwas erzählen will, versteht er seine Mutter nicht oder hat ihre Bitte überhört.

Beobachtungen: Das Kind kann nicht gut verstehen, wenn mindestens zwei Menschen neben ihm gleichzeitig sprechen oder wenn eine Geräuschquelle und Sprache gleichzeitig konkurrieren. Es versteht Gespräche zu zweit besser als in der Gruppe. Es weiß oft nicht, wohin es sich wenden soll, wenn es gerufen wird.

Anatomische Lokalisation: Unterer Hirnstamm, Formatio retikularis, Kortex.

Untersuchungsmethode: *Matzker-Test, Dichotischer Hörtest nach Neukomm, nach Uttenweiler und nach Feldmann, Fusionsschwelle*

Matzker-Test
Definition: Binaurale Summation

Beschreibung: Auf beiden Ohren werden gleichzeitig verschiedene Teile eines komplexen Sprachsignals präsentiert. Das Wort soll jeweils nachgesprochen werden.

Durchführung: Einzelne Worte werden von der WESTRA-CD Nr. 18 auf Kopfhörer vorgesprochen und sollen nachgesprochen werden. Es ist wichtig, den Kindern zu erklären, daß sie nicht die Sprachgeschwindigkeit nachahmen müssen, die der Sprecher vorgibt. Dabei werden die Prüfwörter durch Bandpaßfilterung in zwei Frequenzbereiche getrennt (500–700 Hz und 1900–2100 Hz) und beidohrig getrennt präsentiert. Auf der WESTRA-CD sind die Trennfrequenzen 1000, 1500 und 2000 Hz.

Normwerte: Als pathologisch gelten Ergebnisse mit seitendifferenter Reproduktion oder einer Fehlerzahl von mehr als 30%. Alter: ab fünf Jahre.

Dichotischer Hörtest (Neukomm)
Durchführung: 25 zweisilbige Wortpaare werden von der AUDIVA-Test-CD gleichzeitig über Kopfhörer präsentiert. Lautstärke: 60–65 dB, je nach Audiometrie. Wichtig: Lautstärke konstant halten.
 Auswertung zusätzlich auch mit Angabe von richtig wiedergegebenen halben Wörtern (Silben) möglich. Alter: ab fünf Jahre

Alter (Jahre)	Max. Fehlerzahl
5–7	>14 gesamt oder >7 pro Ohr
8 und älter	>10 gesamt oder >5 pro Ohr

Dichotischer Hörtest (Uttenweiler, Feldmann)
Durchführung: Unterschiedliche dreisilbige Worte (Uttenweiler, 1980, 2001) oder Zahlen und Worte (Feldmann) mit Artikeln werden in Wortgruppen von einer Test-CD (WESTRA-CD Nr. 5) beiden Ohren gleichzeitig über Kopfhörer angeboten. Die Lautstärke wird 10 dB über derjenigen Lautstärke gewählt, bei der monaural 100% der Worte verstanden werden (in der Regel 60 dB). Zunächst wird dem Kind ein Wort links angeboten, dann rechts. Schließlich bekommt es beide Wörter gleichzeitig zu hören und soll sie nachsprechen. Danach beginnt der eigentliche Test, es werden zwei Wortgruppen à zehn Wortpaaren nachgesprochen.

Normwerte: Nur das ganze Wort wird bewertet. Die Aussprache der Artikel wird nicht berücksichtigt. Als pathologisch wird eine Seitendifferenz in der Reproduktion auch bei weiterer Erhöhung der Prüflautstärke gewertet oder wenn die Fehlerzahl in einer Wortgruppe 30% übersteigt. Dann können weitere zehn Wortpaare bei 75 dB getestet werden. Die Beurteilung des dichotischen Hörens mit dem Uttenweiler-Test setzt voraus, daß das Kind zwei dreisilbige Worte plus den Artikel behalten kann. Bei Kindern mit Störungen im Kurzzeitgedächtnis kann der Test wegen der Speicherschwäche abnorm ausfallen. Dann bietet es sich an, den Neukomm-Test zu verwenden, der mit zweisilbigen Worten arbeitet. Häufig konzentrieren sich die Kinder auf ein Ohr und sagen das Wort, das auf diesem Ohr gehört wurde, zuerst. Möglicherweise ist dies dann das dominante Ohr. Wir können aber an uns selbst beobachten, daß man seine Aufmerksamkeit durchaus mal auf das eine, mal auf das andere Ohr fokussieren kann. Insofern sind Beurteilungen über die Dominanz eines Ohrs aus dem Ergebnis des dichotischen Hörtests nur mit Vorsicht abzuleiten. Alter: Uttenweiler-Test ab sechs Jahren, Feldmann-Test ab zehn Jahren.

Fusionsschwelle
Durchführung: Mit dem Testgerät OAV (Fa. Audiva) ist die Bestimmung der Fusionsschwelle möglich. Das Kind hört zwei Klicks über

Kopfhörer und entscheidet, ob es sich um einen einzigen Klick oder zwei getrennte Klicks gehandelt hat.

Normwerte: Gesunde Kinder über 10 Jahre und Erwachsene können Klicks ab einem Zeitunterschied von 3 ms als getrennt wahrnehmen. Normwerte für jüngere Kinder und Grenzwerte der Norm sind nicht bekannt.

Therapie: Lateraltraining, Übungen mit der Audiolog-CD.

4.2.6 Trennung von Nutzschall und Störschall (Separation, Figur-Hintergrund-Wahrnehmung, Störschall-Nutzschall-Filterfähigkeit, decrements with competing acoustic signals)

Definition: Identifizieren eines Vordergrundsignals vor konkurrierenden Hintergrundgeräuschen.

Wenn ein nützliches Schallereignis von störenden Hintergrundgeräuschen überdeckt wird, sprechen wir von einem *Maskierungseffekt*. Wird in einem Gespräch die Stimme des Sprechenden durch wechselnde Geräusche vom Straßenlärm oder durch die Stimmen anderer Menschengruppen verdeckt, so können wir den Sprechenden nicht mehr oder nur unter großem Aufwand an Konzentration verstehen. Meist reagiert der Sprechende darauf so, daß er seine Sprachlautstärke erhöht, um verstanden zu werden. Wollen danebenstehende Diskussionsgruppen in ihrem Gespräch fortfahren, empfinden sie die höhere Lautstärke unseres Sprechers als Störgeräusch und reagieren ihrerseits mit lauterem Sprechen. So schaukelt sich die Lautstärke in einem Raum mit mehreren Gesprächsgruppen binnen kurzem auf. Man nennt das einen *Cocktail-Party-Effekt*.

Besonders störend wirkt ein höherfrequenter Störschall, während tieferfrequente Geräusche einen höherfrequenten Nutzschall nur mit einem wesentlich höheren Schallpegel verdecken können.

U. wirkt in der Klasse oft wie abwesend, so daß die Lehrerin die Eltern schon gebeten hat, beim Arzt oder beim Psychologen nachzufragen, ob nicht eine Konzentrationsstörung bestehe. Dabei ist es im Zwiegespräch sehr gut möglich, U.'s ungeteilte Aufmerksamkeit zu erhalten. Sie beschwert sich oft, daß alle durcheinandersprechen würden. In hallenden Räumen oder in lauter Umgebung fühlt sie sich so unwohl, daß sie Bahnhofshallen, Schulfeste oder große Familienfeiern am liebsten meiden würde.

Beobachtungen: Die Fähigkeit, nützliche Schallereignisse von störenden zu trennen, ist eine der bedeutendsten Funktionen der auditiven Wahrnehmung. Man spricht auch von einer selektierenden oder filternden Funktion. Diese ermöglicht es uns, die Konzentration auf eine bestimmte sprechende Person zu lenken, selbst wenn die Umgebung laut und es akustisch unruhig ist. Lauschen wir einer Person mit einer normalen Sprachlautstäke von 60–70 dB, so können wir sie auch dann noch verstehen, wenn das Umgebungsgeräusch nur 5 dB leiser ist als der Sprecher, dem wir zuhören wollen. Es gibt sogar viele Menschen, die Sprache aus einem gleichlauten Störgeräusch heraushören und verstehen können. Kinder mit Störungen der Filterfähigkeit haben Schwierigkeiten, Sprache in lauten oder hallenden Räumen zu verstehen, und Schwierigkeiten, Sprache zu verstehen, wenn gleichzeitig andere Leute sprechen. Sie scheinen beim Fernsehen oder Radiohören schier in die Lautsprecher kriechen zu wollen. Auf diese Weise schirmen sie sich vor störenden Umgebungsgeräuschen ab. Sonst haben sie noch die Möglichkeit, den Fernseher oder das Radio sehr laut zu stellen. Auch dadurch können sie den Lautstärkeabstand zwischen Störschall und Nutzschall vergrößern. Bei störendem Hintergrund werden sie im Gespräch sehr laut, um sich aus dem Geräuschhintergrund »herauszuhören«.

Anatomische Lokalisation: Lemniscus lateralis, Kolliculus inferior, Korpus geniculatum laterale, primärer und sekundärer Kortex.

Untersuchungsmethode: *Sprachverständnis im Störschall:* Es wird sprachaudiometrisch eine Situation hergestellt, die einer Alltagssituation nahe kommt: Wörter werden mit einer definierten Lautstärke über einen Lautsprecher vorgesprochen. Gleichzeitig ertönt aus einem anderen Lautsprecher ein Störgeräusch. Das Kind soll die vorgesprochenen Wörter nachsprechen.

Durchführung: Mit dem Audiometer werden Wörter (Mainzer Kindertest, Göttinger Kindersprachtest: WESTRA-CD Nr. 4) mit einem Lautstärkepegel von 60 dB vorgesprochen (Nutzschall). Als Störgeräusch dienen sprachsimulierendes Rauschen (WESTRA-CD Nr. 8) oder Breitbandrauschen vom Audiometer (Störschall). Lautstärkepegel des Störschalls: 55 dB im Vorschulalter, 60 dB bei Schulkindern. Breitbandrauschen besteht aus vielen gleichzeitig ablaufenden Frequenzen innerhalb eines bestimmten Spektrums (Bandbreite). Es klingt wie das Rauschen von Wasser an einem kleinen Wasserfall oder wie der Laut »schhhh«, wenn man beim Erzeugen dieses Lautes die Zahnreihen ein wenig öffnet.

Normwerte: In der Sprachaudiometrie mit Störgeräusch gelingt es ab dem 6. Lebensjahr, 70–100% zu diskriminieren, d.h. eine Fehlerzahl von mehr als 30% wird als abnorm bewertet. Wenn die Fehlerzahl sehr hoch ist, kann der Test mit einem auf 55 oder gar 50 dB abgeschwächten Störgeräusch durchgeführt werden. Man kann auf diese Weise eine Art von Schwelle messen, nämlich die Differenz, die zwischen Stör- und Nutzschall liegen muß, um beim Kind eine ausreichende Filterfähigkeit zu erreichen. Im Prinzip kann man den Test auch schon mit Fünfjährigen durchführen.

Therapie:
1. Störschall-Nutzschall-Filterstörungen sind eine Domäne des Hörtrainings mit Hochtonfilterung.
2. Wenn ein Kind sehr stark von dieser Funktionsstörung betroffen ist, eventuell gleichzeitig auch eine Lautunterscheidungsschwäche besteht, dann kann es in Einzelfällen sinnvoll sein, ein Hörgerät zu verordnen, selbst wenn keine Schwerhörigkeit besteht.
3. Verbesserung der Raumakustik für ein einzelnes Kind oder für die ganze Klasse: Mikroport-Anlage (FM-System, FM heißt eigentlich Frequency Modulation, für Kinder mit einer auditiven Wahrnehmungsstörung wird die Tonhöhe allerdings nicht verändert). Diese Systeme sind für schwerhörige Kinder vorgesehen, die Hörgeräte tragen. Erzieherin oder Lehrerin tragen ein kleines Knopfmikrofon, drahtlos wird die Sprache auf die Hörgeräte zum Kind übertragen, das einen kleinen Empfänger trägt. Dadurch wird die Stimme der Sprechenden lauter übertragen, und die Nebengeräusche werden schwächer wahrgenommen.
4. Soundfield-Anlage (Fa. Sennheiser, Fa. Oticon): In Zusammenarbeit zwischen einem Akustiker und einem Arzt kann bei Zustim-

mung durch die Schule eine Anlage installiert werden, bei der der Lehrer ein kleines Mikrofon trägt. Seine Sprache wird drahtlos auf einen Verstärker und von dort auf mehrere im Klassenzimmer günstig verteilte Lautsprecher übertragen. Dadurch wird der Hallradius zwischen Lehrer und Schülern geringer und gleichmäßiger verteilt, und die Nachhallzeit wird verkürzt. Die Lehrerstimme erreicht die Schüler gleichmäßig auch dann, wenn sich der Lehrer abwendet, z. B. zum Schreiben an der Tafel. Hingegen bleibt die Lehrerstimme als Nutzschall ohne zusätzliche Stimmanstrengung lauter als der Störschall. Es gibt eine solche Anordnung auch als Einzelplatzanlage.

4.2.7 Zeitkomprimierte Sprache

Definition: Analysefähigkeit bei erhöhter Sprechgeschwindigkeit.
S. scheint eine »lange Leitung« zu haben. Man muß immer ewig warten, bis er etwas verstanden hat. Zu allem Überfluß fragt er dann noch nach, meist mit großen Augen und einem »Ähh?«. Das Ärgerliche daran ist, daß er, wenn man den Satz einmal nicht wiederholt hat, hinterher doch alles verstanden hat und man sich leicht auf die Schippe genommen fühlt. Oft hört er dann: »Warum fragst du eigentlich nach?«

Beobachtungen: Das Kind braucht lange, um eine gesprochene Aufforderung zu verstehen. Es fragt oft nach. Es braucht manchmal längere Zeit, um das passende Wort zu finden.

Anatomische Lokalisation: Nach dem Autor Nikisch (1988) besteht eine Sensibilität für Läsionen des primären Hörkortex. Nach anderen Autoren liegt eine gewisse Sensibilität für Läsionen des Hirnstamms vor. Wesentliche Funktionen der zeitlichen Verarbeitung akustischer Reize werden nach Tallal (1993) im Temporallappen verarbeitet.

Untersuchungsmethode: *Hörtest mit zeitkomprimierter Sprache:* Zeitkomprimierte Wörter werden von der Test-CD (WESTRA Nr. 18) vorgespielt, und zwar entweder über Lautsprecher im freien Feld oder über Kopfhörer.

Durchführung: Von der CD werden Worte mit beschleunigter Sprachgeschwindigkeit vorgesprochen. Das Kind soll sie nachsprechen.

Wichtig ist, den Kindern gut zu erklären, daß sie das Wort, das ihnen eine sehr schnell redende Sprecherin vorsagt, nicht in der gleichen Geschwindigkeit nachsprechen sollen, sondern in ganz normaler Sprachgeschwindigkeit.

Normwerte: Ein um 60% beschleunigtes Sprachsignal kann richtig nachgesprochen werden.

Therapie: Eine spezifische Therapie ist nicht bekannt.

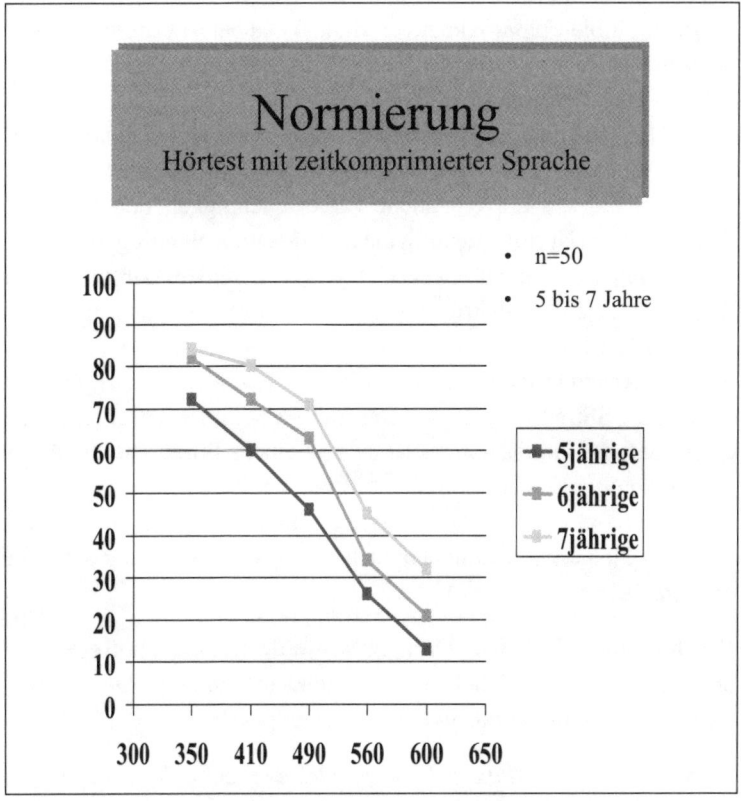

Nikisch und Biesalski (1984), aus Nikisch (1988). Auf der x-Achse der Grad der Komprimierung. Stichprobe von n = 50 (5 bis 7 Jahre). In diesen Fällen läßt sich weniger von einer Normierung als von Richtwerten bzw. altersspezifischen Toleranzbereichen sprechen.

4.2.8 Auditive Ordnungsschwelle (binaural time order)

Definition: Die Ordnungsschwelle ist der kleinste Zeitabstand, der verstreichen muß, um zwei nacheinander präsentierte akustische Stimuli gerade noch getrennt wahrzunehmen und sie in eine zeitliche Reihenfolge (Ordnung) bringen zu können.

Anatomische Lokalisation: Hirnstamm, Kortex, Korpus kallosum (Balken).

Untersuchungsmethode: Das Kind gibt mit Handbewegungen an, auf welchem Ohr der erste von zwei Klicks gehört wurde. Der Anfangswert ist meist 500 ms. Die Zeitabstände werden dann alle 5 oder 10 Versuche halbiert (approximativer Modus) und bei Annäherung an den Schwellenbereich in Schritten von 10 ms weiter abgesenkt oder erhöht.

Die Untersuchung ist sehr aufmerksamkeitsabhängig, und in besonderem Maße ist die Kooperationsbereitschaft des Kindes erforderlich. Weiterhin müssen die erhebliche Altersabhängigkeit und die hohe Streubreite des Normbereichs in die Interpretation einbezogen werden.

Schließlich darf nicht außer acht gelassen werden, daß wir in der Regel mit einem beidohrigen Verfahren prüfen. Die ursprünglichen Arbeiten von Tallal (1993) haben einen monauralen Ansatz. Die Überprüfung der einohrigen Ordnungsschwelle setzt aber voraus, daß mit ungleichen Stimuli geprüft werden muß, z. B. mit einem hohen und einem tiefen Ton oder einem Klick und einem Burst. Die einohrige Unterscheidung solcher Stimuli ist jedoch bei Kindern unter acht Jahren kaum möglich. – In gleicher Weise kann man mit dem Aufblinken von zwei kleinen Leuchtdioden auch eine visuelle Ordnungsschwelle messen.

Beschreibung: Mit dem Ordnungsschwellentrainer/Fonofix werden über Kopfhörer zwei Klicks kurz nacheinander in beliebiger Reihenfolge (erst rechtes Ohr, dann linkes oder umgekehrt) vorgespielt.

Durchführung: *auditive beidohrige Ordnungsschwelle:* Dem linken und dem rechten Ohr werden dabei über Kopfhörer zwei rasch aufeinander folgende Klicks dargeboten. Das Kind zeigt auf das Ohr, auf dem es den ersten Klick gehört hat. Die Zeit wird bestimmt, die ein Kind braucht, um die beiden Reize kurz vor der Verschmelzung zu *einem* Ton noch sicher voneinander unterscheiden zu können. Die Bedienung erfolgt durch den Untersucher. Am Gerät vorhandene Leuchtdioden, die dem Kind Erfolg oder Mißerfolg anzeigen, sind auszuschalten. Sie verändern die Motivation des Kindes ungünstig. Beginn mit 500 ms Zeitabstand zwischen den beiden Klicks, dann rasche Verringerung des Zeitabstands durch den approximativen Modus: wenn mindestens 8 von 10 Antworten richtig waren, halbiert sich der Zeitwert für die nächsten 10 Durchgänge. Sobald ein Schwellenbereich mit zunehmend mehr Fehlern erreicht wird, geht man in Zehner-, dann in Fünferschritten weiter. Das Kind soll die Antwort tasten im diagnostischen Prozeß nicht selbst bedienen, sondern nur auf das Ohr zeigen, auf dem es den ersten der beiden Klicks gehört hat.

Normwerte Ordnungsschwelle: gemittelt nach Sommer-Stumpenhorst, 1996; Tremmel, 1996; Berwanger 2001 b.

Alter (Jahre)	Auditiv (ms)			Visuell (ms)		
	Mittelwert	auffällig	patholog.	Mittelwert	auffällig	patholog.
5	160					
6	155	> 300	> 400			
7	145	> 220	> 300	220		
8	120	> 170		150	> 200	
9	100	> 150	> 200	120	> 150	> 200
10	85	> 120	> 150	90	> 120	> 150
11	70			75		

Bei Erwachsenen ist der Mittelwert 50 ms mit einer Streuung von 25 ms. In einem Erwachsenen-Normkollektiv wurden Werte von 20 bis 100 ms gemessen (Meister et al., 2000).

Aus theoretischen Überlegungen war erwartet worden, daß bei der Testdurchführung durch Seitendominanz oder durch Konzentration auf ein Ohr ein Seitenunterschied erkennbar sein werde. Dies ist nicht der Fall. Ergebnisse, die eine höhere Erfolgs- oder Fehlerzahl eines Ohrs nahelegen, sind also nicht zu bewerten und nicht zu interpretieren. Die »Ohrigkeit« ist mit der Ordnungsschwelle nach unserer Erfahrung also nicht zu bestimmen.

Therapie: Ordnungsschwellentrainer. Dabei wird wie in der Diagnostik verfahren. Das Kind bekommt allerdings Rückmeldungen über den Erfolg oder den Mißerfolg. Es bleibt aber noch unklar, ob das Ordnungsschwellentraining mit Klicks einen therapeutischen Sinn macht, da nicht sichergestellt ist, ob die Fähigkeit zur schnelleren Wahrnehmung von Klicks in höhere Funktionen integriert werden kann. N. von Steinbüchel (1987) hat bei einer Gruppe von erwachsenen Aphasikern durch ein achtwöchiges Ordnungsschwellentraining eine deutliche Verbesserung sowohl der Ordnungsschwelle als auch der Lautdiskrimination erreicht. Weitere Untersuchungen stehen jedoch noch aus, und die persönlichen Erfahrungen vieler Anwender sind höchst unterschiedlich. In zahlreichen Beobachtungen hat sich gezeigt, daß sich die Ordnungsschwelle auch durch eine Sprachtherapie (Maier et al., 2000/2001) oder im Laufe eines Hörtrainings (persönliche Beobachtungen) verbessern läßt. Das würde bedeuten, daß sich die Ordnungsschwelle als ein Parameter der zeitlichen Verarbeitung akustischer Signale durchaus auch dann günstig beeinflussen läßt, wenn sie nicht als eine spezifische Funktion gesondert trainiert wird. Dies läßt Zweifel aufkommen, ob der Ansatz von Tallal, nach dem eine Störung der Lautdiskrimination durch ein Defizit in der zeitlichen Verarbeitung bedingt ist, wirklich zutrifft. Nach den Ergebnissen der Arbeiten von Mody et al. (1997) und Nikisch (1999) könnte eine Störung der zeitlichen Verarbeitung nicht Ursache einer Phonemdiskriminationsstörung, sondern Teil einer grundlegenden Sprachverarbeitungsschwäche sein. Bei Kindern mit LRS konnte Barth (2001) zeigen, daß nur eine relativ kleine Untergruppe eine verlängerte Ordnungsschwelle aufweist. LRS-Kinder mit verlängerter Ordnungsschwelle unterschieden sich von den anderen Kindern mit LRS aber weder in der Grundintelligenz noch im Schweregrad der LRS. Noch größere Uneinigkeit besteht über die Wertung der Fusionsschwelle und die Häufigkeit einer verlängerten Fusionsschwelle bei Kindern mit Sprachstörung und bei Kindern mit LRS. Verbesserte Ordungsschwellenwerte sind als Trainingseffekt gut erreichbar. Sie gehen bei LRS-Kindern aber nicht mit einer Verbesserung der Rechtschreibleistung einher (Sommer-Stumpenhorst, persönliche Mitteilung). Auf der anderen Seite schließt eine niedrig-normale Ordnungsschwelle eine Sprachentwicklungsstörung nicht aus.

4.2.9 Ergänzung (integration, auditory closure)

Definition: Wahrnehmung einer Information aus unvollständigen Teilen, Überprüfung von Organisationsprozessen der Integration.

Noch in der dritten Klasse kam es oft vor, daß K. beim Schreiben immer wieder Buchstaben ausließ. Es konnte nicht daran liegen, daß er flüchtig oder unaufmerksam war. Im Gegenteil: K. strengte sich an und bemühte sich nach Kräften. Auf Anraten der Lehrerin gingen seine Eltern mit ihm zum Kinderarzt und ließen einen Hörtest machen. Als das Untersuchungsergebnis normal ausfiel, mißtrauten die Eltern dem Befund und suchten mit K. einen HNO-Arzt auf. Aber auch er bestätigte ein normales Hörvermögen.

Beobachtungen: Mit dem Test »Wörter ergänzen« befinden wir uns schon ganz auf der Wort-Ebene und überprüfen eine Funktion der phonologischen Bewußtheit. Da diese Funktion wesentlich vom Erwerb der Schriftsprache gefördert wird, gibt der Test im Vorschulalter Bildkarten vor.

Anatomische Lokalisation: primärer, sekundärer und tertiärer Kortex.

Untersuchungsmethode: *Wörter ergänzen.*

Beschreibung: Subtest aus dem Psycholinguistischen Entwicklungstest (PET), (Angermaier, 1977).

Durchführung: Wörter werden vorgesprochen, in denen einzelne Laute ausgelassen werden.
Beispiel: Sag' mir, von wem ich spreche: Va/i ist Vati.
  Von was spreche ich jetzt: Flie/e?
  Scho – olade
  Flugzeu –
  Spa – etti
  Tee – öffel
  – isch – ennis – all
  – ele – on – uch

Normwerte: Alters- und geschlechtsbezogene Normwerte von 5;0 bis 9;11 Jahren finden sich im Handbuch des PET. Bei kritischer Bewertung des PET fand sich, daß in den Subtests »Wörter ergänzen« und

»Laute verbinden« neben der Lautunterscheidungsfähigkeit auch die verbale Intelligenz geprüft wird, da sprachintelligente Kinder bei Bestehen einer Lautunterscheidungsstörung durchaus in der Lage sind, aus den Bruchstücken des Verstandenen das gesuchte Wort zu rekonstruieren, besonders dann, wenn die Aufgaben bildunterstützt präsentiert werden. Die gleiche kritische Anmerkung gilt auch für den Subtest »Akustisch-phonematische Differenzierungsfähigkeit« von Breuer und Weuffen.

Therapie: Förderung der phonologischen Bewußtheit, Schreiblesetraining.

4.2.10 Synthese (Verschmelzen, auditory blending)

Definition: Worte aus getrennt artikulierten Phonemen zusammenziehen.

F. war im Kindergarten immer ein besonders ruhiges und zurückhaltendes Kind und fiel nie besonders auf, eher wirkte er etwas verträumt. Beim Singen im Stuhlkreis und beim gemeinsamen Aufsagen von Versen fiel es ihm schwer, im Takt und im Rhythmus der Silben zu klatschen. Auch schien es so, als könne er sich den Text der Lieder nicht gut merken, wenn alle Kinder ihn langsam aufsagten. Letztlich lernte er jedoch alle Verse und Liedstrophen gut.

Beobachtungen: Das Verschmelzen und die Trennung von Lauten oder Silben (z. B. beim Silbenklatschen) sind eng verwandte Funktionen der phonologischen Bewußtheit. Ähnlich wie bei der Ergänzung (»Wörter ergänzen«) reift diese Funktion wesentlich mit dem Erwerb der Schriftsprache.

Anatomische Lokalisation: primärer, sekundärer und tertiärer Kortex.

Untersuchungsmethode: *Laute verbinden.*

Beschreibung: Subtest aus dem Psycholinguistischen Entwicklungstest (PET) (Angermaier 1977).

Durchführung: Überprüft wird die Synthese- und Integrationsleistung. Es werden unvollständige Wörter, bestehend aus zwei und drei

Lauten, in Form isoliert nacheinander gesprochener Einzellaute (in den ersten Items mit Bildbeispielen) und später auch unvollständige Wörter aus 2 bis 9 Lauten dargeboten.
Beispiel: Hör zu. F – isch. Von was habe ich gesprochen? Richtig. Fisch.
Sch – uh
K – ind
Z – ahn
a – l – t

Normwerte: Alters- und geschlechtsbezogene Normwerte ab 5;0 bis 9;11 Jahren finden sich im Handbuch des PET. Für diesen Subtest gelten die gleichen Anmerkungen wie für »Wörter ergänzen«. Kinder mit LRS haben sehr oft in beiden Tests erhebliche Schwächen.

Therapie: Förderung der phonologischen Bewußtheit, Schreiblesetraining.

4.2.11 Hochtonverstehen

Definition: Verständnis von frequenzbeschnittenen Wörtern.
Bei M. ist eine leichte Innenohrschwerhörigkeit bekannt, die vor allem den Hochtonbereich betrifft. M. hat damit keine Probleme in Einzelsituationen. Wenn sie aber mit anderen Kindern zusammen spielt oder wenn es in der Schulklasse unruhig wird, wird sie unsicher und versteht vieles nicht mehr. Nach solchen Situationen ist sie häufig unglücklich, und ihre Mutter fragt sich, ob es nicht doch besser wäre, wenn M. Hörgeräte bekäme.

Beobachtungen: Bei Kindern mit Hochtonschwerhörigkeit im Rahmen einer Innenohrschwerhörigkeit oder als Folge von zahlreichen Mittelohrentzündungen im Säuglings- und Kleinkindalter ist das Wortverständnis oft stark eingeschränkt, besonders wenn die Aufmerksamkeit nachläßt oder wenn die akustischen Bedingungen im Raum schwierig sind.

Anatomische Lokalisation: Mittelhirn, Zwischenhirn, primärer und sekundärer Kortex.

Untersuchungsmethode: *Low-Pass Filter Speech Test (LPFS-Test), Screening-Test for Auditory Processing Disorders (SCAN), Hochtonverstehen auf der AUDIVA-CD:* Im angloamerikanischen Sprachraum hat das Testen mit frequenzbeschnittenen Wörtern eine weitere Verbreitung gefunden als bei uns. Eine Adaptation des SCAN oder LPFS in die deutsche Sprache wurde leider noch nicht durchgeführt. Einsatzfrequenzen im LPFS-Test: 500 Hz/18 dB/Oktave, im SCAN-Test: 1000 Hz/32 dB/Oktave, auf der AUDIVA-CD: 400 Hz/24 dB/Oktave.

Durchführung: Nachsprechen der im freien Feld oder auf Kopfhörer vorgesprochenen Worte.

Normwerte: Der Subtest »Hochtonverstehen« auf der Audiva-CD ist nicht normiert und in der ersten Version der Test-CD leider auch nicht in zunehmendem Schwierigkeitsgrad gegliedert. Im Vergleich zum SCAN ist die Einsatzfrequenz sehr niedrig, so daß der Schwierigkeitsgrad der Aufgabe sehr hoch ist. Eine Neubearbeitung ist in Arbeit. Der Test soll dann ab dem Alter von fünf Jahren durchführbar sein.

Therapie: Da geeignete diagnostische Möglichkeiten fehlen, sind Überlegungen zu einer gezielten Therapie spekulativ.

4.2.12 Screening der auditiven Wahrnehmung

Wünschenswert im Sinne der Belastung der Kinder und der Arbeitsökonomie der Untersucher wäre es, wenn es ein einfaches Suchprogramm gäbe. Es sollte mit hoher Wahrscheinlichkeit eine Störung der auditiven Wahrnehmung ausschließen oder so wahrscheinlich machen, daß eine aufwendige und weitergehende Untersuchung gerechtfertigt ist. Andererseits ist uns sicher klar geworden, daß eine hinreichende Differenziertheit der Diagnostik, auch als Grundlage für eine gezielte Förderung und Therapie, nicht mit zwei oder drei einfachen Untersuchungen möglich ist. Ein gesichertes und geprüftes Suchverfahren steht noch nicht zur Verfügung. Die bislang geprüften Verfahren ergaben bezüglich ihrer Eignung als Suchtest kein einheitliches Bild. Häufig werden dichotische Hörtests, Tonhöhenunterscheidung, Hochtonverstehen und binaurale Fusion genannt (Zusammenstellung bei Keith, 1995, und Schow et al., 2000). Nach unseren Erfahrungen ist das folgende Screening sinnvoll und leicht durchführbar:

Screening der Funktionen auditiver Wahrnehmung
- Lautheitsempfindung
- Sprachverständnis im Störschall
- Lautdiskrimination
- Dichotisches Hören
- Ordnungsschwelle
- Mottier-Test
- Zahlenfolgegedächtnis

Abschließend sollen zwei kleine Screening-Tests vorgestellt werden, die mit einfachen Mitteln wichtige Funktionen überprüfen: *Sprachflüssigkeit und Automatisierung.*

Finger-Daumen-Oppositionstest
Aufgabe: »Jeder Finger sagt dem Daumen *Guten Tag.*« Die Aufgabe wird für eine Hand vorgemacht und soll dann für beide Hände hintereinander nachgemacht werden (zunächst ohne Sprache, zur Beurteilung der Motorik). Dabei wird sowohl auf den Bewegungsablauf (möglich, angestrengt/flüssig, zu langsam) geachtet wie auch auf die Aussprache. Neben motorischen Problemen kommt es häufig im Verlauf der Wiederholungen zum Vertauschen von g/d oder t. Weiterhin wird beobachtet, wie flüssig das Sprechen ist und ob Fehler erkannt und korrigiert werden. Alter: ab sechs Jahren.

»peteka«
Dem Kind wird die Silbenfolge *pe-te-ka (pa-ke, bi-ba-bo, pe-te-ka-le)* silbenweise langsam vorgesprochen und gegebenenfalls wiederholt. Falls notwendig, wird das Vorsprechen mit dem Mundbild unterstützt. Wenn dies gelingt, dann wird die Silbenfolge zunehmend beschleunigt gesprochen, bis sie rasch und flüssig etwa 10 bis 15 Mal gesprochen wurde. Wenn die Artikulation korrekt ist, setzt etwa zwischen dem 6. bis 8. Mal ein automatisiertes Sprechen ein. Andere Kinder brechen ab, weil sie dann plötzlich die Silbenfolge nicht mehr wissen oder wieder falsch aussprechen.

5. Geräuschüberempfindlichkeit und Lärm

Das Hören ist eine besonders empfindliche Sinneswahrnehmung. Die Lautstärkeempfindung unterliegt großen individuellen Schwankungsbreiten. Geräuschüberempfindlichkeit ist ein häufig zu beobachtendes Phänomen, das für sich allein oder in Kombination mit anderen Störungen der Hörwahrnehmung auftritt. Sie kann erheblichen Leidensdruck bewirken. Als Geräuschüberempfindlichkeit *(Hyperakusis)* wird ein pathologisch gesteigertes Hörempfinden bezeichnet. Die Begriffe »auditive Hypersensibilität« und »Phonophobie« werden häufig synonym benutzt. Hyperakusis ist eine subjektiv wahrgenommene Unlustempfindung, die als Absenkung der Schmerz- oder Unbehaglichkeitsschwelle in der Tonaudiometrie erfaßt werden kann. Dabei ist die Hörschwelle in der Tonaudiometrie normal. (Überempfindlichkeit gegenüber Lärm und lauten Geräuschen: Haushaltsgeräte, Motoren in Autos, Rasenmäher, Handwerksmaschinen, Tierstimmen, laute Musik.) Das betroffene Kind macht aber häufig selbst viel Lärm oder hört Musik gerne bei großer Lautstärke. Als Symptome entwickeln sich Angst und Ablehnung, die Kinder halten sich die Ohren zu, gehen fort, wenden sich ab, verlieren an Aufmerksamkeit, schalten ab.

Unlust und Mißempfinden besteht oft auch gegenüber unangenehm wirkenden Hintergrundgeräuschen, Stimmen und Klängen. (Hintergrundgeräusche in der Schulklasse, im Kindergarten, bei Festen und Menschenansammlungen, bei Musik- oder Sportveranstaltungen, gegenüber dem hohen Leitton des Fernsehers, dem hochfrequenten Pfeifen von Heizungsventilen, fortgeleiteten Geräuschen in Wasserleitungen, Hintergrundgeräuschen im Kindergarten, auf dem Jahrmarkt, im Zirkus, in der Schule.) Wenn diese Kinder Musik oder Kindergeschichten vom Tonband hören, nähern sie sich dem Lautsprecher sehr stark und fordern die Bezugspersonen zu Ruhe auf.

Von der Hyperakusis gegenüber Hintergrundgeräuschen unterscheiden wir die *Hyperakusis gegenüber Knallgeräuschen*: Hierbei kommt zu einer Hyperakusis noch eine panikartige, stark angstbesetzte Reaktion gegenüber nicht vorhersehbaren Knallgeräuschen hinzu (zu Sylvester, beim Fasching, beim Knallen von Luftballons u. ä.).

Eine Zusammenstellung von Krankheiten, die mit Hyperakusis einhergehen, findet sich in der folgenden Tabelle:

Krankheitsbilder mit Hyperakusis
1. Familiäre Hyperakusis
2. Hyperakusis bei Autismus-Syndrom
3. Hyperakusis beim Hyperkinetischen Syndrom/ADS
4. Hyperakusis nach erworbener Hirnschädigung (Schädelhirntrauma, Zerebralparese, apallisches Syndrom)
5. Hyperakusis bei angeborenen Erkrankungen (Williams-Beuren-Syndrom, Gangliosidose, M. Krabbe)
6. Hyperakusis bei neurologischen Erkrankungen (Migräne, Depression, Vitamin-B6-Mangel, Benzodiazepin-Entzug, akustisch ausgelöste Epilepsie, postvirales Fatigue-Syndrom, myalgische Enzephalomyelitis)
7. Hyperakusis bei HNO-Erkrankungen (Tinnitus, Fazialis-Parese, Ramsay-Hunt-Syndrom, Otitis)

Kinder und Jugendliche mit Autismus sind ganz besonders stark von Hyperakusis betroffen. Zusammen mit anderen schweren Wahrnehmungsstörungen fanden wir in einer eigenen Untersuchung bei 80% aller Autisten eine Hyperakusis oder eine auditive Hypersensibilität, auch verbunden mit einer abnormen Hörschärfe gegenüber extrem leisen Geräuschen und Tönen (Nyffenegger, 1997). Unter diesen Bedingungen kann Hören und können die in der Umwelt erzeugten Geräusche gleichzeitig Lust und Last sein. Das tägliche Leben ist in kaum nachvollziehbarer Weise gleichzeitig bereichert und beeinträchtigt. So seltsam das klingt: Autistische Kinder empfinden ihre Fähigkeit, extrem leise Geräusche hören zu können, auch als eine Bereicherung. Gleichzeitig ist ihnen das Übermaß an Sinneseindrücken eine Qual. Es gibt einige eindrucksvolle Schilderungen von diesem Leiden (Delacato, 1984; Stehli, 1991; Williams, 1994; Zöller, 1994). Die folgenden Symptome von Hyperakusis und auditiver Hypersensibilität haben autistische Kinder und ihre Eltern in der Tabelle auf Seite 128 beschrieben.

Die häufigste Form der Hyperakusis ist die isolierte familiäre Hörüberempfindlichkeit, die in unterschiedlichem Schweregrad vererbt wird. Über die Häufigkeit des Vorkommens ist in der Literatur nichts bekannt, ebensowenig eine Geschlechtsdominanz. Bei Erwachsenen nimmt die Hörempfindlichkeit mit zunehmendem Alter zu, besonders bei Frauen (Spreng, 1988; Maschke et al., 1997). Hyperakusis tritt

Symptome der Hyperakusis und der auditiven Hypersensibilität bei Autismus
Sprachentwicklungsretardierung (primär oder sekundär)
Sekundäre Aphasie
Furcht vor Elektrogeräten im Haushalt, Maschinen, Motoren, Tierstimmen, besonders hoch- oder (seltener) tieffrequenten Menschenstimmen, Geräuschen von Heizungsventilen, hochfrequenten Töne vom Fernsehleitton und von Kondensatoren
Rasche Erschöpfung in auditiv betonten Situationen
Ohren zuhalten, weglaufen
Vermeidung von verbaler Kommunikation bei Anwesenheit von mehr als einer Person oder in Räumen mit Hintergrundgeräuschen
Übertönen der Störgeräusche durch Erhöhung der eigenen Stimmlautstärke oder durch Produktion lauter Geräusche
Hören von Binnengeräuschen (weißes Rauschen aus dem eigenen Ohr, Blutströmungsgeräusche und Pulsschlag des eigenen Kreislaufs)
Ausblenden der Hörwahrnehmung, Apathie
Psychische und soziale Sekundärsymptome der Hyperakusis: Angst und Ablehnung von Kindergarten, Schule, anderen Gruppensituationen, von Zirkus- oder Stadtbesuchen, hallenden Räumen

auch als Begleitsymptom von perzeptiven Sprachentwicklungsstörungen (Esser, 1994) und beim Stottern (Gordon, 2002) auf.

Geräuschüberempfindlichkeit bei Kindern kann auch ein begleitendes Symptom bei Kindern mit hyperaktiven Verhaltensweisen und Aufmerksamkeitsstörungen sein. Keith (1995) beschrieb den Zusammenhang von hyperaktivem Verhalten und Störungsbildern zentralnervöser auditiver Verarbeitung. Es bedeutet immer eine psychische Belastung, ständig Lärm ausgesetzt zu sein. Eine derartige Belastung kann zu einer Verstärkung von körperlicher Unruhe und Unkonzentriertheit bei Kindern, die zu Hyperkinetik neigen, führen.

Die Hyperakusis ist häufig Begleitsymptom bei Patienten im neuropädiatrischen und sozialpädiatrischen Bereich. Bei Patienten mit Williams-Beuren-Syndrom wurde die Hyperakusis gut dokumentiert (Klein et al., 1990; Nigam u. Samuel, 1994; Sarimski, 1996). Die Vorkommenshäufigkeit wird in der Literatur mit 78–95% angegeben. In Einzelfallbeschreibungen wurde über Hyperakusis auch als Teilsymptom bei Gangliosidose (Gascon et al., 1992) und bei M. Krabbe (beides angeboren) berichtet. Bei erworbenen zerebralen Erkrankungen wie der Zerebralparese ist die Hyperakusis ein häufiges Symptom. Auch bei Patienten mit apallischem Syndrom und nach schwerem Schädelhirntrauma beobachteten wir Hyperakusis.

Als Begleitsymptom von Erkrankungen des HNO-Bereichs ist Hyperakusis gut bekannt: bei Tinnitus (Jastreboff u. Hazell, 1993; Rubinstein, 1993; Rubinstein u. Erlandsson, 1991), beim Ramsey-Hunt-Syndrom (Herpesvirus-Infektion am äußeren Ohr, Fazialisparese, Hörverlust), bei Fazialisparese(Kar u. Banerjee, 1992; Naumann et al., 1994), bei Trommelfellperforation und Paukendrainage oder bei neurovaskulären Erkrankungen im Hirnstammbereich (Brandt u. Dieterich, 1994). In einzelnen Fällen wurde Hyperakusis in Zusammenhang mit einer Spinalanästhesie (Gordon, 1990) und mit dem Absetzen von Psychopharmaka (Lader, 1994) beobachtet. Zahlreiche Fälle wurden auch als zentral ausgelöste Hyperakusis bei neurologischen Krankheitsbildern dokumentiert (Jastreboff u. Hazell, 1993).

5.1 Pathophysiologie

Die Pathophysiologie der Hyperakusis ist wahrscheinlich uneinheitlich. Eine Abgrenzung gegenüber dem Rekruitment-Effekt sollte gesichert sein. Rekruitment beschreibt das ansteigende Lautheitsempfinden bei Schallempfindungsstörungen, besonders bei Schädigung der äußeren Haarzellen (Innenohrschwerhörigkeit).

Bei Hyperakusis ist die schützende Rolle des Stapedius-Reflexes bekannt, der durch eine Versteifung der Gehörknöchelchen-Kette die Energieübertragung im Mittelohr dämpfen kann. Bei der Fazialisparese oder bei erhöhter Auslöseschwelle des Stapedius-Reflexes (z. B. bei Patienten mit Autismus oder bei Myasthenia gravis) oder bei Kindern mit verschiedenen Teilleistungsstörungen (Esser,1976) ist daher – weil der Überlastungsschutz bei Lautheit durch den Stapedius-Reflex fehlt – Hyperakusis ein häufiges Symptom. Bei normal hörenden Kindern mit subjektiv erhöhter Geräuschempfindlichkeit konnte Esser schon 1976 eine Divergenz zwischen der Stapedius-Reflexschwelle für Sinustöne und der Reflexschwelle für Schmalbandrauschen nachweisen. Dieser Befund wurde dahingehend interpretiert, daß diese Kinder aufgrund einer neuralen Hörstörung Geräusche im Vergleich zu Tönen subjektiv zu laut hören. Man kann in diesen Fällen von einer *peripheren Hyperakusis* sprechen. Ähnlich könnte der Entstehungsmechanismus von Hyperakusis im Rahmen von Tinnitus sein. Ursächlich nimmt man beim Tinnitus eine Hemmung der efferenten Fasern oder Synapsen der inneren Haarzellen an (Goebel, 1996). Die Wirksamkeit ähnlicher Behandlungskonzepte (Hörtraining, weißes Rauschen) für Tinnitus und für Hyperakusis unterstützt diese Hypothese (Jastreboff u. Hazel, 1993).

Beim Autismus lassen einige neuroanatomische und elektrophysiologische Untersuchungen auf eine Dysfunktion verschiedener Hirnstammareale schließen, so daß man hier von einer *zentralen Hyperakusis* sprechen könnte. Besonders häufig scheint dabei das olivokochleäre Bündel betroffen zu sein. Man nimmt an, daß die Schutzfunktion vor Geräuschüberlastung bei Autisten deutlich verringert ist (Collet et al., 1993). Auch eigene Untersuchungen mit OAE bei Autisten legen den Gedanken einer Schädigung der äußeren Haarzellen oder einer Fehlsteuerung der olivocochleären Schleife nahe. Wahrscheinlich unterliegt die zentrale Modulation des Hörprozesses neurochemischen Einflüssen. Dabei spielen die Neurotransmitter 5-Hydroxytryptamin (5-HT) und Serotonin eine Rolle. Es ist zu vermuten, daß die gesteigerte auditive Sensibilität bei zentraler Hyperakusis durch eine Dysfunktion von 5-HT bedingt sein könnte (Marriage u. Barnes, 1995). Über die Rolle von Endorphinen und Katecholaminderivaten bei der Entstehung von Autismus wird noch spekuliert.

5.2 Diagnostik

Für die Anamneseerhebung benutzen wir unseren Fragebogen, der die Teilsymptome der Hyperakusis abfragt. Danach erfolgt die genaue körperliche Untersuchung, die Bestimmung der Hörschwelle, die Bestimmung der Unbehaglichkeitsschwelle mit Sinustönen, mit Schmalbandrauschen oder mit Terzrauschen, eine Tympanometrie und die Messung der Stapedius-Reflexe. Ergänzend können andere Untersuchungen der auditiven Wahrnehmung durchgeführt werden, zumindest im Sinne eines Screening-Tests, wie er oben bereits beschrieben wurde.

Unbehaglichkeitsschwelle und Schmerzschwelle dürfen in der Audiometrie nicht gleichgesetzt werden. Schmerz und Unlust zu spüren kann zwar als eine sensorische Fähigkeit des gleichen Sinnesorgans aufgefaßt werden, doch besitzen beide Empfindungen einen durchaus unterschiedlichen affektiven Charakter. Ihre subjektive Beurteilung hängt von verschiedenen Umgebungsvariablen, von der Art des störenden Schalls, von der psychischen Gestimmtheit und von der Aufmerksamkeit des Hörenden ab (Spreng u. Andernach, 1976). Die Bestimmung der Unbehaglichkeitsschwelle wurde bereits in Kapitel 4.2.2 beschrieben. Die Bestimmung des binauralen Lautheitsvergleichs (Fowler-Test) und des Intensitätsunterscheidungsvermögens ist gerade bei jüngeren Kindern und bei Patienten mit Störungen der auditiven Perzeption recht schwierig (Böhme u. Welzl-Müller, 1993). Bei einseitiger Innenohrschädigung muß man eine unterschiedliche Lautstärkeempfindung (Rekruitment) erwarten.

Trotz der subjektiven Färbung der Empfindung unterliegt die audiometrische Bestimmung der Unbehaglichkeitsschwelle nur einer geringfügig höheren Schwankungsbreite (10–15 dB) als die Bestimmung der Hörschwelle. Wenn das Kind nach seiner Empfindung von Tönen gefragt wird, muß, wie gesagt, ausgeschlossen werden, daß es durch Ertragen von Schmerz seine Tapferkeit unter Beweis stellen will (vgl. Kap. 4.2.2).

Bei Jugendlichen und Erwachsenen werden 90 dB als Unbehaglichkeitsschwelle angenommen. Nach unseren Erfahrungen liegt die Schwelle bei Kindern bis zu acht Jahren bei 80 dB. Unsere Messungen in einer Vorstudie (vgl. Streit, 1997) zeigen, daß die Schwelle bei sechsjährigen Kindern bei 70 dB liegen könnte. Dies müßte ein neues Licht auf die Beurteilung von Lärmbelastungen jüngerer Kinder werfen.

5.3 Therapie

Nach unseren Erfahrungen sind Hörtraining und Klangtherapie geeignet, Einfluß auf einzelne Funktionen der auditiven Wahrnehmung zu nehmen und damit andere wichtige Therapien zu unterstützen, z. B. eine logopädische Behandlung, eine Psychotherapie, eine Ergotherapie, eine Legasthenie-Therapie, eine Autismus-Therapie u. a. m. Kaum eine Teilfunktion ist durch das Hörtraining so gut zu beeinflussen wie die Hyperakusis. Über die Ergebnisse in der Behandlung von autistischen Kindern, die ja sehr häufig an einer dramatischen auditiven Hypersensibilität leiden, hat Nyffenegger (1997) berichtet.

Selbst bei schwerbehinderten Kindern und Jugendlichen ließen sich rasch große Verbesserungen erreichen. Kinder mit spastischer Zerebralparese sind oft hörüberempfindlich. Wir konnten eine Gruppe von Kindern und Jugendlichen mit spastischer Zerebralparese untersuchen und mit einer Therapieeinheit behandeln, die aus einem Hochtontrainer und einem Lateraltrainer bestand.

Wir bestimmten die Hörschwelle und die Unbehaglichkeitsschwelle bei 21 Schülern einer Schule für Körperbehinderte, die die Diagnose Zerebralparese (spastische Hemiparese, Diparese, Tetraparese) hatten. Bei 14 (= 66%) Kindern fanden wir eine Hyperakusis. 13 von ihnen wurden dreimal wöchentlich jeweils 40 Minuten lang mit Hörtraining behandelt (11 Jungen, 2 Mädchen, Alter: 9–19 Jahre, Altersdurchschnitt: 13;10 Jahre). Als Kontrollgruppe dienten acht gleichaltrige Schüler mit Zerebralparese ohne Hyperakusis (6 Jungen, 2 Mädchen, Alter: 9–18 Jahre, Altersdurchschnitt: 13;7 Jahre). Die Gruppen unterschieden sich nicht im Bildungsstand (Anteile der Lern- und geistig Behinderten), in der Sprachfähigkeit und in den motorischen Fähigkeiten (gehfähig vs. rollstuhlpflichtig).

Die Therapieeinheit bestand aus einem Hochtontrainer und einem Lateraltrainer (Durchführung siehe Kap. 11). Während der achtwöchigen Therapiephase wurden die Hochfrequenzfilterung und die Lateralisationsgeschwindigkeit kontinuierlich gesteigert. Die Therapiegruppe zeigte sowohl eine Normalisierung der Unbehaglichkeitsschwelle als auch eine Verbesserung der Hörschwelle in der Behandlungsgruppe. Die Mittelwertabweichungen waren gering und entsprachen den normalen Abweichungen in audiometrischen Untersuchungen. Die Veränderungen der Unbehaglichkeitsschwelle waren statistisch signifikant

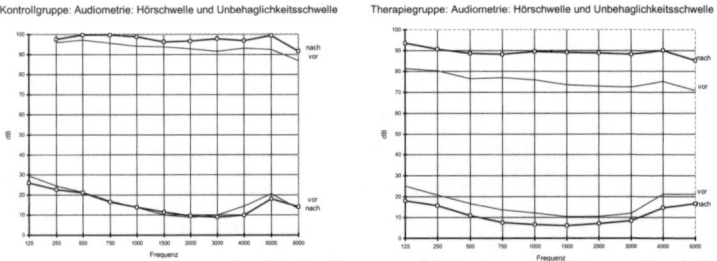

Hör- und Unbehaglichkeitsschwelle bei Kindern mit Zerebralparese vor und nach dem Hörtraining

(t-Test). In der Kontrollgruppe blieben die Hörschwelle und die Unbehaglichkeitsschwelle unverändert.

Die Hyperakusis bei Autismus-Patienten und bei Patienten mit Williams-Beuren-Syndrom wird mit einem modifizierten Verfahren behandelt, das in erster Linie auf einer starken Hochtonfilterung beruht. In einer anderen Untersuchung hat B. Streit (1997) 19 Kinder mit Hyperaktivität (Alter: 4; 7–9; 3 Jahre, Durchschnittsalter: 6; 2 Jahre; Diagnose nach DSM III R-Kriterien) mit Hörtraining behandelt. Wir haben den Eindruck, daß Hyperakusis bei hyperaktiven Kindern ein Teilsymptom der sensorischen Übererregbarkeit ist. Die Hyperakusis ließ sich hier mit einem modifizierten Hörtraining gut behandeln: die Kinder hörten acht Wochen lang täglich 30 Minuten die Therapie-CD (Samonas IV) und erhielten zusätzlich einmal wöchentlich Hörtraining mit einem Lateraltrainer und einem Hochtontrainer. Die folgende Tabelle zeigt die Ergebnisse. Man kann sehr gut sehen, daß sich die Hörschwelle über die drei Meßzeitpunkte hinweg nicht sehr veränderte, daß sich aber die Unbehaglichkeitsschwelle während der Therapiezeit hochsignifikant anheben ließ. Bei den Kontrollkindern blieben Hör- und Unbehaglichkeitsschwelle im gleichen Zeitraum unverändert.

	Hörschwelle rechts	Hörschwelle links	Unbehaglichkeitsschwelle rechts	Unbehaglichkeitsschwelle links
Erstuntersuchung	13	11	64	66
Therapiebeginn	14	13	66	68
Therapieende	12	13	76	79
Signifikanz	ns	ns	p = .001	p = .001

Hör- und Unbehaglichkeitsschwelle bei Vorschulkindern mit Hyperaktivität und Hyperakusis (Lautstärkepegel gemittelt über 5 Frequenzen zwischen 0,5 und 8 kHz; ns = nicht signifikant)

Die nachfolgende Tabelle zeigt Daten aus dem Elternfragebogen zu hyperaktiven Verhaltensweisen, und zwar den Summen-Score der Conners-Skala und den Score zur Beobachtung der Symptome von Geräuschempfindlichkeit (Fragebogen mit Symptomen der Hyperakusis). Wir sahen, daß sich sowohl die hyperaktiven Verhaltensweisen als auch die beobachtete Geräuschempfindlichkeit verringerten. Eine Studie, die die Spezifität des Hörtrainings gegenüber dem Placebo »verstärkte Elternzuwendung« mißt, steht allerdings noch aus.

	hyperaktives Verhalten	beobachtete Geräuschempfindlichkeit
Erstuntersuchung	nicht erhoben	nicht erhoben
Therapiebeginn	8.42	1.22
Therapieende	4.67	0.39
Signifikanz	p < .001	p < 0.5

Veränderungen im Verhalten und in der Geräuschempfindlichkeit bei Vorschulkindern mit Hyperaktivität und Geräuschüberempfindlichkeit

5.4 Lärm als Ursache für Hörstörungen

Lärm ist im Gegensatz zu Schall keine physikalische Größe, sondern ein Schallereignis, das auch von außerphysikalischen Eigenschaften und subjektiver Empfindung geprägt ist. Als Lärm werden »Schallereignisse bezeichnet, die nach Art, Ausmaß und/oder Dauer geeignet sind, Gefahren, Nachteile oder Belästigungen für die Allgemeinheit und für die Nachbarschaft herbeizuführen während Arbeit, Freizeit und Schlaf« (Böhme u. Welzl-Müller, 1993).

Lärm gefährdet die Gesundheit (Zenner et al., 1999). Selbst bei Jugendlichen, die noch keinem Arbeitsplatzlärm ausgesetzt waren, stieg die Häufigkeit nicht wiedergutzumachender Innenohrhörschäden durch laute Kinderspielzeuge, Knallkörper, Umweltlärm, Motorsport und die allgegenwärtige Verstärkung von Musik, vor allem durch tragbare Abspielgeräte (Walkman u. ä.), und Diskobesuch. Dabei muß beachtet werden, daß – Schallpegel werden logarithmisch berechnet – eine Belastung von 4,8 Minuten mit 105 dB in einer Diskothek schon einer achtstündigen Belastung mit 85 dB entspricht. Schüler hören Musik mit dem Walkman häufig mit einer Lautstärke bis zu 130 dB, dem Schalldruck eines startenden Großraumflugzeugs (Tuch, 1998). Über zwei Drittel aller Diskobesucher gaben an, nach einem Diskobesuch gelegentlich Ohrsymptome in Form von Tinnitus (Ohrgeräusche) oder temporärer Vertäubung gehabt zu haben (Babisch u. Ising, 1994). Mindestens ebenso gefährdend ist eine Belastung mit Impulsschallereignissen durch Spielzeugpistolen, Knallfrösche und Knackfrösche, wenn sie dicht an das Ohr gehalten werden.

5.5 Lärm als Ursache für eine Störung der auditiven Wahrnehmung

In den Kindergärten und Schulen liegt die Lärmbelastung oft über den zumutbaren Grenzen. In großen hallenden Räumen erreicht der Lärm häufig solche Lautstärkepegel, daß die gesprochene Sprache schlecht verstanden wird und daß die Kinder rasch ermüden. Selbst wenn sich eine einzelne Person aufgrund von Gewöhnung gut an Lärm angepaßt hat, führen Dauerbelastungen des Gehörs zu einer bleibenden Beanspruchung seiner empfindlichen Biomechanik. Durch die Gewöhnung tritt der schädigende Einfluß von Lärm erst gar nicht in unser Bewußtsein. Seine Folgen werden von dem Betroffenen meist auch nicht erkannt, da sich Lärmschädigungen des Innenohrs vor allem im hochfrequenten Bereich zwischen 5 und 6 kHz bemerkbar machen. Dieser Frequenzbereich ist aber für die Wahrnehmung von Sprache und Musik weniger entscheidend. Zudem zieht sich das Entstehen der Hörschädigung manchmal über Jahre hin. Wenn sie erst einmal dem Betroffenen auffällt, ist es meist zu spät: die lärmbedingte Innenohrschädigung ist nicht heilbar, da die abgestorbenen Haarzellen nicht regenerieren können. Man kann ihr aber vorbeugen!

Lärm kann außerdem einen Maskierungseffekt haben. Er beeinflußt unsere auditive Wahrnehmung mittels einer Überlagerung von Nutzschall durch einen lärmenden Störschall. Die Maskierungseigenschaften von Schall werden wesentlich durch seine spektrale Zusammensetzung geprägt. Allgemein gilt, daß störender Schall den Nutzschall nur dann überdecken kann, wenn der Frequenzabstand zwischen beiden gering ist oder wenn der Störschall einen wesentlich größeren Schallpegel besitzt als der Nutzschall. Ein ungestörtes und gereiftes Zentralnervensystem ist in der Lage, die Empfindlichkeit des Gehörs an die Umgebungslautstärke anzupassen (*Adaptation*). Sind Störgeräusche gleichmäßig, werden sie im Bewußtsein zurückgedrängt und subjektiv als leiser empfunden. Gleichmäßige Störgeräusche können sich sogar positiv auf die Leistungsfähigkeit auswirken, da sie störende Geräusche teilweise maskieren. Nach einer unterschiedlich langen Eingewöhnung merken wir, daß wir ein unwichtiges Störgeräusch nicht mehr bewußt wahrnehmen. Zeitlich strukturierte Schallereignisse (kurze Ansprache durch Nachbarn, Gespräch im Radio, Musik, Tastaturgeklapper) bewirken hingegen einen Leistungsabfall.

Kinder mit einer Störung der auditiven Wahrnehmung leiden unter Lärm. Die Störschall-Nutzschall-Filterung ist eine schwierige Aufgabe für unsere Wahrnehmung. Zudem beeinträchtigt der Lärm die Aufmerksamkeit, die Lautunterscheidungsfähigkeit und das auditive Kurzzeitgedächtnis (Schick et al., 1999). Besonders benachteiligt sind dabei ausländische Schulkinder und hörbehinderte Kinder, da Lärm, der Sprache teilweise verdeckt, das Sprachverständnis wesentlich erschwert. Schüler werden durch angrenzende Straßen, Fluglärm, S-Bahnen und Flugzeuge vielerorts im Unterricht gestört. Handlungsbedarf besteht in diesen Fällen sowohl direkt in Form einer Sanierung der akustischen Bedingungen als auch übergeordnet in Form verbesserter Gesetzesregelungen für den Lärmschutz. Schließlich muß man auch daran erinnern, daß nicht nur die Kinder unter Lärm leiden, sondern auch Lehrer und Erzieherinnen. Nicht wenige von ihnen unterliegen in Klassen und Kindergruppen durch unruhige Kinder einer kontinuierlichen Schallpegelbelastung von 60–70 dB, ungeachtet ungünstiger Lärmeinwirkungen von außen. Viele versuchen, sich mit lauter Stimme Gehör zu verschaffen. Im Laufe der Zeit leiden sie dann an Hörstörungen oder an Ohrgeräuschen *(Tinnitus)*, manche durch die hohe Sprechbelastung an Stimmbandentzündungen.

Was kann man tun? Wir haben im wesentlichen drei Eingriffsmöglichkeiten:

1. Zunächst gilt es, im häuslichen Bereich Sprachlautstärke und Geräusche zu verringern. Das Vorbild der Eltern ist dabei besonders wichtig. Fernsehen als Nebenbeschäftigung und vor allem die immer und ewig spielende Musik sind drastisch zu reduzieren. In Kindergärten und in der Schule muß die Stille als neue Qualität wiederentdeckt werden. Die Hintergrundlautstärke kann in der Gruppe thematisiert werden. Die Rolle von Lärm als Verursacher von Hörstörungen sollte Unterrichtsthema werden. Hörbeispiele und Vorschläge für schulische Aufklärung (Klassen 5–10) findet man in einer Broschüre der Bundeszentrale für gesundheitliche Aufklärung (vgl. »Arbeitsmaterial, Adressen«).
2. Bei ungünstigen Hallbedingungen und störenden Geräuschquellen in Kindergärten oder Schulklassen ist es ein wichtige Aufgabe, die Raumakustik durch bauliche Maßnahmen zu verbessern. Hierzu finden sich genauere Angaben in Kapitel 9 »Pädagogische Förderung«.

3. Die außerhalb liegenden Lärmquellen (naheliegende Hauptverkehrsstraße, Fluglärm, Eisenbahn, S-Bahn etc.) sind nur durch regionale politische Initiativen und Einwirkung auf den Gesetzgeber zu verbessern.

6. Auditive Wahrnehmungsstörung als Teil einer Sprachentwicklungsstörung

Warum interessiert uns die Frage, welche Rolle eine Störung der auditiven Wahrnehmung in der Sprachentwicklung hat? Die gängigen Theorien gehen davon aus, daß eine Sprachentwicklungsstörung bedingt ist:

- durch eine Störung der auditiven Speicherung von Informationen;
- durch Schwierigkeiten bei der Planung und Ausführung von mundmotorischen Programmen;
- durch Schwierigkeiten bei der Differenzierung und Analyse sprachlicher Informationen.

Allen Theorien der Sprachentwicklung ist gemeinsam, daß in ihnen die Prozesse der perzeptiven und der produktiven Fähigkeiten in enger Verbindung zueinander stehen. Dabei geht die perzeptive Differenzierungsfähigkeit der produktiven voraus. Die Planung der motorischen Fähigkeiten erfordert das Vorhandensein von Informationen aus einem Lexikon perzeptueller Repräsentation. Bishop (1992) sieht die fehlerhafte Verarbeitung sensorischer Informationen als die Grundlage der Entstehung einer Sprachentwicklungsstörung, was für ihn selbst dann gilt, wenn das ursprüngliche Verarbeitungsdefizit in einem späteren Alter nicht mehr nachweisbar ist.

Die Internationale Klassifikation von Krankheiten (ICD) bezeichnet eine gestörte und nicht altersentsprechende Sprachentwicklung als eine umschriebene Störung der Sprachentwicklung. Die Ursachen von Sprachentwicklungsstörungen (SES) sind vielfältig, sicher zu einem guten Teil veranlagungsbedingt, aber fast nie durch einen einzelnen Faktor verursacht. Gerade die Diagnostik der in der Realität vorkommenden Mischformen und der Grenzfälle bereitet große Mühen. Aber wir versuchen, die kausalen Faktoren voneinander zu trennen.

Leider gibt es bislang keine befriedigende Unterteilung der Sprachentwicklungsstörungen. Allgemein unterscheidet man zwischen Störungen der Semantik, der Syntax/Morphologie und der Pragmatik. Die *umschriebenen Sprachentwicklungsstörungen* werden von den *Sprachstörungen in einem allgemeinen Kontext* abgegrenzt, wie man sie beispielsweise bei den verschiedenen Formen der Lernbehinderung und der geistigen Behinderung oder bei autistischen Störungen findet. Rapin (1996) bezeichnet die verbal-auditorische Agnosie als die gravierendste Form der gemischt *rezeptiv-expressiven Sprachstörung*. Zu dieser Gruppe gehören auch die sekundär erworbenen Aphasien wie z. B. Formen des frühkindlichen Autismus und das Landau-Kleffner-Syndrom. Diese Kinder, die ihre expressiven Sprachfähigkeiten nach anfänglich weitgehend normaler Sprachentwicklung im Kleinkindesalter teilweise oder ganz verlieren, leiden an einer schweren perzeptiven Sprachstörung, können aber manchmal über Zeichen, Gebärden oder Schriftsprache Kommunikation erlernen. Neben den *Sprachstörungen* gibt es die *Sprechstörungen*, die in *Stimmstörungen*, in *Störungen des Redeflusses* und in *Artikulationsstörungen* unterteilt werden.

Dann gibt es noch den Begriff der Sprachentwicklungsverzögerung (SEV). Darunter versteht man das Zusammentreffen einer verspäteten mit einer verlangsamten Sprachentwicklung bei normalem Sprachverständnis, normaler nonverbaler Intelligenz, normaler emotionaler und sozialer Kompetenz, normaler neurologischer Entwicklung und normalem Hörvermögen. Der Begriff der SEV ist allerdings sehr problematisch, weil er sich zum einen auf die Kinder bezieht, die einen späten Beginn der Sprachentwicklung haben und sich danach sprachlich völlig normal entwickeln, zum andern aber auch auf solche, die unter der Oberfläche einer späten, scheinbar normalen Entwicklung der Artikulation und der Grammatik doch gravierende Defizite aufweisen, z. B. in der zeitlichen Verarbeitung von Sprache, in der Überbegriffsbildung oder in der Wortfindung, häufig auch in der auditiven Wahrnehmung.

Von einer Sprachentwicklungsstörung sind 5–20% aller Kinder betroffen. Familienuntersuchungen zeigen, daß in mindestens 25% auch andere Familienmitglieder Sprach- und Lernstörungen haben. Bei einzelnen Familien, in denen sehr viele Familienmitglieder von Sprachentwicklungsstörungen betroffen sind, kann die Erkrankung durch ein Gen verursacht sein, das auf Chromosom 7q vermutet wird. Andere Kandidatengene wurden auf Chromosom 6p identifiziert. Die Gene kontrollieren den Reifungsprozeß des Gehirns.

Sicher wird es zu dieser Thematik in den kommenden Jahren noch viele neue Erkenntnisse geben. Bedeutende Hinweise für eine genetische Komponente in der Entstehung von SES gibt uns die Zwillingsforschung. Eineiige Zwillinge sind genetisch identisch, während zweieiige Zwillinge sich wie andere Geschwister entwickeln. Verschiedene Studien konnten nachweisen, daß, wenn ein eineiiger Zwilling von SES betroffen ist, der andere Zwilling mit einer Wahrscheinlichkeit von bis zu 70% auch eine SES hat (Bishop et al., 1995).

Wird die Hirnstruktur sprachentwicklungsgestörter Kinder mit der Magnetresonanztomographie untersucht, so zeigt sich eine Volumenminderung in der linken hinteren perisylvischen Region, entsprechend also der Lokalisation der Sprachzentren im Temporallappen (Jernigan, 1991). Auch das Kleinhirn könnte eine Schlüsselrolle spielen, da es ja an Prozessen beteiligt ist, die einen hohen Grad von Automatisierung erfordern.

Auch die Tatsache, daß siebenmal mehr Jungen als Mädchen eine SES haben, läßt an eine starke genetische Komponente denken. Dazu hat das Ehepaar Shaywitz (1995) eine interessante Untersuchung durchgeführt, die hier als Beispiel angeführt werden soll. Mit der funktionellen Magnetresonanztechnik wurde die Aktivierung von Sprachzentren bei Männern und Frauen studiert. Es zeigte sich, daß phonologische Aufgaben bei Männern zu einer stark lateralisierten Aktivierung der linken unteren Stirnhirnwindung führten. Bei Frauen war in wesentlich stärkerem Maße eine Aktivierung sowohl des linken als auch des rechten Stirnhirns festzustellen. Dadurch ließen sich geschlechtsspezifisch unterschiedliche Prozesse der Sprachverarbeitung nachweisen.

Risikofaktoren für eine SES sind u. a. mangelnde Lernfähigkeit der Eltern, psychiatrische Erkrankungen eines Elternteils, elterliche Konflikte, fehlende soziale Einbindung, Verlust an überkommenem Wissen über Sprachförderung und Lernen, passiv konsumierte Medien und »Spielangebote«, chronische Erkrankung des Kindes, extreme Frühgeburtlichkeit und gravierende Störungen des Schwangerschafts- und Geburtsverlaufs. Als Beispiel für eine Belastung während der Schwangerschaft mag der Zusammenhang zwischen SES und mütterlichem Drogen- und Alkoholkonsum gelten. Die Erfahrung, daß beispielsweise Sprachstörungen mit nachweisbaren organischen Ursachen eine hohe diagnostische Übereinstimmung zeigen, ermutigt zu weiteren genaueren Kategorisierungen dieser und anderer Störungsgruppen (Grohnfeldt, 1996).

Kehren wir zur Ausgangsfrage zurück: Was bedeutet eine SES in bezug auf eine Störung der Sprachwahrnehmung und eine Störung der

Physische Faktoren	Psychische Faktoren	Psychosoziale Faktoren
• Krankheiten der Sinnesorgane, z. B. Hörstörungen • Neurologische Erkrankungen, z. B. Epilepsie • Chronische Erkrankungen • Hormonelle Erkrankungen, z. B. Schilddrüsenerkrankungen • Infektionserkrankungen, z. B. Hirnhautentzündung, angeborene Röteln- oder Zytomegalieinfektion • Krankheiten des Kreislaufsystems, z. B. Herzfehler • Unfälle • Vergiftungen, z. B. mit Quecksilber, Blei • Nikotin-, Alkohol-, Drogenkonsum der Mutter in der Schwangerschaft • Behinderungen, z. B. spastische Zerebralparese • Frühgeburtlichkeit, z. B. mit Neugeboreneninfektion, Hirnblutung, Sauerstoffmangel vor, während oder nach der Geburt	• Verhaltensstörungen • Lern- und Leistungsstörungen • Entwicklungsstörungen, affektiv, kognitiv, sozial • Persönlichkeitsstörungen • Neurosen • Psychosen	• Bildungsniveau der Eltern • Wohn- und Lebenssituation • Abnorme Erziehungsmethoden • Mißhandlung, Vernachlässigung • Mangelhafte Anregung, sprachlich, nicht-sprachlich, kommunikativ • Außergewöhnliche Belastungen, z. B. Tod eines Elternteils oder eines Geschwisterkindes • Unvollständige Familie • Heimerziehung und/oder Delinquenz der Eltern • Psychiatrische Erkrankung eines Elternteils • Frühe Elternschaft • Nicht erwünschte Schwangerschaft • Ungünstige schulische Bedingungen

Multiaxiales Faktorenschema zur Ursache von Sprachentwicklungsstörungen

auditiven Wahrnehmung? Es gibt zwar leider keine genauen Untersuchungen zur Ursachenforschung von auditiven Wahrnehmungsstörungen; wir können aber mit einer gewissen Wahrscheinlichkeit davon ausgehen, daß Störungen der auditiven Wahrnehmung weitgehend gleiche Ursachen haben wie Sprachentwicklungsstörungen. In der oben erwähnten Arbeit von Frau Bishop (1995) wurden 127 Kinder in ihrem Störungsbild in drei Kategorien eingeteilt: expressive Sprachentwicklungsstörung, Artikulationsstörung, Sprachwahrnehmungsstörung. 45 Kinder hatten eine SES, 19 Kinder eine Artikulationsstörung, 11 Kinder eine Störung der Sprachwahrnehmung. Die übrigen Kinder wiesen gleichzeitig eine Störung von zwei oder gar drei Bereichen auf.

Störungen der Sprachwahrnehmung können also isoliert auftreten, aber auch in Kombination mit einer expressiven SES oder einer Artikulationsstörung. Anders als bei Kindern mit SES scheint eine Stö-

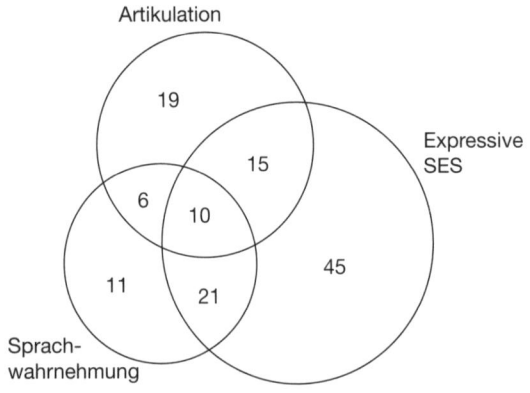

rung der Sprachwahrnehmung nicht so sehr vorwiegend bei Jungen vorzukommen: Das Geschlechtsverhältnis bei Sprachwahrnehmungsstörungen beträgt in den Arbeiten von Bishop fast 1:1.

Félicie Affolter (Affolter u. Bischofberger, 1996) geht davon aus, daß sich Wahrnehmungsleistungen bereits auf einer früheren Stufe entwickeln als die Sprache. Das würde bedeuten, daß ein Versagen in sprachlichen Leistungen auf eine Störung grundlegender Wahrnehmungsleistungen zurückgeführt werden kann. Die umgekehrte Annahme, daß nämlich Sprachstörungen zu Wahrnehmungsstörungen führen, werde durch die Beobachtung widerlegt, daß sich gehörlose Kinder trotz sprachlicher Schwierigkeiten in verschiedenen anderen Leistungen normal entwickeln können, so auch in Wahrnehmungsleistungen, sofern sie keine auditiven Informationen benötigen. So ist also zu erwarten, daß sich Kinder mit Sprachstörungen im Laufe eines therapeutischen Prozesses zunächst in vorsprachlichen Leistungen verbessern werden und erst später in komplexeren sprachlichen Leistungen. Aus Langzeitbeobachtungen von Kindern mit SES geht auch hervor, daß ihre Entwicklung nicht einfach verlangsamt ist (siehe das Postulat einer Sprachentwicklungsverzögerung), sondern daß die Entwicklung dieser Kinder *andersartig*, abnorm verläuft. Die Befunde weisen darauf hin, daß ein hierarchisches, zeitlich gegliedertes Entwicklungsmodell bei sprachgestörten Kindern nicht greift. Affolter geht daher von einem »Modell des problemlösenden Alltagsgeschehens« aus, das zentral die verbale und nonverbale Kommunikation, die Interaktion und die Handlungsbezogenheit in alltäglichen Situationen betont. Die therapeutische und pädagogische Arbeit mit Wahrnehmungs- und Sprachgestörten muß nach Affolter daher »an der Wurzel beginnen«: im Lösen alltäglicher Probleme und in der Interaktion mit den Bezugspersonen.

Dieses Modell wird durch die Arbeiten von Largo (1995, 1999) gestützt. Er konnte zeigen, daß in der normalen Sprachentwicklung eine enge, wahrscheinlich biologisch festgelegte zeitliche Beziehung zwischen der kognitiven Entwicklung und der rezeptiven und expressiven Sprachentwickung besteht. Kinder lernen im Alter von 6 bis 15 Monaten, Gegenstände in einer funktionellen Weise zu gebrauchen. In ihrem spontanen Spielverhalten imitieren sie den Gebrauch vieler alltäglicher Objekte. Dadurch verstehen sie die zu diesen Objekten gehörigen Begriffe und die dazu passenden Tätigkeitsworte. Erst danach lernen sie, die Wörter zu diesen Objekten und Tätigkeiten zu sprechen.

Das Therapieziel, das sich aus dieser Überlegung ableiten läßt, entspricht dem kommunikativen Ansatz von Barbara Zollinger (1987). Ihr geht es in der Therapie um die sprachliche Beschreibung von Handlungen und deren Wirkung. Die Grammatik stellt dann die Beziehungen des Handelnden zum Objekt der Handlung oder die Beziehung der handelnden Personen untereinander dar. So wird Sprache zum bindenden und erläuternden Medium von Interaktion und Handlung.

In Kapitel 2. 3. (Wahrnehmung und Lernen) sind wir schon auf die frühen Wahrnehmungsprozesse beim Erlernen von Sprache eingegangen. Ansatzweise wird uns auch deutlich, welchen Anteil daran die Entwicklung von auditiver Wahrnehmung und Verarbeitung hat. Wir hatten dort den Ansatz von Penner (2002) für Frühinterventionsmaßnahmen in seinen Grundzügen kennengelernt. Dieser Ansatz besticht durch den frühen Beginn der Intervention, die konsequente Einbeziehung von Wahrnehmungsleistungen und die zentrale Rolle des Erlernens grammatikalischer Grundmuster. Die Muster von Sprachmelodie und Sprachrhythmik sind es, die es dem Säugling ermöglichen, die Muttersprache zu erkennen und deren Struktur zu erlernen.

Angesicht der Tatsache, daß bislang die Möglichkeiten fehlen, eine verzögerte Sprachentwicklung (SEV) von einer gestörten Sprachentwicklung (SES) zu trennen, stellt sich aber grundsätzlich die Frage der Effektivität und Effizienz von Frühinterventionsmaßnahmen (Bode, 2001). Penners Ansatz verzichtet (wohlbegründet) weitgehend darauf, die Interaktion zwischen dem Kind und den Eltern in den Vordergrund der therapeutischen Bemühungen zu stellen. Was können wir jedoch unter dem Gesichtspunkt der auditiven Wahrnehmung aus einem Interventionsansatz lernen, der die Eltern in die Förderung einbezieht?

Sally Ward (1999) hat einen wichtigen Entwurf eines elternzentrierten Frühinterventionsprogramms vorgelegt. Sie berichtet über eine Therapiestudie mit 10–12 Monate alten Kindern. Natürlich bleibt auch in dieser Studie die Grenze zwischen normaler und verzögerter Sprachentwicklung unscharf. Ward sagt uns, daß nur 5% der Kinder aus der Interventionsgruppe später im Alter von drei Jahren sprachentwicklungsverzögert waren, jedoch 85% der Kinder aus der Kontrollgruppe. Sie beschreibt, wie sie die Eltern als Ko-Therapeuten zu Partnern gewinnt, die ihre Sprache dem Kind zuliebe optimieren, und wie sie es erreicht hat, den auditiven Input zu verbessern. Die wichtigsten therapeutischen Maßnahmen sind:

- Verlangsamte Sprache;
- Reduzierte Komplexität von Sprache;
- Zeit in ruhigem Raum verbringen, Spiele mit *laut – leise*;
- Wiederholungen;
- Anbieten von Reimen und Sprachspielen;
- Benennungsaktivitäten;
- Erhöhung der selektiven Aufmerksamkeit, z. B. Variation von Hintergrundgeräusch;
- Nachahmung von Umgebungsgeräuschen, um Freude und Interesse des Kindes an sprachlichen Lauten zu steigern (ritualisierte Lautgebung und Imitationsrituale);
- Ausschaltung oder Minderung eines leichten Hörverlusts (bedingt durch Mittelohrerkrankungen).

Wir können daraus lernen, wie wir die Informationsverarbeitungskapazität des Kindes erhöhen können. Gegeben wird uns eine Liste von wichtigen sprachfördernden Interaktions- und Wahrnehmungskomponenten. In vieler Hinsicht nehmen diese Maßnahmen Einfluß auf die auditive Wahrnehmung und Verarbeitung. Sie beziehen die für das Kind wichtigsten Kontaktpersonen ein. Spezifische Sprachlernmechanismen werden hingegen in diesem Programm nicht direkt berücksichtigt. Leider ist die Beschreibung der therapeutischen Maßnahmen in der Arbeit von Ward nicht sehr detailliert aufgeführt, und es wird uns keine Auskunft über die konkrete Durchführung der Sprachspiele gegeben. Dennoch sind die Ergebnisse sehr ermutigend. Es wird deutlich, wie wichtig es ist, von Anfang an Elemente der Wahrnehmungstherapie in die Sprachtherapie einzubinden.

7. Auditive Wahrnehmungsstörung als Teil einer Lese-Rechtschreibstörung

7.1 Definition

Lernstörungen sind neben psychosozialen Problemen die häufigste Ursache für das Versagen im schulischen Lernen. International besteht eine Übereinkunft, allgemeine Lernschwächen und Lernbehinderungen von spezifischen Lernstörungen zu unterscheiden. In der Internationalen Klassifikation werden die Rechenschwäche (Dyskalkulie) und die Lese-Rechtschreibstörung (LRS, Legasthenie) als spezifische Lernstörungen bezeichnet. Testpsychologisch, pädagogisch und lerntheoretisch ist diese Trennung wegen der unterschiedlichen Ursachen, Förderungs- und Beschulungskonsequenzen wichtig, wenngleich auch wegen Übergangsformen nicht immer sauber einzuhalten (Klicpera, 1989).

Der Begriff *Legasthenie* geht auf den ungarischen Neurologen Ranschburg zurück, der ihn 1916 prägte. Seither wird dieser Begriff bei unterschiedlicher Bestimmung im einzelnen als Ausdruck für eine weitgehend isolierte Störung des Schreibleseerwerbs benutzt. International ist Legasthenie nach dem ICD-10 und dem DSM-IV definiert (Sass et al. [DSM-IV], 1996):

A. Die mit individuell durchgeführten standardisierten Tests gemessenen Schreib- und Leseleistungen (oder funktionelle, kriterienbezogene Überprüfung der Schreibfertigkeiten) liegen wesentlich unter denen, die aufgrund des Alters, der gemessenen Intelligenz und der altersbezogenen Bildung einer Person zu erwarten wären.
B. Die unter A. beschriebene Störung behindert deutlich die schulischen Leistungen oder die Aktivitäten des täglichen Lebens, bei denen das Verfassen geschriebener Texte erforderlich ist (z. B. das Schreiben grammatikalisch korrekter Sätze und inhaltlich strukturierter Textteile) oder für die Leseleistungen benötigt werden.
C. Liegt eine schwere Seh- oder Hörstörung vor, so sind die Schreib- und/oder Leseschwierigkeiten wesentlich größer als diejenigen, die gewöhnlich mit diesem Defizit verbunden sind. (DSM-IV)

Diese Definition der Legasthenie erlaubt es, eine Diskrepanz zwischen der individuellen Gesamtintelligenz eines Kindes und seinen Fähigkeiten im Erlernen des Schreibens und des Lesens festzulegen. Die Legasthenie wird als eine Lern-, Teilleistungs-, Wahrnehmungs- und Verarbeitungsstörung verstanden, die in individuell unterschiedlichem Schweregrad die folgenden Bereiche beeinträchtigt (Rosenkötter, 1997): *1. Das visuelle System:* die visuelle Erfassung, Speicherung und Abrufbarkeit von Buchstaben und Wörtern, die Steuerung von Augenfolgebewegungen und die Verschmelzung der Seheindrücke beider Augen, nicht jedoch die Erfassung und Wahrnehmung von graphischen Mustern und anderen visuellen Stimuli. *2. Das auditive System:* die zentral-auditive Informationserfassung, die Informationsverarbeitung und die phonologische Bewußtheit. *3. Die Verknüpfung:* Graphem-Phonem-Verknüpfung, Verbindung von lexikalischem und semantischem Gedächtnis.

Im folgenden wird der Begriff *Legasthenie* synonym mit den Begriffen Lese-Rechtschreibstörung (LRS), Lese-Rechtschreibschwäche und Schreibleseschwäche gebraucht. Nach Shaywitz et al. (1992) können wir nämlich Legasthenie in den verschiedenen Schweregraden durchaus als das Kontinuum einer spezifischen Entwicklungsstörung mit einer biologischen Verteilungshäufigkeit (Gaußsche Verteilungskurve) sehen. Testpsychologisch notwendige Abgrenzungen der Schweregrade entsprechen nicht dem individuellen Leidensdruck des Kindes, treffen keine bindenden Aussagen über die Fördernotwendigkeit und lassen selten zwingende Rückschlüsse auf die Ursachen zu.

7.2 Ursachen

Ungeklärt bleibt in der Fachdiskussion der letzten 30 Jahre, ob die kognitive Leistungsfähigkeit legasthener Kinder spezifische Besonderheiten aufweist. Ungeklärt ist auch, warum und in welcher Weise bei den verschiedenen Kindern die oben genannten Bereiche in unterschiedlicher Ausprägung betroffen sind. Die genetische Forschung der letzten Jahre gibt für die Ätiologie einige Hinweise (Schulte-Körne et al., 1998). Eine klare Unterteilung in verschiedene Subtypen der Legasthenie hat sich daraus jedoch noch nicht ableiten lassen. Früher wurden sehr häufig Frühgeburtlichkeit und perinatal schädigende Ereignisse (Hirnblutung, Hypoxie) als Ursache vermutet. Heute wissen wir, daß diese Ätiologie relativ selten ist oder allenfalls mit auslösend ist (Wolke u. Meyer, 1999).

Während Konsens darüber besteht, daß psychische Besonderheiten bei Kindern mit Legasthenie sekundär, also Folge der spezifischen Lernstörung und nicht ihre Ursache sind, bleibt dagegen die Diskussion über mögliche Ursachen weiterhin kontrovers. Die Beschäftigung mit neurologischen und genetischen Grundlagen hat zumindest ergeben, daß für einen großen Teil der betroffenen Kinder angeborene organische Faktoren nachweisbar sind, die wahrscheinlich eine genetische Grundlage haben. Darüber hinaus wird jedoch auch immer wieder betont, welch große Schwankungen im Schreibleseerwerb eines einzelnen Kindes zu beobachten sind und wie wenig voraussehbar ist, ob es auf gezielte Fördermaßnahmen anspricht. Solche Beschreibungen legen es nahe, folgende variable Faktoren einzubeziehen: familiäres Lernumfeld, individuelle Sprachentwicklung, pädagogische Bedingungen, Aufmerksamkeit des Kindes, allgemeine Begabung und Fähigkeiten in spezifischen Teilbereichen.

Die Unterscheidung in eine hirnorganisch bedingte, angeborene Legasthenie und eine vorübergehende, erworbene LRS, so wie sie z. B. im Erlaß der Regierung von Oberbayern getroffen wurde, mag ja *theoretisch* sinnvoll sein, wie auch die daraus abgeleitete Prognose und die einzuleitenden Fördermaßnahmen danach begründbar erscheinen. Die wissenschaftliche Forschung hat jedoch zweifelsfrei belegen können, daß, nach dem heutigen Stand der Kenntnisse, eine solche Unterscheidung im Einzelfall auch nach eingehender Testung und pädagogischer Beurteilung nicht möglich und daher für viele Kinder schädlich sein kann. Auf Einzelheiten dieser Diskussion kann hier nicht näher eingegangen werden. Die unterschiedlichen Standpunkte kommen aber in der Dokumentation der GEW Bayern (Just, 2000) gut zum Ausdruck.

Angesichts der Vielfalt der beeinflussenden Lernbedingungen und der Möglichkeit, daß bei einem Teil der betroffenen Kinder eine genetisch vorbestimmte Disposition vorliegt, wäre es von entscheidender Bedeutung, Lernstörungen früh zu erfassen, vielleicht sogar Cluster von prädisponierenden Faktoren zu isolieren, die eine Lernstörung mit hoher Wahrscheinlichkeit voraussehen lassen. Wenn wir heute davon ausgehen müssen, daß 7–10% aller Kinder erhebliche Schwierigkeiten im Schreibleseerwerb im Sinne einer spezifischen Lernstörung haben, wäre eine Prävention äußerst bedeutsam. In der Zukunft könnten dann auch Anstrengungen unternommen werden, Lernstörungen, sekundären Verhaltensstörungen und dadurch bedingten Belastungen der ganzen Familie wirksam vorzubeugen.

7.3 Einführung

Die Einzelheiten der visuellen Wahrnehmung bei legasthenen Kindern kann ich an dieser Stelle nicht behandeln und möchte auf weiterführende Literatur verweisen (Rosenkötter, 1997; Weber et al., 2002). Im folgenden werden wir uns im Schwerpunkt auf den Teilbereich der auditiven Wahrnehmung konzentrieren. Nach Schulte-Körne et al. (2002) lassen einige Forschungsergebnisse an ein hierarchisches Modell der Sprachverarbeitung denken. In diesem Modell bildet die Wahrnehmung nichtsprachlicher Reize die Basis. Darauf baut sich die auditive Wahrnehmung von Sprachreizen (Schulte-Körne versteht darunter u.a. die Lautunterscheidung) und schließlich die phonologische Bewußtheit auf. Unter dem Begriff *phonologische Bewußtheit* versteht man, wie in Kapitel 2.1 definiert, alle lautsprachlichen Fähigkeiten

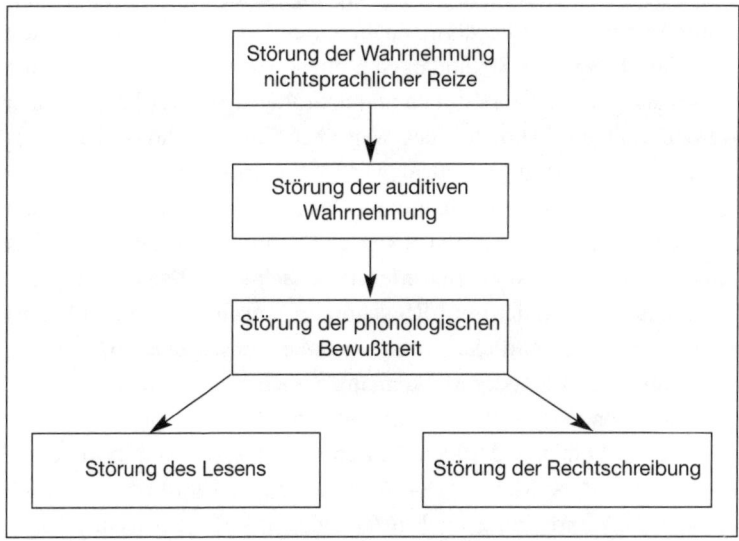

Ursachenmodell zur Störung der auditiven Informationsverarbeitung bei der LRS (modifiziert nach Schulte-Körne et al., 2002

und Fertigkeiten, die unterhalb der Bedeutungsebene der Sprache angesiedelt sind, wie z. B. Silbengliederung, Erkennen von Klanggleichheiten, Verbinden von Lautfolgen, Phonemgliederung (Marx et al., 2000). Nach Küspert (1998; siehe auch: www.phonologische-bewusstheit.de) kann man die phonologische Bewußtheit im engeren Sinne als eine Wahrnehmung der Lautgrenzen, als eine Wahrnehmung von Lauten im Wort, eine Zuordnung von Lauten zu Mundstellungen usw. bezeichnen. Im weiteren Sinne bedeutet der Begriff die Wahrnehmung der gröberen sprachlichen Einheiten – wie Wörter im Satz und Silben in Wörtern –, des Klangs der Wörter beim Reimen und teilweise auch das Erkennen von Anlauten.

Bei Kindern mit LRS können nun Störungen auf allen drei Ebenen der auditiven Verarbeitung auftreten. Dann ist sowohl eine Diagnostik auf allen Ebenen als auch eine gezielte Therapie der jeweiligen Störung möglich.

7.4 Früherkennung

Es ist die Grundidee einer Früherkennung von Entwicklungsstörungen, eine Störung schon in der Entstehung zu identifizieren, um frühzeitig Therapie- und Fördermaßnahmen einleiten zu können und um der Entstehung von Sekundärsymptomen vorzubeugen. Da für die LRS bislang keine biologischen und neurologischen Marker gefunden werden konnten, bleibt nur der Weg über neuropsychologisch abgesicherte Suchprogramme. Ideal wäre die Identifizierung von hohen Risikofaktoren vor der Einschulung. Das ist aber nach allem Anschein nicht möglich, da sich eine LRS ja erst dann manifestiert, wenn ein Kind Buchstaben und Wörter erlernt. Tatsächlich hat sich ja auch gezeigt, daß viele Kinder mit LRS schon im Vorschulalter durch Unlust oder Unvermögen auffielen, ihren Vornamen zu schreiben oder häufig vorkommende Orts- oder Markennamen wiederzuerkennen.

Früherkennungsprogramme, die ausschließlich die auditive Verarbeitung von Lauten und Silben (Reimpaare erkennen, auditiv-rhythmisches Gedächtnis; Mann, 1984; Maclean et al., 1988) oder lediglich die visuelle Verarbeitung von Mustern, Zeichen oder Buchstaben (z. B. durch Subtests aus dem Frostig-Test) beurteilten, erlaubten zwangsläufig nur recht schlechte Risikoabschätzungen. Dennoch konnten im

Laufe der vergangenen 20 Jahre einzelne Fähigkeiten identifiziert werden, die gewöhnlich im Vorschulalter erlernt werden und eine wichtige Grundlage für den Schreib-Leseerwerb darstellen (»Vorläuferfähigkeiten«, wie Marx sagt; Marx et al., 2000). Dazu gehören u. a. das rasche Benennen von Bildern und Objekten, eine Fertigkeit, für die legasthene Kinder etwas mehr Zeit benötigen als Kinder ohne LRS (Wolf, 1986), das auditive Kurzzeitgedächtnis, das rhythmische Gedächtnis, die Unterscheidung ähnlich klingender Laute (Lautdiskrimination) und das visuelle Buchstabengedächtnis (Schmidt et al., 1990; Schneider, 1989; Marx, 1992).

Breuer und Weuffen (1994) leisteten mit ihrer umfassenden und langjährigen Untersuchung und mit ihrem Test sprachbezogener Wahrnehmungsleistungen in der ehemaligen DDR einen wichtigen Beitrag. Dieser Test beinhaltet das Abmalen buchstabenähnlicher Graphoelemente, einen Lautdifferenzierungstest, eine Nachsprechprobe, eine Überprüfung der melodischen Differenzierungsfähigkeit und eine Überprüfung der rhythmischen Differenzierungsfähigkeit. Kinder mit LRS haben oft in mindestens einem dieser Subtests größere Schwierigkeiten. Als Suchtest für schulleistungsrelevante Fähigkeiten hat sich der Breuer-Weuffen-Test sehr bewährt, als Screening-Methode für die Früherkennung von LRS ist er jedoch auch nach Aussage der Autoren zu ungenau. Immerhin wurde im Laufe der Zeit deutlich, daß Fähigkeiten aus dem Bereich der phonologischen Bewußtheit eine für den Schreibleseerwerb sehr wichtige Vorläuferfunktion haben. Die phonologische Bewußtheit entwickelt sich erst unter Anleitung im Zusammenhang mit Schriftspracherwerb.

In den vergangenen Jahren wurden an der Universität Bielefeld in der Forschungsgruppe von Heiner Jansen, Gerd Mannhaupt, Harald Marx und Helmut Skowronek intensive Anstrengungen unternommen, die bereits vorhandenen Ansätze für ein Früherkennungs-Programm von Legasthenie zu sichten und ein erstes deutsches Suchprogramm zu erarbeiten, das in der Lage ist, bereits im Vorschulalter Risikofaktoren zur Entstehung von Legasthenie zu isolieren (Marx et al., 1994). Dieser Test (Bielefeld Screening, BISC) geht von der theoretischen Grundlage aus, daß die Untersuchung der phonologischen Bewußtheit als wichtige Schreib- und Lese-Vorläuferfähigkeit und die Untersuchung der visuellen Aufmerksamkeit gegenüber Buchstabenelementen eine Vorhersage der späteren Schreib- und Lesefähigkeiten erlaubt.

Leider hat sich in einer eigenen Studie (deren Veröffentlichung ich vorbereite) mit 270 Kindern herausgestellt, daß der BISC nicht in der Lage ist, Risikokinder mit ausreichender Sicherheit zu identifizieren. Mit dem BISC wären viele Kinder unerkannt geblieben, die später doch signifikante Schreib- und/oder Lesestörungen entwickelten. Zudem hat dieser Test sehr viele Kinder als Risikokinder eingestuft, die später ohne größere Schwierigkeiten schreiben und lesen lernten. Wenn man also Kinder schon im Vorschulalter in den Vorläuferfähigkeiten für das Schreiben und Lesen fördern will, so sollte man zur Zeit noch alle Vorschulkinder in einer Kindergartengruppe fördern.

7.5 Prävention

Kinder mit einer normalen Sprachentwicklung haben im Vorschulalter recht selten eine Vorstellung davon, an welcher Stelle eines Wortes ein bestimmter Laut steht. Anlauterkennung, Synthese- und Analysefähigkeit entwickeln sich meist erst während des Schreibleseerwerbs und durch ihn. Erst die visuelle Repräsentation der Laute erschließt deren auditive Wahrnehmung. Spiele des Lauschens, Spiele mit Richtungshören und Spiele zur Reimerkennung gehören zum Standardrepertoire einer jeden guten Erzieherin. Was soll dann eigentlich ein Übungsprogramm bewirken, das mit Vorschulkindern Fähigkeiten der phonologischen Bewußtheit übt?

Leseanfänger setzen unbekannte Wörter Buchstabe für Buchstabe in Laute um und verschmelzen die Laute. Mit zunehmender Leseerfahrung gelingt es ihnen, bestimmte Buchstabenkombinationen (z. B. Silben oder Signalgruppen) in ihrer orthographischen Struktur visuell zu erkennen und ihnen rasch eine zugehörige phonologische Struktur zuzuordnen. Signalgruppen sind häufig vorkommende Vokal-Konsonantenkombinationen ohne inhaltliche Bedeutung. Die Signalgruppe -*ell*- kann vorkommen in b*ell*en, h*ell*, schn*ell*, Ges*ell*schaft. Vielfach wird dieser Weg als *sublexikalische Route* bezeichnet: Buchstabe für Buchstabe wird in eine phonologische Form umgewandelt, erhält eine provisorische Lautform und findet dann Zugang zum lexikalischen Gedächtnis. Es wird also das Wort lautlich erfaßt, und das Kind versucht, auch ohne eine Bedeutungskopplung die Schreibweise aus den

Einzellauten zu erschließen. Leichter und fehlerärmer ist dieser erste Weg der sublexikalischen Route.

Beschleunigt und automatisiert sich dieser Prozeß, wird die *lexikalische Route* beschritten: Eine Verknüpfung größerer Buchstabengruppen, Silben und ganzer Wörter zum Lexikon und zur Bedeutungsebene gelingt sofort. Beim Schreiben eines diktierten Wortes kann das Kind die Bedeutung des Wortes aus dem Gedächtnis abrufen und dann nach einem entsprechenden Wortbild suchen. Dies setzt aber voraus, daß das Kind über ein visuell gespeichertes Wortbild verfügt. In dem oben genannten Sinn ist also für das Lesen- und Schreibenlernen sowohl die auditive als auch eine visuelle Verarbeitung und schließlich auch eine Verknüpfung zwischen beiden Bereichen notwendig.

Stufenmodelle des Schreibleseerwerbs lehnen sich oft an die Einteilung von Frith (1986) an:

1. Logographemische Phase: das Kind erkennt bekannte Schriftzüge an Hand ihres bildhaften Aussehens und des vertrauten Kontextes (z. B. CocaCola, *ESSO*).
2. Alphabetische Phase: Klanganalyse Buchstabe für Buchstabe, sequentielles Zusammensetzen der Wörter durch Aneinanderreihung von Phonemen.
3. Orthographische Phase: Erkennen morphemischer Wortteile, später ganzer Wörter. Erfassen der Buchstaben-Reihenfolge und ganzer Buchstaben-Sequenzen.

Dieses Lernmodell war für die Forschung sehr fruchtbar. Es hat zwar tiefgreifende Schwächen, die von verschiedenen Autoren ausführlicher diskutiert wurden (Klicpera, 1989; Klicpera et al., 1993; Marshall, 1989; Rosenkötter, 1997), es zeigt aber auch, in welch vielschichtiger Weise die Verarbeitung visueller und auditiver Information im Schreibleseerwerb ineinandergreifen muß. Ein vorbeugendes Programm muß also auch alle Vorläuferfähigkeiten berücksichtigen und einbeziehen.

Küspert und Schneider (2000) haben nun nach skandinavischen Vorbildern ein »Trainingsprogramm zur Vorbereitung auf den Erwerb der Schriftsprache« (»Hören, lauschen, lernen«) vorgelegt, das einige dieser Bedingungen erfüllt. Vorschulkinder sollen täglich etwa 15–20 Minuten lang in kleinen Gruppen Lausch- und Sprachspiele machen. Das

Programm sieht eine Gesamtdauer von 20 Wochen vor. Alle Übungen sind gut beschrieben und leicht erlernbar, wenn sie nicht schon bekannt sind. Sie erfordern wenig zusätzlich zu erstellendes Material. Nach unserer Erfahrung nehmen die Kinder sehr gerne an den Übungen teil. Die konsequente Einhaltung der vorgegebenen Zeiten und Reihenfolgen ist sehr wichtig. Im einzelnen gliedert sich das Programm in:

1. Lauschspiele;
2. Reime erkennen und bilden;
3. Spiele und Übungen mit Sätzen und Wörtern;
4. Silbenspiele;
5. Anlauterkennung;
6. Phonemerkennung.

Man mag sich fragen, welche Wirkung dieses Programm haben kann, wenn doch die oben als so wichtig beschriebene Kategorie der visuellen Buchstaben-Erkennung und die Graphem-Phonem-Verknüpfung darin nicht enthalten sind. Tatsächlich zeigen die Erfahrungen der Würzburger Arbeitsgruppe, daß das Programm die nachhaltigste Wirkung dann entfaltet, wenn gleichzeitig Übungen zur Buchstaben-Laut-Verbindung durchgeführt werden (Roth, 1999; Schneider et al., 2002). Dieses Übungsprogramm wird ab der 10. Woche ergänzt. Das Programm ist leider bislang nur als Experimentalversion von Ellen Roth oder auf einer CD-ROM erhältlich (siehe Verzeichnis der Materialien). Dieser Programmteil ist nicht nur für die Erzieherinnen aufwendiger in der Vorbereitung, er stellt auch ganz andere Anforderungen an die Kinder. Die Kinder empfinden die Einführung der Buchstaben als eine Herausforderung. Erstaunlich ist die Effizienz dieses kombinierten Programms: Geförderte Kinder waren im Lesen und Schreiben auch noch am Ende der dritten Klasse den nicht geförderten Kindern gegenüber wesentlich überlegen.

Unsere bisherigen Erfahrungen zeigen, daß das Trainingsprogramm den Kindern den Einstieg in das Lesen- und Schreibenlernen enorm erleichtert. Eigentlich ist es ja nur für die Gruppe der »Risikokinder« gedacht und nicht für eine breite, flächendeckende Verwendung. Da wir aber zeigen konnten, daß das Auffinden von Risikokindern so enorm fehlerbehaftet ist, haben wir es mit allen Vorschulkindern durchgeführt. Wir sehen in diesem Vorgehen folgende Vorteile:

- Kinder, die in der Früherkennung fälschlicherweise nicht als Risikokinder identifiziert wurden, werden von dem Programm nicht ausgeschlossen.
- Die Teilung einer Kindergartengruppe in förderbedürftige und »normale« Kinder unterbleibt, damit auch eine mögliche Diskriminierung der »Risikokinder«.
- Auch Kinder mit Sprachentwicklungsverzögerungen profitieren von dem Programm.
- Auch zweisprachig aufgewachsene Kinder profitieren von dem Programm.
- Die Erzieherinnen erkennen bei der Durchführung des Programms sehr genau, welches Kind Schwierigkeiten hat (beim Erlernen von phonematischer Bewußtheit, beim Erlernen von Buchstaben-Laut-Verknüpfungen), vielleicht sogar genauer als bei jedem Früherkennungstest.
- Die Beobachtungen der Erzieherinnen sind wertvoll. Sie sollten den künftigen Lehrern der Kinder übermittelt werden, damit LRS früher erkannt werden kann und damit der Einsatz spezieller Fördermaßnahmen beschleunigt wird.
- Die Übermittlung der Beobachtungen von Erzieherinnen an die Lehrer macht eine genauere und intensivere Zusammenarbeit zwischen Kindergarten und Schule notwendig. Sie stellt eine Chance für eine neue Form der Zusammenarbeit dar.

Mit dem Erlernen von auditiven Wahrnehmungsfähigkeiten bei Vorschulkindern und dem gezielten Erlernen von Buchstaben wird bei uns ein Tabu gebrochen, daß es in anderen europäischen Ländern schon lange nicht mehr gibt: das Erlernen von Grundlagen des Schreibens und Lesens im Kindergarten, die Beschäftigung mit Lauten und deren Position in einem Wort, die zeitliche Strukturierung eines Programms und dessen konsequente Durchführung. Bis jetzt erhalten wir von den Kindern, ihren Eltern und den Lehrern ein sehr positives Echo.

Andererseits mag man zu Recht einwerfen, daß sich den Kindern das Wesen von geschriebener Sprache nicht mit dem Erlernen umschriebener phonologischer Strukturen erschließt. Sprache wird nicht explizit zum Gegenstand der Bildung von Sprachbewußtsein. Die »Segmentierungsfähigkeit« (Schmid-Barkow, 1999) und die metasprachliche Entwicklung finden noch wenig Berücksichtigung. Diese

Einwände sollten uns dennoch nicht daran hindern, diesen wichtigen Schritt in Richtung einer LRS-Prävention zu gehen. Sie sollten uns vielmehr ermutigen, die Ideen über Vorbeugung zu vertiefen, das Programm nach einiger Erfahrung zu erweitern und später angemessen zu variieren. Nach meiner Ansicht gilt es, in noch stärkerem Maße die Freude am Spielen mit Sprache und am Erfinden von Sprache zu fördern. Wir haben das Programm um folgende Punkte erweitert und modifiziert:

- Erweiterung der Zahl der Reime und Ergänzung durch Auswendiglernen von Versen, Gedichten und Liedtexten.
- Das Erfinden von Wörtern und Geschichten und das Dichten.
- Gemeinsames betontes und melodisches Sprechen.
- Eine stärkere Einbeziehung von rhythmischer Bewegung, Tanz und gemeinsamem Singen.
- Eine Einbeziehung von Silben- und Wortreihen.
- Die Einführung von Lautgebärden, z. B. entsprechend den Empfehlungen von Dummer-Smoch (1994).

Anregungen bietet die Materialsammlung am Ende dieses Buches. Sehr gut erprobt und sinnvoll aufgebaut sind auch die Übungen zur phonologischen Bewußtheit mit »Hexe Susi« sowie der Übungskatalog und die Arbeitsblätter vom Bildungsministerium in Schleswig-Holstein. Wenn die Lust am Singen und am Auswendiglernen von Gedichten nicht in der frühen Kindheit geweckt wird, ist es später sehr schwer, diesen Verlust zu kompensieren oder nachzuholen. An dieser Stelle muß man natürlich darauf hinweisen, daß man die Erzieherinnen mit diesen Aufgaben nicht allein lassen darf. Es muß ein Konsens mit den Eltern geschaffen werden, daß Singen, Rhythmik und das Erlernen von Versen, Liedern und Gedichten einen wichtigen Teil der kindlichen Entwicklung darstellen wird und nicht überflüssig, unnütz und lästig sind.

Schließlich haben wir noch kein gesichertes Wissen, ob das Üben von basalen Fähigkeiten der auditiven Wahrnehmung (Richtungshören, beidohriges Hören, Ordnungs- und Fusionsschwelle, Lückenerkennung) mit entsprechenden kleinen Übungsgeräten einen Beitrag zur Prävention von LRS leisten kann. Im gleichen Atemzug muß man hinzufügen: wir wissen auch nicht, ob uns die Diagnostik dieser Funktionen eine verbesserte Früherkennung von LRS erlaubt.

7.6 Therapie

So wie es in der Diagnostik und in der Prävention notwendig ist, alle obengenannten Bereiche, die zur Schreib-Lesestörung führen können, einzubeziehen, so gilt dies auch für die Therapie. Zwar ist es bisher leider nicht gelungen, Subtypen von LRS zu kategorisieren, aber jeder erfahrene Therapeut weiß, daß es Kinder gibt, bei denen die Schwierigkeiten in der visuellen Verarbeitung im Vordergrund stehen, und andere, bei denen die Schwierigkeiten der auditiven Verarbeitung überwiegen. Zunächst muß prinzipiell die Frage geklärt werden, ob in der Therapie und Förderung die defizitären Funktionen geübt werden sollen oder ob man sie nicht besser beiseite läßt und die vorhandenen Stärken des Kindes unterstützen sollte. Im Einzelfall kann das bedeuten: ein Kind mit LRS, das in der Diagnostik eine wesentliche Störung der auditiven Wahrnehmung aufweist, wird nicht »gezielt« mit einem Training der auditiven Wahrnehmung gefördert. Vielmehr stellt man die einfacher zu übende Fähigkeit des Erlernens von Wortbildern, Silben und Signalgruppen in den Mittelpunkt des Therapiekonzepts. Sehr oft wird man finden, daß ein Erfolg auf diese Weise rascher und sicherer eintritt und Widerstände und Abneigungen leichter zu überwinden sind, als wenn man mühsamer und langwieriger einen Weg beschreitet, der die Ursachen scheinbar kausal behandelt.

Eine andere grundsätzliche Frage gilt es zu Beginn einer jeden Therapie zu klären: Gelingt es, die Eltern in die Therapie einzubeziehen? (Und: ist es dem Berater oder Therapeut wichtig, die Eltern in die Therapie einzubeziehen?) Von der Beantwortung dieser Frage hängt ab, wie rasch und effektiv man einem Kind mit LRS helfen kann. Die Vorteile einer Elternberatung und die Grundsätze, die dabei zu beachten sind, habe ich an anderer Stelle ausführlich dargestellt (Rosenkötter, 1997).

Welchen Stellenwert hat nun das Üben der auditiven Wahrnehmung im Rahmen einer LRS-Förderung? Beschäftigt man sich ein wenig mit den Grundlagen der Pathophysiologie und befragt man erwachsene Legastheniker darüber, welche Lernstrategien sich bei ihnen bewährt haben, so wird schnell klar, daß das visualisierende Lernen der »Königsweg« ist: Die Umsetzung erfolgt rasch, die Lernkontrolle ist leicht möglich, die Interaktion mit dem Elternteil oder dem Therapeuten wird positiv beeinflußt, und visualisierendes Lernen bietet den schnellsten und fehlerärmsten Zugang zum Gedächtnis. Auditive und taktil-kinästhetische Lernstrategien werden parallel dazu genutzt.

In welchen Fällen spielt dann das Lernen über Hören, Fühlen und Bewegung eine zentrale Rolle in der Therapie? Antwort: bei Kindern mit Sprachentwicklungsstörungen, Kindern mit ausgeprägten Störungen der auditiven Wahrnehmung und bei lernschwachen und lernbehinderten Kindern.

Keineswegs ist es sinnvoll, alle Kinder mit LRS mit den gleichen Übungsstrategien zu behandeln. Barth (2001) konnte beispielsweise zeigen, daß nur eine kleine Untergruppe von Grundschülern mit LRS eine verlängerte Ordnungsschwelle hat. Es ist daher nicht vertretbar, allen Kindern mit LRS ein Ordnungsschwellentraining zu empfehlen. Ähnlich sinnlos sind andere pauschalen Empfehlungen.

Ein Trainingsprogramm wird so aufgebaut, daß die drei oben abgebildeten Funktionsstufen der auditiven Wahrnehmung (nach Schulte-Körne et al., 2002) berücksichtigt werden:

1. Übungen zur Wahrnehmung nichtsprachlicher Reize sind erfolgreich bei nachgewiesenen Störungen in diesem Bereich, bei Kindern mit Sprach- oder Lernbehinderung und bei Schülern der ersten bis dritten Grundschulklasse.
2. Übungen zur auditiven Wahrnehmung sind erfolgreich bei nachgewiesenen Störungen in diesem Bereich, bei lern- und sprachbehinderten Kindern und bei Kindern in Grundschulen.
3. Übungen zur phonologischen Bewußtheit sind erfolgversprechend bei Vorschulkindern in der Prävention und bei Kindern der ersten bis fünften Klasse.

Mehrere, allerdings nicht unwidersprochene Arbeiten (Tallal, 1993) gehen davon aus, daß Kinder mit LRS häufig bereits ein Defizit auf der Ebene der nichtsprachlichen auditiven Wahrnehmung haben.

Wichtig erscheint mir der folgende Grundsatz: Alle Übungen zur Förderung der auditiven Wahrnehmung und der phonologischen Bewußtheit sollten das visuelle Lernen einbeziehen. Das heißt: Die geübten Laute, Silben oder Wörter sollten immer gleichzeitig als Buchstaben-, Silben- oder Wortkarte gezeigt werden, auf dem Monitor erscheinen oder im Buch zu lesen sein. Nur so ist das Ziel zu erreichen, die auditive Wahrnehmung mit dem visuellen Lernen und der Buchstaben-Laut-Verknüpfung zu verbinden.

> 1. Übungen zur Förderung der Wahrnehmung nichtsprachlicher Reize
> - Pädagogische Übungen: Lausch- und Hörspiele, wie sie z. B. in »Hören, lauschen, lernen« von Küspert und Schneider, im »Diagnostischen Inventar auditiver Alltagshandlungen« oder in dem Buch »Wahrnehmungsförderung durch Rhythmik und Musik« von Hirler beschrieben sind.
> - CD-ROM-Programme wie z. B. Detektiv Langohr, AudioLog 3.0, Audio 1.
> - Übungsgeräte wie Fonofix oder Brain-Fit home.

Das alleinige Üben einzelner Funktionen basaler auditiver Wahrnehmung (z. B. der Ordnungsschwelle, der Fusionsschwelle, der Tonhöhen- oder Lautstärkenunterscheidung) macht in der LRS-Therapie wenig Sinn. Grundsätzlich ist ein Training bei abnormen Testwerten durchaus möglich. In den wenigen bislang vorliegenden Studien konnte jedoch keine Verbesserung des Lesens oder Schreibens nachgewiesen werden (Klicpera u. Gasteiger-Klicpera, 1996). Es ist ja auch sehr fraglich, ob auf solche Art verbesserte oder normalisierte Funktionen im Sinne eines Bottom-up-Prozesses höhere Funktionen stets beeinflussen.

Ungelöst bleibt das Problem, daß viele Kindern mit LRS ein schlechtes auditives Gedächtnis haben. Gedächtnisleistungen sind mit symptomspezifischen Therapieverfahren nur schwer angehbar. In Kapitel 2.4. bin ich darauf gesondert eingegangen.

Geradezu ein Fehler ist es, Kinder nach nicht wahrnehmbaren Lauten zu fragen, z. B.: »Hörst du nicht das /d/ in ›Wald‹?« oder: »Hörst du ein /r/ in ›Koffer‹?«, »Hörst du ein /r/ in ›Kerze‹?«, und dasselbe gilt für das Abfragen von kurzen Vokalen (z. B. in »Kind«).

> 2. Übungen zur Förderung der auditiven Wahrnehmung
> - Hörtraining in Verbindung mit Buchstaben-, Silben- oder Wortlesen.
> - Hörtraining mit leisem Mitlesen von vorgelesenen Texten
>   (Buch und CD mit besonders langsam vorgelesenen Geschichten, siehe Material).
> - Ravensburger Spiele (»Hör – was ist das«, Sprich genau – hör genau«, »Sehen, hören, sprechen«).
> - CD-ROM, z. B. Detektiv Langohr, AudioLog 3.0, Audio 1.
> - Lautdifferenzierungsübungen, Minimalpaar-Übungen
>   (»Tanne – Kanne«).

Besonders schwierig ist das Üben von Plosivlauten (b-p, d-t, g-k). Sie lassen sich bei der Aussprache, anders als beispielsweise die Nasallaute (m, n) nicht dehnen. Plosivlaute sind durch ihre kurze Voice-Onset-Time schwer wahrzunehmen. Tallal (1993; Tallal et al., 1996) konnte zeigen, daß Kinder mit LRS und Kinder mit Sprachentwicklungsstörungen Konsonant-Vokal-Verbindungen mit Plosiven schlecht verstehen. Merzenich et al. (1996) erreichten mit einem Computer-Programm, das in der Lage ist, schwierig zu dikriminierende Laute künstlich zu verlängern, daß die Kinder die gedehnten Laute erkannten. Der Wert solcher Übungsprogramme ist bis heute jedoch nicht gesichert (McAnally et al., 1997).

---

3. *Übungen zur Förderung der phonologischen Bewußtheit*
- »Hören, lauschen, lernen« für Vorschulkinder, Kinder in der ersten Klasse, für sprachbehinderte und für lernschwache Kinder.
- »Handbuch der Leseübungen« von Blumenstock (1995).
- Anlauttabelle, Wörter zu einem vorgegebenen Phonem suchen, Wort-zu-Wort-Vergleich (»welche Wörter beginnen mit dem gleichen Laut? Ball – Baum, Ball – Kind«).
- Laute zusammenziehen: Konsonant-Vokal-Verbindung mit Buchstabenkarten oder Silbenkarten, Silbenfolgen und lautgetreue Wörter mit Wortkarten. Dabei soll das Kind die Buchstabenkarten einander annähern oder mit dem Finger mit einer schwingenden Bewegung verbinden.
- Silbensegmentation, rhythmische Schwungübungen: Silbenklatschen, Silbenschreiten, Silbenboote (»Kapitäne« sind die Vokale, »Matrosen« sind die Konsonanten), kinesiologische Übungen, rhythmisch-silbierendes Mitsprechen nach Rainer Dürre (2000), Freiburger Rechtschreibschule (synchrones rhythmisch-melodisches Mitsprechen, Verlangsamung und Verdeutlichung durch die Gliederung beim schwingenden Sprechen, ordnende Kraft des Rhythmus, Rhythmus und verlangsamtes Tempo führen zu Entspannung, für die Kinder hilfreich beim Erkennen der grundlegenden Regeln der Sprachstruktur und der Prosodie).
- Training der Pilotsprache: mit sehr geringer Sprachgeschwindigkeit diktieren, zusammen mit Silbenbooten. Langsames Nachsprechen sinnvoller Worte, in Silben gegliedert und als gelesene Silben sichtbar, fördert das auditive Kurzzeitgedächtnis. Kinderbücher sehr langsam auf CD gesprochen: laut mitlesen, evtl. in Kombination mit Hörtraining (Material: Audiva).

Als Beispiele ohne Anspruch auf Vollständigkeit, aber mit der Garantie für sehr gute Anwendbarkeit unter den obengenannten Kriterien seien einzelne Materialien genannt (Bezugsquellen unter »Adressen, Arbeitsmaterial«):

- Grundwortschatz und darauf aufbauende Wortlisten (Trainingsprogramme mit Wörtern und Texten) (Klasse 1–6) von Heiko Balhorn.
- Das »Trainingsprogramm für rechtschreibschwache Kinder« von Franz Xaver Müller.
- Elternbände, Lehrerbände und Schülerlesehefte »Flüssig lesen lernen«, Klassen 1–5, von Gero Tacke.
- Der Kieler Leseaufbau von Lisa Dummer-Smoch und Renate Hackethal.
- Die Freiburger Schreibschule (FRESCH).

8. ADS und Störung der auditiven Wahrnehmung

Manche Kinder mit einer Aufmerksamkeitsstörung können zeitaufwendige visuelle Aufgaben erledigen, ohne in ihrer Aufmerksamkeit nachzulassen: Gameboy- und Computerspiele, Puzzles, Bauen und Konstruieren nach Vorlagen. Hingegen können sie bei sprachlich geäußerten Anforderungen scheinbar schlecht hören: sie reagieren nicht auf Bitten und Aufforderungen und sie lauschen nur kurzzeitig den vorgelesenen Geschichten, Gesprächen und Beschreibungen. Es stellt sich dann regelmäßig die Frage,

- ob sie nicht gut hören können,
- ob sie nicht gehorchen können oder wollen,
- ob sie unkonzentriert sind,
- ob sie Schwierigkeiten in der Sprachverarbeitung haben.

Aufmerksamkeitsstörungen (Aufmerksamkeits-Defizit-Syndrom, ADS) können von Bewegungsunruhe (»Zappelphilipp«) begleitet sein. Man spricht dann von einem ADHS: Aufmerksamkeitsstörung mit Hyperaktivität. ADS ist gekennzeichnet durch eine verkürzte Aufmerksamkeitsspanne, eine erhöhte Ablenkbarkeit und eine erhöhte Impulsivität.

Zahlreiche Beobachtungen sprechen dafür, daß Kinder mit schlechter Aufmerksamkeit oft gleichzeitig eine Störung der auditiven Wahrnehmung haben (Barkley, 1990; Cook et al., 1993; Moss u. Sheiffele, 1994). Genaue Angaben über die Häufigkeit des Zusammentreffens beider Störungen gibt es nicht. Manche Therapeuten schätzen, daß etwa 20% aller Kinder mit einer Störung der auditiven Wahrnehmung auch eine Aufmerksamkeitsstörung haben. Allgemeiner gesprochen, haben Kinder mit ADS in 10–25% Lernschwierigkeiten (AACAP, 1997). Diagnostisch stellt sich oft die »Frage nach der Henne und dem Ei«: entsteht die Lernstörung dieses Kindes durch ein ADS, oder sind Unkonzentriertheit und Unruhe Folge der Lernstörung und der damit verbundenen Enttäuschung und Überforderung? Es erscheint möglich, daß das Zusammentreffen von ADS und Lernstörung bei einem Kind auch genetische Gründe hat. Immerhin haben 30% aller Kinder mit ADS ein Geschwisterkind mit einer Lernstörung, und zwar unabhängig vom IQ, dem Alter der Eltern und dem häuslichen Sprachniveau. Auch das Zusammentreffen von ADS mit einer Sprachentwicklungsstörung ist überzufällig häufig (Gross-Tsur et al., 1991).

Man kann sich leicht vorstellen, daß sich das gleichzeitige Vorhandensein einer auditiven Wahrnehmungsstörung mit ADS erschwerend auf die Entwicklung der Kinder auswirkt, ja sogar, daß eine Kombination von ADS und auditiver Wahrnehmungsstörung nicht nur die Summe von zwei Problemfeldern darstellt, sondern deren Vervielfältigung (Riccio et al., 1994). Bei entsprechendem Verdacht ist es daher sehr wichtig, bei Kindern mit ADS nach Symptomen einer auditiven Wahrnehmungsstörung zu fragen, sie zu erfassen und zu behandeln.

Die Diagnose des ADS bleibt ausschließlich auf die Beobachtung des Kindes durch den Therapeuten und auf die Beobachtung der Eltern und anderer Bezugspersonen gegründet. Die Eltern- und Lehrerbeobachtungen kann man durch unterschiedlich ausführliche Fragebogen abfragen, gegebenenfalls auch mit Punktesystemen gewichten. EEG, darstellende Verfahren des Nervensystems oder Stoffwechseluntersuchungen führen nicht zu einer Diagnose. Hilfreich bei der Diagnosestellung und der Verlaufsbeurteilung können im Einzelfall Testverfahren sein, bei denen das Kind konzentriert arbeiten soll und bei denen die Zunahme der Fehlerzahlen registriert und ausgewertet wird.

Welche Beobachtungen machen Eltern und Lehrer häufig?
- Konzentriert sich nicht.
- Kann sich nicht leicht etwas merken.
- Hört nicht zu, träumt statt dessen.
- Kann bei Ablenkung durch Nebengeräusche nicht mehr konzentriert arbeiten.
- Hört anderen beim Erzählen nicht gut zu.
- Läßt sich vom Zuhören leicht ablenken.
- Vergißt oft Anweisungen.
- Macht scheinbar sorglos Fehler.

Diese Beobachtungen machen Eltern, Erzieherinnen und Lehrer sowohl bei Kindern mit auditiven Wahrnehmungsstörungen als auch bei Kindern mit ADS (Chermak et al., 1998, 1999). Eine Abgrenzung beider Verhaltensbereiche ist also mit Hilfe dieser Kriterien nicht möglich. Ein ADS zu erkennen ist dann möglich, wenn gleichzeitig auch

> *Zusätzliche Beobachtungen, die für ein ADS sprechen*
>
> *Unaufmerksamkeit*
> - Kann bei Anweisungen und Handlungen nicht lange bei der Sache bleiben.
> - Kann Handlungen und Aufgaben nur schlecht organisieren.
> - Kann nicht nachhaltig nachdenken.
> - Verliert häufig Gegenstände.
> - Ist auch bei täglich wiederkehrenden Verrichtungen nachlässig und vergeßlich.
>
> *Hyperaktivität*
> - Wackelt und zappelt unruhig.
> - Steht beim Essen oder in der Klasse unvermittelt oder vorzeitig auf.
> - Rennt und klettert und bewegt sich unablässig.
> - Kann sich schlecht an Stillarbeiten oder ruhigen Tätigkeiten beteiligen.
> - Wirkt oft wie »aufgezogen«, immer »auf dem Sprung«.
> - Spricht unablässig.
>
> *Impulsivität*
> - Antwortet vorschnell oder unüberlegt.
> - Kann nicht warten, bis er/sie an der Reihe ist.
> - Unterbricht andere.
> - Scheint sich immer sofort mit Reden oder Handeln in den Mittelpunkt stellen zu wollen.

Beobachtungen gemacht werden können, die auf Hyperaktivität und Impulsivität schließen lassen.

Fehlen diese Beobachtungen, ist das Verhalten eher auf eine auditive Wahrnehmungsstörung zurückzuführen. Liegen sie vor, können immer noch beide Problemfelder miteinander vorkommen. Dann muß die Abgrenzung über eine Diagnostik der auditiven Wahrnehmung erfolgen, zumindest mit einem ausreichend breiten Suchtest (Screening). Besondere diagnostische Schwierigkeiten haben wir in der Abgrenzung eines ADS ohne Hyperaktivität von einer auditiven Wahrnehmungsstörung, da ja die Bewegungsunruhe als Unterscheidungskriterium fehlt (Moss u. Sheiffele, 1994).

8.1 Anatomische Lokalisation

Aufmerksamkeit kann im Zentralnervensystem (ZNS) keiner bestimmten Struktur zugeordnet werden. Immer sind viele Anteile der Großhirnrinde beteiligt. Sie werden bei Aufgaben, welche Aufmerksamkeit erfordern, aktiviert. Die Aktivität der Netzwerke, die in verschiedenen Bereichen des ZNS gleichzeitig und parallel arbeiten, wird wesentlich geprägt durch übergreifende Systeme. Eines dieser Systeme ist der Locus coeruleus, ein anderes die Formatio retikularis. Beide gehören zum Adrenalin-System. Adrenalin ist das Hormon des Nebennierenmarks. Es ist ein Streßhormon und dient als Überträgersubstanz (Neurotransmitter) im sympathischen Nervensystem. Es steigert u. a. die Herzfrequenz und den Stoffwechsel (Zucker- und Sauerstoffverbrauch). Eine der augenblicklich viel diskutierten Hypothesen geht davon aus, daß ein Defekt von Neurotransmittern im Locus coeruleus für die Entstehung des ADS verantwortlich ist.

Im System der Hörbahn und des Hörkortex wird eine Aktivierungssteigerung durch Streß und erhöhte Aufmerksamkeit besonders im sekundären Hörkortex (vor allem Area 21) beobachtet (Mirz et al., 1999). Forschungsarbeiten fanden außerdem bei Jugendlichen mit ADS eine verminderte Durchblutung und vermehrt langsame EEG-Wellen in Teilen des Stirnhirns (ventro-lateraler präfrontaler Kortex). Dies würde auf eine Verminderung der Erregbarkeit in dieser Region hindeuten, die eine wichtige Funktion in der Handlungs- und Sprachplanung hat (Riccio et al., 1993). Dadurch könnten Kontrollfunktionen der selektiven Aufmerksamkeit beeinträchtigt sein. Neuere Hypothesen sprechen für eine Störung der Zusammenarbeit dieser Stirnhirnregion mit Zentren in den Basalganglien (Williams et al., 2000: Unterbrechung der funktionalen frontostriatalen Bahn). Vielleicht deutet sich hierin ein Bindeglied und ein Erklärungsmodell für das häufig gleichzeitige Auftreten von ADS und Sprachentwicklungs- und Sprachwahrnehmungsstörungen an.

8.2 Aufmerksamkeitsstörung oder Störung der auditiven Wahrnehmung?

Vorausgesetzt, bei einem Kind hätte sich der Verdacht auf ein ADS bestätigt und man hätte aus den anamnestischen Angaben gute Gründe, an eine gleichzeitig bestehende Störung der auditiven Wahrnehmung zu denken, so würde man in diesem Bereich zumindest eine Screening-Diagnostik durchführen. Angenommen ferner, diese Diagnostik würde in einigen wichtigen Teilfunktionen der auditiven Wahrnehmung abnorme Testergebnisse erbringen, so stünden wir vor einer verzwickten Situation: Sind die abnormen Ergebnisse in der Wahrnehmungsdiagnostik als eine Wahrnehmungsstörung zu bewerten, oder spiegelt sich darin die mangelhafte Aufmerksamkeit des Kindes während der Diagnostik wider? In vielen Fällen kann uns die Beobachtung des Kindes während der Untersuchung Hinweise geben. Manchmal erkennt man auch während eines Tests nach einer gewissen Zeit deutlich zunehmende Fehlerzahlen. Bereits bei der Hörprüfung (Audiometrie) kann die Aufmerksamkeit zu diskret unterschiedlichen Hörschwellen bei Kindern mit ADS gegenüber nicht betroffenen Kontrollkindern führen (Pillsbury et al., 1995).

Untersuchungen mit ADS-Kindern zeigen, daß sie Schwierigkeiten haben, Anweisungen mit längeren Wortfolgen zu folgen. Einfache Aufgaben, in denen es darum geht, Wortpaare zu unterscheiden und zu behalten, können sie jedoch gut lösen. Werden ihnen aber Wörter abwechselnd auf dem rechten und dem linken Ohr angeboten und wird gleichzeitig dem jeweils anderen Ohr ein Störgeräusch angeboten, so steigt die Fehlerzahl rasch an. Die erhöhte Ablenkbarkeit und die schwache Konzentration »auf einen Kanal« zerstreut ADS-Kinder und legt ihre Filterschwäche bloß. Qualitativ wirkt ihre Fokussierung auf einen Zielreiz unreif, wie bei einem deutlich jüngeren Kind also (Pearson et al., 1991). Die Fachliteratur gibt uns zu diesen Problemen nur wenige und dann noch widersprüchliche Angaben. Im Einzelfall kann man manchmal erst im Verlauf einer Therapie erkennen, ob eine Wahrnehmungsstörung vorliegt oder ob die abnormen Testergebnisse Folge von Unaufmerksamkeit bei der Testdurchführung waren.

Eine andere häufige Überlappung von Funktionen findet sich zwischen ADS und einer Einschränkung des Kurzzeitgedächtnisses.

Hier ist festzuhalten: Nicht alle Kinder mit ADS haben eine Schwäche im auditiven Kurzzeitspeicher, aber bei denjenigen, die eine solche Schwäche haben, addiert sich die eine Beeinträchtigung zur anderen. Aber auch das finden wir häufig: Kinder mit Schwächen im Kurzzeitgedächtnis werden oft als unkonzentriert beschrieben, selbst wenn sie kein ADS haben.

Im folgenden möchte ich einige Funktionen der auditiven Wahrnehmung auflisten und dann zuordnen, welche dieser Funktionen besonders aufmerksamkeitsabhängig sind. Bezüglich der detaillierten Beschreibung der Wahrnehmungsfunktionen verweise ich auf das Kapitel 4.2.

1. *Erkennen und Unterscheiden der Tonhöhe (Frequenzanalyse):* Das Erkennen von Tonhöhenunterschieden erlaubt sowohl eine Frequenzunterscheidung von Tönen als auch von Sprachbestandteilen, von individueller Tönung von Sprache und von grammatikalischer Struktur. So ist beispielsweise das Ende eines Fragesatzes durch das Anheben der Tonhöhe erkennbar. Kinder mit ADS scheinen von dieser Störung nicht häufiger betroffen zu sein als andere Kinder.
2. *Empfindung für Lautstärke (Lautheitsempfindung):* Die Empfindung für Lautstärke ist individuell sehr unterschiedlich. Lautstärken, die die einen für ganz normal halten, können für hörempfindliche Menschen viel zu laut sein. Kinder mit ADS weisen nicht selten gegenüber lauten akustischen Ereignissen eine Überempfindlichkeit auf. Geräuschüberempfindlichkeit ist neben der Überempfindlichkeit gegen Licht, Farben, taktile Reize und Gerüche ein Ausdruck ihrer Reizoffenheit und Reizfilterschwäche (Neuhaus, 2002). Eine Geräuschüberempfindlichkeit (Hyperakusis) kann die Unruhe und Ablenkbarkeit von Kindern mit ADS verstärken (Lucker et al., 1996). Die Hyperakusis kann behandelt werden und führt dann zu einer Beruhigung der Kinder. In Kapitel 11 wird beschrieben, daß das Hörtraining ein wichtiger Bestandteil im Therapierepertoire für ADS-Kinder mit Hyperakusis sein kann.
3. *Unterscheidung von ähnlich klingenden Lauten (Lautdiskrimination):* Die Fähigkeit, sehr ähnlich klingende Laute voneinander zu unterscheiden, ist wesentlich für unser Sprachverständnis. In der Lautdiskrimination haben Kinder mit ADS nicht häufiger Schwie-

rigkeiten als andere Kinder (Geffner et al., 1996; Norrelgen u. Forrsberg, 1999).

4. *Einzelne Aspekte der zeitlichen Verarbeitung akustischer Reize:* Die zeitliche Auflösung ist – anders als bei der visuellen Wahrnehmung – bei der auditiven Informationserfassung von entscheidender Bedeutung. Es hat sich gezeigt, daß viele Kinder mit Störungen der Hörwahrnehmung kurze oder kurz aufeinander folgende Reize nicht gut erfassen bzw. trennen können. Deshalb ist es sehr wichtig, mit diesen Kindern bewußt langsam zu sprechen, damit ihr Gehirn genügend Zeit zur Verarbeitung der Reize erhält. Die Ordnungsschwelle ist bei Kindern stark alters- und aufmerksamkeitsabhängig, bei Kindern mit ADS daher oft schwankend.

5. *Räumliches Hören und Richtungshören:* Unter Richtungshören versteht man das Erkennen, aus welcher Richtung Sprache oder Geräusche kommen. Es dient unserer räumlichen Orientierung – im Spiel, im Sport, in der Gruppe, in der Schulklasse, im Straßenverkehr. Kinder mit ADS scheinen in diesen Funktionen nicht häufiger beeinträchtigt zu sein als Kinder ohne ADS.

6. *Beidohriges Hören:* Das beidohrige Hören erlaubt uns, gleichzeitig mit beiden Ohren verschiedene Sprachinformationen zu erkennen (z. B. in der Klasse die Stimme der Lehrerin und eines Mitschülers, die an verschiedenen Orten stehen und gleichzeitig sprechen). Bei einer Störung des beidohrigen Hörens kann man sich nur auf eine der beiden Schallquellen konzentrieren. Man überprüft diese Fähigkeit mit einem dichotischen Hörtest. Kinder mit ADS scheinen häufiger als andere Kinder von einer Störung im dichotischen Hören betroffen zu sein (Pillsbury et al., 1995). Allerdings ist das Ergebnis eines dichotischen Hörtests auch sehr aufmerksamkeitsabhängig (Pugh et al., 1996; Larisch et al., 1999).

7. *Störschall- Nutzschall-Filterfähigkeit:* Mit *Filterfähigkeit* meinen wir, wie gesagt, das Unterscheiden eines nützlichen Vordergrundgeräusches von einem störenden Hintergrundgeräusch. Kinder mit gestörter Filterfähigkeit beklagen sich über den zu hohen Lärmpegel in der Klasse, im Kindergarten oder bei laufendem Radio zu Hause. Sie sind rasch erschöpft von der großen Konzentrationsarbeit, die sie leisten müssen. Die Störung der Filterfähigkeit ist eine der häufigsten Störungen der auditiven Perzeption, von der ADS-Kinder betroffen sind (Pillsbury et al., 1995; Geffner et al., 1996).

- *Logopädie, Sprachpädagog[ik]:* [Sprachpäda]gogische Förderung ist bes[...] tig eine Sprachentwicklung [...] auditiven Aufmerksamkeit [...] mulus zu erhöhen. Der Stim[...] sein, daß es aus einer Gesch[...] werden mit Bildkarten/Bilde[...] seln die Aufmerksamkeit stä[...] Ein recht selten genutzter A[...] Trainingsprogramm« im R[...] derung (Vehreschild et al., [...] und 3. Klasse trainierten, be[...] der Aufmerksamkeitsleistun[g...] lerdings waren die Ergebnis[...] Ritalin behandelten Kinder[...] sches Vorgehen ein hilfreic[h...] pädagogischen oder verhal[...] sein.
- *Hörtraining:* Wir konnten h[...] die gerichtete auditive Aufm[...] obachtung wurde aber noch [...] bar, daß der Effekt unspezif[...] Stimuli (z. B. in einem Gam[...] keit auch bei ADS-Kindern [...] Hin- und Herwandern der M[...] eine aufmerksamkeitsbinde[nd...] Übertragung von Sprache d[...] Kopfhörer und die Filterung [...] In einer eigenen kleinen Stud[...] wir zeigen, daß Kleinkinder [...] Hörtraining ohne eine andere[...] samkeit gewinnen.
- *PC-Programme:* PC-Progra[mme...] gleichzeitig Wörter oder Bilde[...] rial, Adressen«) sind sehr gu[t...] keit zu fesseln.
- *FM- und Soundfield-Anlage:* [...] eine schwere Störung der L[...]

Oft wird eine gestörte Filterfähigkeit mit einer Geräuschüberempfindlichkeit verwechselt (siehe oben), gelegentlich kommen aber auch beide Phänomene beim gleichen Kind vor.

8. *Auditive Wahrnehmung von reduzierten akustischen Signalen, Ergänzung unvollständiger Klanggestalten:* Begrenzt man das Frequenzspektrum von Sprache, indem entweder die hohen oder die tiefen Geräuschanteile herausgefiltert werden, so wird das Sprachverständnis erschwert. Im Alltäglichen erleben wir diesen Effekt beim Telefonieren: Die Übertragung enthält wenige hohe und tiefe Klanganteile und ist daher in manchen Situationen schlecht verständlich. Kinder mit ADS sind von einer Störung dieser Wahrnehmungsfunktion nicht häufiger betroffen als andere Kinder.

8.3 Tests zur Höraufmerksamkeit

Es ist sehr schwer, gute Testmethoden für die auditive Aufmerksamkeit zu finden. Am wichtigsten bleibt unsere eigene Beobachtungsgabe. Ob ein Kind einem Gespräch oder einer vorgelesenen Geschichte aufmerksam zuhört, ob es einer Musik lauscht und ob es Inhalte einer Erzählung wiedergeben kann, ist nicht schwer zu beurteilen. Die Schwierigkeit liegt in der Grenzziehung: Es gibt keine Normen für die Aufmerksamkeitsspanne.

Auf einer Test-CD (WESTRA-CD Nr. 18) wird die Geschichte »Des Kaisers neue Kleider« vorgesprochen. Das Kind soll bei jedem Mal, wenn das Wort »Kleider« vorkommt, die Hand heben. Eine andere Möglichkeit zur Prüfung der akustischen Aufmerksamkeit findet man in der *Testbatterie zur Aufmerksamkeitsprüfung* (TAP). Aus dem Ablauf der Reaktionszeiten und der Dynamik der Fehlerzahlen ergeben sich Hinweise auf die auditive Aufmerksamkeit. Allerdings ist die Streubreite für die Normen sehr hoch, so daß diese Untersuchung eher der individuellen Verlaufsbeurteilung dient. Hier sind einzelne Subtests des TAP aufgeführt:

- *Alertness:* Die Fähigkeit, in Erwartung eines Reizes das Aufmerksamkeitsniveau zu steigern: Messung der Reaktionszeit auf einen visuellen Reiz mit oder ohne vorangehenden akustischen Warnreiz.
- *Geteilte Aufmerksamkeit:* Die Versuchsperson hört abwechselnd

einen hohen und eine
che Ton zweimal hin
schnell auf eine Taste
sind mehrere Kreuze
dieser Kreuze ein Qu
Taste gedrückt werder
- *Intermodaler Vergleic*
lich hohe Töne. Gleic
nach oben oder unter
wenn auf den hohen T
bzw. auf den tiefen Tor
- *Vigilanztest:* Es ertöne
Durch Tastendruck sol
keiten in der Tonfolge
intermodalen Version
(Buchstaben) ausgefüh

Einzelne Subtests des TA
führen. Gute Normierun
Jahren vor. Der Test is
während der Therapie, z. I

8.4 Therapie

Einige Formen der Therap

- *Medikamente:* Die Beh
(Ritalin, Medikinet, An
ent. Bei Kindern, die g
mungsstörung haben, f
den zu einer Verbesseru
die Wahrnehmung glei
1991; Moss u. Sheiffe
auch, wenn ADS-Kinde
nationstörung haben: V
so verbessert sich die m
liche begleitende ergoth

Filterstörung haben, kann die gerichtete auditive Aufmerksamkeit durch Erhöhung der Lautstärke verbessert werden. Eine Soundfield-Anlage gibt dem Kind einen sehr direkten Klangeindruck und schirmt es von Nebengeräuschen ab.
- *Diät:* Diätetische Behandlungen, wie beispielsweise das gezielte Vermeiden von Zucker, Milch, Hühnereiweiß, Schweinefleisch etc., spielen heute keine wichtige Rolle in der ADS-Behandlung mehr. Davon ausgenommen sind Kinder mit einer nachgewiesenen Nahrungsmittel-Allergie, die eine Karenz-Diät brauchen.
- *ADS-Therapieprogramme:* Gut erprobte und häufig angewandte ADS-Therapieprogramme (Lauth u. Schlottke, 1997; Döpfner et al., 1997) fördern zwar das bewußte Aufeinanderhören in der Therapiegruppe, bieten aber für eine spezifische Förderung der Sprache und der auditiven Wahrnehmung nichts an.

9. Pädagogische Förderung

Unter pädagogischen Aspekten ist eine isolierte Beschreibung und Behandlung von auditiver Wahrnehmung nicht denkbar. »Eine ganzheitliche Förderung versucht, in abgewogenen einzelnen Schritten in einem abgestuften Förderplan die beeinträchtigten Entwicklungsverläufe auf dem Hintergrund der Persönlichkeit des Kindes, seiner besonderen Lebensbedingungen und im Zusammenhang mit den inhaltlichen Anforderungen schulischen Lernens zu gewährleisten« (Eggert, 1992). In ihrem Buch »Weltwissen der Siebenjährigen« geht Elschenbroich (2001) der Frage nach: Was sollten Siebenjährige erfahren haben? Unter vielen anderen Erlebnissen, Fragen und Anregungen finden wir dort in einer langen Liste:

- Die eigene Singstimme finden.
- Den eigenen Namen gesungen haben.
- Vogelstimmen, Tierstimmen imitieren können.
- Kanon singen – Verwirrspiel und Ordnungserlebnis.
- Einen Dialog auf Instrumenten inszenieren.
- Ein Echo hören, auslösen.
- Diesen Rhythmus spüre ich in den Füßen.
- Den Unterschied zwischen Geräusch und Klang erkennen.
- Bei dieser Lautstärke ist meine Schmerzgrenze erreicht.
- Jedes Kind sollte einige Lieder auswendig singen können.
- Jedes Kind sollte einige Verse auswendig können.
- Eine Nachricht am Telefon aufnehmen, behalten und jemandem ausrichten können.

Wir sollten Eltern und uns fragen, ob Kinder Möglichkeiten erhalten, diese und ähnliche Erfahrungen zu machen. Solche Fragen zum Alltagswissen und zu täglichen Grunderfahrungen könnten einer differenzierten Diagnostik und der pädagogischen Förderung vorausgehen. Die Bedeutung von Wahrnehmung als eine wichtige Grundlage allen schulischen Lernens, aber auch allen emotionalen und sozialen Lernens ist allen Pädagogen bewußt.

9.1 Diagnostik

Lehrer können sicher viele der in Kapitel 4.2. beschriebenen Testverfahren anwenden, besonders Lehrer in Sonderschulen für Sprachbehinderte oder Lehrer in Sonderschulen für hörbehinderte Kinder. Für Lehrer gut anwendbares diagnostisches Material zur Erkennung einzelner auditiver Wahrnehmungsfunktionen findet sich auch im »Diagnostischen Inventar auditiver Alltagshandlungen (DIAS)« (siehe »Arbeitsmaterial, Adressen«).

9.2 Raumakustik

Eine gute Raumakustik in Kindergärten und Schulen zeichnet sich dadurch aus, daß sich Sprache und Musik deutlich von störenden Schallereignissen abheben. Dies ist besonders wichtig für Kinder mit auditiven Wahrnehmungsstörungen und für hörbehinderte Kinder. Der direkte Schall des sprechenden Lehrers bewegt sich direkt auf die Kinder zu. Mit zunehmender Entfernung zwischen beiden verringert sich die Lautstärke sehr rasch: Eine Verdopplung der Entfernung verringert die Intensität der Sprecherstimme um 6 dB. Das bedeutet bei der Größe eines Klassenraums eine Lautstärkeverringerung um 15–25 dB für Kinder, die in der letzten Reihe sitzen.

In einem großen und hohen Raum sind die Schallbedingungen für Kinder mit auditiven Wahrnehmungsstörungen besonders schlecht, wenn die Schallflächen groß sind und wenig schalldämmende Materialien enthalten. Durch Schallreflexion an großen Wänden und Decken wird die Schalldauer erheblich verlängert. Der Nachhall wird dadurch zu einem relativ lauten Störgeräusch, das den Nutzschall überdeckt. Dadurch wird die Sprache des jeweils Sprechenden undeutlich. Die Diskrimination der Sprache wird erschwert. Während normal hörende und normal wahrnehmende Kinder für die Sprachverarbeitung einen Lautstärke-Unterschied zwischen Nutzschall und Störschall von 6 dB brauchen, benötigen Kinder mit Wahrnehmungsstörungen eine Differenz von +20 dB. Nachhall im Klassenraum und Veränderungen der Lehrerposition im Raum (Vergrößerung des Abstands zwischen Lehrer und Schüler, Herumdrehen), Verminderung der Sprachlautstärke und laute Hintergrundgeräusche lassen diese Differenz oft auf weniger als 4 dB schwinden (Flexer, 1995). Unter ungünstigen Bedingungen sprechen Lehrer nur so laut wie das Störgeräusch der Schüler: Der Abstand zwischen Nutzschall und Störschall verringert sich auf 0 dB. Die akustischen Bedingungen von Klassenräumen sind durch schalldämmende Maßnahmen (siehe »Empfehlungen für Lehrer« bei »Arbeitsmaterial, Adresse«) zu verbessern. Dazu müssen häufig Heizungsmonteure oder Fachleute für Klimaanlagen hinzugezogen werden.

Messungen haben ergeben, daß der Hintergrundlärm in Kindergärten und Vorschulen oft 75 dB erreicht, aber auch in Grundschulen, Mittelstufenklassen und Oberstufenklassen im Mittel noch 64 dB! Bedenkt man ferner, welche Schwierigkeiten Kinder mit Geräuschüberempfindlichkeiten und Kinder mit Filterschwächen haben, so bleibt es eine wichtige wie auch schwierig zu lösende Aufgabe für Lehrer, dafür zu sorgen, daß es in der Klasse »ruhig bleibt«. Häufig haben wir ja die Tendenz, auf höhere Lautstärke der Umgebung so zu reagieren, daß wir mit unserer Stimme lauter werden, um uns »akustisch durchzusetzen«. Das Gegenteil erweist sich häufig als wirksamer: selbst leiser zu reden bewirkt scheinbar paradoxerweise, daß die Kinder auch leiser werden. Zusätzlich liegt im Konkurrenzkampf um das akustische Durchsetzungsvermögen oft die Quelle für Stimmstörungen der Lehrer (z. B. Stimmbandentzündung durch Überlastung).

Da eine gute Raumakustik beim Bau von öffentlichen Gebäuden oft nicht selbstverständlicher Teil der Arbeit von Architekten ist, kann die Akustik nachträglich nur mit größerem Aufwand verbessert oder korrigiert werden. Dazu gehören schalldämmende Maßnahmen und die Verringerung von Störschall durch Heizkörper, Klimaanlagen, Toilettenspülungen, Verkehrslärm und Schulhoflärm. Das Sozialministerium Mecklenburg-Vorpommern hat einen »Leitfaden Raumakustik in Unterrichtsräumen« erstellt, der wertvolle Informationen gibt und akustische Zielbedingungen formuliert (Landeshygieneinstitut, Bornhövedstr. 78, 19055 Schwerin).

9.3 Pädagogische Förderung

Zu den pädagogischen Maßnahmen im Kindergarten und in der Schule zählen:

- *Beeinflussung des Schülerverhaltens:* Unruhe vermeiden, nur ein Schüler spricht, nie zwei oder mehrere zur gleichen Zeit.
- *Sitzplatz*: Kinder mit auditiver Wahrnehmungsstörung und hörgeschädigte Kinder sollen nahe beim Lehrer sitzen, weit weg von unruhigen Kindern und abseits offener Fenster. Sie sollen das Mundbild des Lehrers sehen können.
- *Unterrichtsmethodik:* gute visuelle Hilfen: klar gegliederter Tafelanschrieb, zusätzliches geschriebenes oder bebildertes Material, langsames Sprachtempo, deutliche Aussprache, gut gegliederte Sätze, bewußter Sprachrhythmus und klare Intonation.
- *Musik:* Im Rahmen einer Hörerziehung nimmt die rhythmisch-musikalische Erziehung einen besonders wichtigen Platz ein. Dazu gehört auch die musikalische Früherziehung, das Tanzen, Singen, Musizieren und das Musikhören. Diese Aktivitäten unterstützen nicht nur die Entwicklung prosodischer Funktionen, von Funktionen der basalen auditiven Wahrnehmung und die Gedächtnisleistungen, sondern auch das soziale Miteinander und das Selbstvertrauen.
- *Auswendiglernen:* »Es sollte kein Tag vergehen, an dem nicht ein Lied gesungen, ein Gedicht oder ein Reim aufgesagt wird. Rhythmische Bewegung und Tanzen unterstützen die Sprachförderung« (Rovner, 2001).
- *Hörhilfen:* Hilfe für ein einzelnes Kind (besonders bei Lautunterscheidungsstörung, Störschall-Nutzschall-Filterstörung und bei Schwerhörigkeit) bietet eine Mikroport-Anlage (Fa. Phonac, Phonic Ear, Sennheiser). Wenn mehrere Kinder betroffen sind oder wenn es sich um eine LRS-Klasse handelt, empfiehlt sich eine Sound-Field-Anlage (»FM Sound Field System«, Fa. Sennheiser oder Fa. Oticon, www.phonicear.com; nähere Erläuterungen siehe in Kap. 4.2.6). Dadurch wird für das einzelne Kind oder für die ganze Klasse ein während des gesamten Unterrichts gleichbleibender Lautstärkepegel der Lehrersprache gewährleistet.

9.4 Elternberatung

Die Beratung der Eltern ist eine besonders wichtige Aufgabe von Pädagogen. Als Leitlinien für die Beratung finden Sie eine Liste mit Tips im Teil »Arbeitsmaterial, Adressen« auf Seite 219. Sie können den Eltern auch als Merkblatt mitgegeben werden.

10. Beratung und Behandlung

Am Anfang jeder Therapie steht die Anamnese und die Diagnostik. Daran schließt sich die oft schwierigere Aufgabe an, Hypothesen über ein erfolgversprechendes Behandlungskonzept zu entwickeln und den Eltern verständlich zu vermitteln. Meist ist der Hinweis erforderlich, daß nur langsame Fortschritte zu erwarten sind, daß ein wesentlicher Teil der Förderung im häuslichen Bereich geschehen muß und daß der Therapeut die Eltern dabei ermutigen, anleiten und unterstützen kann. Abhängig vom Ausprägungsgrad der Probleme können einzelne Bereiche direkt gefördert werden. Prinzipiell gilt für die Therapie und die Förderung von Kindern mit auditiven Wahrnehmungsstörungen Ähnliches wie in der Diagnostik: In Abhängigkeit vom Schweregrad einer Störung bedenken wir die verschiedene Ebenen der Komplexität auditiver Wahrnehmung: Geräusche → Klänge und Töne → Laute → Silben, Worte. Schließlich gilt es in der therapeutischen Arbeit, die Bedeutungsebenen einzubinden. Daher reicht es nicht, mit einem Kind nur Töne und Klänge zu üben. Bei einem Kind, das Schwierigkeiten in der Prosodie hat, wären aber Betonung, Wort- und Satzmelodie und Sprachrhythmik in der Therapie besonders zu berücksichtigen.

Zunächst einmal muß gesichert sein, daß das Hörvermögen normal ist. Ursachen peripherer Hörstörungen müssen beseitigt werden. Im Einzelfall muß auch ein ausführlicher Intelligenztest und eine grundlegende Beurteilung der Teilleistungsfähigkeiten durchgeführt werden. Schließlich brauchen wir Kenntnisse über die Kommunikationsstrukturen und die Ressourcen einer Familie. Vor jeder Therapie steht die Prävention und die Beratung der Eltern. Dieses »niedrigschwellige« Angebot birgt immer die Möglichkeit einer Förderung des Kindes aus den eigenen Kräften der Familie.

10.1 Beratung

Hier verweise ich auf den Teil »Arbeitsmaterial, Adressen«. Gegen Ende dieses Teils findet sich eine »Themenliste zur Elternberatung« (kann zum eigenen Beratungsbedarf kopiert werden; die Leerzeilen dienen als Ergänzungsmöglichkeit).

10.2 Fördermaßnahmen

Folgende besondere Fördermaßnahmen wären zu nennen:

- Musikalische Früherziehung, Musikinstrument erlernen, am Singkreis/in einem Chor teilnehmen (s. u.).
- Unspezifische Bewegungsförderung mit Sportarten, die entspannen, rhythmisch gegliedert sind, in denen die Mittellinie des Körpers überschreitende Bewegungsmuster häufig vorkommen: Reiten, Schwimmen, Tanzen u. a.
- Stützkurs Deutsch, LRS-Klasse (siehe das Kapitel über Lese-Rechtschreibstörungen).
- Wechsel des Kindes in eine sonderpädagogische Schulform (in einigen Bundesländern gibt es jetzt in Schulen für Hörbehinderte und in Sonderschulen für Sprachbehinderte Klassen für Kinder mit einer auditiven Wahrnehmungsstörung).

10.3 Therapien

Therapie- und Fördermaßnahmen wollen wohlüberlegt sein. Solange es keine ausreichende Sicherheit über die Effizienz einzelner Therapieverfahren gibt, sollten wir mit der Verordnung kritisch umgehen. Eine allzu sorglose Indikation würde gerade solche Förder- und Therapiemaßnahmen, die noch nicht ausreichend überprüft worden sind, unnötig in Mißkredit bringen. So sollten wir uns reiflich überlegen, ob einzelne abnorme Untersuchungsbefunde Grundlage für eine Therapieindikation abgeben, wenn beim Kind kein Leidensdruck besteht oder wenn nur einzelne Wahrnehmungsfunktionen gestört sind.

Schwierig ist die Situation bei einem Kind mit allgemeiner Lernschwäche oder Lernbehinderung. Bei lernschwachen Kindern sind Wahrnehmungsfunktionen regelmäßig gestört. Wenn das Ziel sein soll, schulisches Lernen zu erleichtern, werden wir mit der Indikation für eine Wahrnehmungstherapie vorsichtig sein. Denn zum einen ist es sehr wohl möglich, einzelne Wahrnehmungsfunktionen gut zu trainieren, zum anderen aber sind auditive Wahrnehmungsleistungen nur ein Teil in einem komplexen Netz kognitiver Leistungen. Die Integration verbesserter Wahrnehmungsleistungen in die Schulleistungen ist daher nicht ohne weiteres zu erwarten. Vielleicht gelingt diese Integration auch nur im Rahmen eines längeren therapeutischen Prozesses. Es gilt aber zu verhindern, daß das Kind und seine Eltern enttäuscht sind, wenn sich der Aufwand für die Wahrnehmungstherapie nicht sogleich in einer Verbesserung von Schulnoten niederschlägt.

Die Bedingungen für eine Therapie sind unter folgenden Voraussetzungen gegeben:

Therapieindikation
- Ein oder mehrere Bereiche der zentralen Hörverarbeitung sind alltagsrelevant gestört;
- beim Kind besteht Leidensdruck;
- als ergänzende Therapie bei einer Sprachentwicklungsstörung;
- als ergänzende Therapie bei einer allgemeinen Lernstörung;
- als ergänzende Therapie bei einer Lese-Rechtschreibstörung.

Im folgenden sind einige grundlegende Formen der Therapie angeführt.

10.3.1 Logopädie, Sprachpädagogik

Diese Therapieformen sind besonders bei gleichzeitig bestehender Sprachentwicklungsverzögerung, Sprachentwicklungsstörung und Lernstörung angezeigt. Dabei werden die folgenden Übungen immer in das handlungsorientierte und ganzheitliche Therapie-/Förderkonzept integriert. Sie sind also nichts grundsätzlich Neues, sollten aber unter Beachtung therapeutischer Schwerpunkte bewußt und regelmäßig eingesetzt werden.

- Übungen zur Geräuschlokalisation;
- Übungen zur Geräusch- und Lautidentifikation (Was hörst du?, Loto sonore [vgl. »Arbeitsmaterial, Adressen«], Geräuschdosen, Alltagsgeräusche, Würzburger Programm, »Detektiv Langohr«);
- Übungen zur Rhythmuserkennung und zur Rhythmusimitation;
- Übungen zur Verbesserung der auditiven Gedächtnisleistung;
- Übungen zur Segmentation (Silben klatschen, hüpfen, trommeln ...);
- Übungen zur Reimpaarerkennung und Reimbildung (Verse, Fingerspiele, Abzählreime);
- Übungen zur Lautunterscheidung (Minimalpaare, Laute verbinden, Zungenbrecher);

- Übungen zur Anlauterkennung (Minimalpaare, Anlaute hören, Laut-zu-Wort-Zuordnung);
- Erarbeiten kompensatorischer Strategien;
- Hinzuziehen von Graphemen und Lautgebärden;
- Spiele mit Wörtern und Sätzen (Ratespiele, Sätze beenden, Wörter heraushören, Bilderbücher anschauen und Text wiederholen).

In der logopädischen Behandlung stellt sich besonders bei Kindern, deren auditive Wahrnehmungsstörung Teil einer Sprachentwicklungsstörung ist, die Frage, ob Aussprachefehler eher phonologischer oder eher motorisch-artikulatorischer Natur sind. Häufig bestehen ja beide Störungsformen bei einem Kind. In der Therapie kommt es dann darauf an, welcher Methode der Vorzug gegeben wird: einem eher motorisch ausgerichteten konsequenten Üben, einem eher phonologisch orientierten Ansatz oder einem ganzheitlichen Konzept, das eine Aufgliederung von Sprache in expressive und rezeptive Anteile vermeiden möchte. Offensichtlich ist es für Kinder mit auditiven Wahrnehmungsstörungen wichtig, nach und nach neue Muster phonologischen Wissens zu erwerben und sie später zu generalisieren. Dies erfordert bewußte Sprachvorbilder und häufige Übungsdurchläufe.

Eine beliebte Methode sind die sogenannten Minimalpaare (vgl. auch Kap. 4.2): zwei oder drei Wörter, die sich nur in einem Phonem voneinander unterscheiden. Über die Bedeutung der Therapie mit Minimalpaaren besteht noch Uneinigkeit. Der phonetische Standpunkt betrachtet eine Aussprachestörung als eine Entwicklungsstörung, bei der das Kind nicht in der Lage ist, bestimmte Laute zu bilden. Der phonologische Standpunkt geht davon aus, daß der Erwerb und Gebrauch eines Regelsystems der Lautbildung gestört ist. Beide Standpunkte klären eine Artikulationsstörung nicht hinreichend. Eine Arbeit mit Minimalpaaren, die dem Kind ausschließlich semantische Unterschiede deutlich macht, ist ebensowenig akzeptabel und sinnvoll wie eine ausschließlich phonetisch bestimmte Arbeit an Einzellauten (Hartmann, 1996). Oft sind die Kinder durch Minimalpaarübungen zwar in der Lage, gleiche von ungleichen Wörtern zu unterscheiden. Die korrekte Bildung dieser Wörter gelingt häufig aber nur, wenn die Laute motorisch angebahnt werden. Dabei bleibt zunächst ungeklärt, ob solche Übungen geeignet sind, mehr als nur die richtige Produktion des Ziellauts in einem bestimmten Wort zu erlernen, nicht jedoch eine Regel.

Weitgehend unbestritten bleibt in jedem Fall, daß sich das Üben der Wahrnehmungsfähigkeit positiv auf das Üben der Artikulation auswirkt, unabhängig davon, ob der Kontrast zwischen dem Ziellaut und dem Ersatzlaut gering ist oder stark. Zweifel sind bei Übungen mit sinnlosen Silben und Nonsens-Wörtern angebracht. Das Fehlen der Wortbedeutung erschwert nicht nur das Lernen, es verringert auch die Motivation des Kindes (der Therapeuten, der Eltern).

Lauer (1999) hat ein Therapiekonzept vorgestellt, das verschiedene logopädische Behandlungsansätze strukturiert und den verschiedenen Funktionen auditiver Wahrnehmung zuordnet. Dabei wird eine Gliederung in die Förderung nichtsprachlicher Funktionen (Geräusche, Töne/Klänge, Stimme) und die Förderung sprachlicher Funktionen (Laute, Silben, Wörter, Sätze) vorgenommen. Zu den Unterfunktionen wurden jeweils zehn hierarchisch nach dem Komplexitätsgrad gegliederte Übungen entwickelt. Dadurch ist eine dem Störungsgrad des Kindes angemessene Therapie möglich.

Phonologische Bewußtheit wird, das haben die Arbeiten der Bielefelder Arbeitsgruppe von Marx, Mannhaupt, Jansen u. a. gezeigt, in dem Maße gefördert, wie auch der Schriftspracherwerb fortschreitet. Vorschulkinder haben beispielsweise in der Anlauterkennung oder in der Lautsegmentation nur schlechte Kenntnisse. Diese erweitern sich sprunghaft mit dem Erlernen von Schriftsprache. Offensichtlich fördern die Kenntnisse von visuellen Wortbildern diese Fähigkeiten. Im gleichen Sinne kann es für einige Kinder mit Störungen der auditiven Wahrnehmung und der phonologischen Verarbeitung hilfreich sein, schon vor der Einschulung Buchstaben- und Silbenkenntnisse zu besitzen. Diesen Kindern kann man im Rahmen einer logopädischen Behandlung Anfangskenntnisse des Lesens beibringen, um damit die auditive Wahrnehmung und die Artikulation zu verbessern.

Eine Fülle von interessanten Übungen bietet G. Petermann (1994) in ihrem Buch »Vorschulkinder lernen Sprachlaute differenzieren«. Es ist in folgende Bereiche gegliedert: Differenzieren von Geräuschen und Klängen (22 Übungen), phonematisches Differenzieren (45 Übungen), artikulatorisch-auditives Differenzieren (47 Übungen) und Gliedern sprachlicher Einheiten (30 Übungen). Die Übungen sind besonders für Kinder mit Sprachentwicklungsstörungen und für Kinder im letzten Kindergartenjahr geeignet.

Einige Übungen zur Lautdifferenzierung, zur auditiven Aufmerksamkeit und Spielideen finden sich in »Auditive Verarbeitungs- und Wahrnehmungsstörungen bei Schulkindern« von Nikisch, Heber und Burger-Gartner (2001). Bezüglich der Wirksamkeit der zahlreichen Gedächtnisübungen mit Zahlen und sinnlosen Silben bin ich allerdings eher skeptisch eingestellt.

10.3.2 Ergotherapie

Eine ergotherapeutische Behandlung kommt besonders bei gleichzeitig bestehender Lateralisationsstörung, bei einer Störung der visuomotorischen Koordination und bei einer Störung der taktil-kinästhetischen Wahrnehmung in Betracht. Im therapeutischen Prozeß der »Sensorischen Integration« finden die Verknüpfung von Handlungen, das Erlernen von Handlungsplanung und die Förderung der taktil-kinästhetischen Wahrnehmung statt. Amerikanische S.I.-Therapeuten gingen schon vor längerer Zeit dazu über, Übungen der phonematischen Differenzierung und Formen des Hörtrainings in ihren Therapieansatz zu integrieren. Im ursprünglichen S.I.-Konzept wurde noch einer hierarchischen Gliederung verschiedener Wahrnehmungsleistungen das Wort geredet, nach der sich die visuelle und die auditive Wahrnehmung auf einer vermeintlichen Basis taktil-kinästhetischer und vestibulärer Wahrnehmung aufbauen. Dagegen erkennt die moderne S.I.-Methode, daß die Wahrnehmungsfunktionen parallel erlernt werden und gleichrangig miteinander arbeiten.

10.3.3 Heilpädagogik

Heilpädagogische Maßnahmen werden vor allem bei gleichzeitig bestehenden psychosozialen Problemen und allgemeiner Entwicklungsverzögerung eingesetzt.

10.3.4 Psychomotorik

Psychomotorik wird vornehmlich als Gruppentherapie eingesetzt. Für Kinder mit auditiven Wahrnehmungsstörungen ist sie besonders bei gleichzeitig bestehenden motorischen Koordinationsstörungen und Problemen in der sozialen Adaptation an eine Gruppe hilfreich. Wesentliche Bereiche in der Förderung nehmen der Komplex »Körpertonus und Koordination«, die Koppelung von Bewegung mit Sprechen, das Einüben von Aufmerksamkeit und Interaktion ein.

Psychomotorik-Arbeit, die die Schwerpunkte »Auditive Wahrnehmungsförderung, Interaktion, Gruppenarbeit mit sprachentwicklungsgestörten Kindern« setzt, wird von Olbricht in ihrem Buch »Auditive Wahrnehmung und Sprache« sehr schön beschrieben (siehe »Arbeitsmaterial, Adressen«). Im Rahmenplan zur Wahrnehmungsförderung werden Übungen zur Wahrnehmung mit solchen zur motorischen Handlung und mit der sprachlichen Begleitung der Handlung verknüpft. Mehrere Stunden- und Themenpläne werden ausführlich bebildert und sehr konkret geschildert.

10.3.5 Musiktherapie und Musikpädagogik

Eine Musiktherapie hilft bei einer auditiven Wahrnehmungsstörung besonders mental retardierten Kindern und Kindern mit Kommunikationsstörungen. Die Musikpädagogik schafft und fördert Grundvoraussetzungen nonverbaler Kommunikation, musikalischer Ausdrucksformen und auditiver Wahrnehmung (siehe u. a. die Internetseite der Universität Herdecke: www.musictherapyworld.de).

Die Musiktherapie will folgende Ziele erreichen (Plahl, 2002):

- Eine verbesserte Fähigkeit zu fokussierter Aufmerksamkeitsausrichtung;
- eine Zunahme im Produzieren kommunikativer Beiträge;
- eine Verbesserung intentionaler und bezogener kommunikativer Beiträge;
- eine Verbesserung im Ausdrucksverhalten.

Die Erfahrungen mit Musik, musikalischem Dialog und »Klangräumen der Stille« (Jetter, 1997) ergeben Lernerfahrungen und führen zu wachsender Neugier auf akustische Ereignisse: Instrumentalmusik, Singen, Klänge und Geräusche aller Art. Sie fördern nichtsprachgebundene Kommunikation und bei sprechenden Kindern die Sprachmelodie und Sprachrhythmik. Sie mindern »die Gier nach der Flut der äußeren Bilder« (Jetter, 1997) und pflegen das Aufeinander-Hören. Davon profitieren besonders Kinder mit Autismus, gehemmte und ängstliche Kinder, überempfindliche, hyperkinetische und aggressive Kinder.

Frühgeborene, die noch während ihres Aufenthalts auf einer Intensivstation regelmäßig Musik (z. B. Kinderlieder) und die Stimme ihrer Eltern hören, können eher entlassen werden und sind später ruhiger. Einiges scheint dafür zu sprechen, daß sie eine gefestigtere Bindung zu ihrer Mutter aufweisen (Nöcker-Ribaupierre, 1995).

Aus musikpädagogischer Sicht hat Hirler ihr Buch zur »Wahrnehmungsförderung durch Rhythmus und Musik« geschrieben (siehe »Arbeitsmaterial, Adressen«). Dieses Buch enthält eine Fülle von Liedern, Versen, Reimen und Spielen. Es ist sicher auch für Lehrer, Logopäden, Heilpädagogen und Ergotherapeuten eine Fundgrube an Ideen und Anregungen. Die zentrale Bedeutung von Rhythmus in Verbindung mit Versen und Musik kann nicht häufig genug hervorgehoben werden. Die rhythmische Gliederung von Tonfolgen und Silben fördert wie kein anderes alltagstaugliches Material die Funktionen der Segmentierung, der zeitlichen Gliederung, des Gedächtnisses, der Aufmerksamkeit und der intermodalen Verknüpfung. Bereits Neugeborene können nicht nur viele Sprachlaute unterscheiden, sie differenzieren die Laute auch nach Tonhöhe, Klangfarbe, Melodik, Betonung, Dauer und Rhythmus und sie erfassen die emotionale Ausdruckform der Sprache (Papousek u. Papousek, 1981). Musikalische Elemente beleben also die Sprache und die Wahrnehmung von Sprache.

Eine Renaissance des täglichen Spielens von rhythmischer Musik und des Erlernens von Versen und Strophen im Elternhaus und in der Vorschulerziehung würde sicher viele Therapien überflüssig machen. Darüber hinaus lädt Rhythmik zu Bewegung ein, schafft metrische Normen und fördert die Gleichgewichts-Funktionen. Melodie und Rhythmus wecken die Lust am Tanzen und fördert damit eine rhythmische Bewegung und ein Gemeinschaftsgefühl. In einer Langzeitstudie an Grundschulen wurde in Berlin der Effekt einer »musikbetonten« Pädagogik überprüft. In solchen Klassen gab es seltener ausgegrenzte und schwer integrierbare Schüler. Die Konzentrationsleistung war verbessert, und der Autor hatte den Eindruck, daß die Kinder ihre Ängste besser abbauen konnten (Bastian, 2000).

10.3.6 Psychologische Betreuung

Psychotherapeutische Verfahren und dabei besonders Verhaltenstherapie ist besonders bei Kindern mit Störungen des Verhaltens und der familiären Interaktion einzusetzen. Ihre Aufgabe liegt einerseits in übenden Verfahren und andererseits in der Hilfestellung bei der Bewältigung der Verhaltensprobleme, die sekundär aus der auditiven Wahrnehmungsstörung resultieren. Speziell für Kinder mit auditiven Wahrnehmungsstörungen gibt es ein verhaltenstherapeutisch ausgerichtetes Lernprogramm von Cramer: »Trainingsprogramm für fehlhörige Kinder« (siehe »Arbeitsmaterial, Adressen«).

10.3.7 LRS-Therapie

Eine LRS-Therapie ist bei Kindern zu empfehlen, bei denen die Störung der auditiven Wahrnehmung Teil einer Lese-Rechtschreibstörung ist. Im einzelnen sei dabei auf Kapitel 7 verwiesen.

10.4 Hörtraining

- Hörtraining und Klangtherapie (Hochton-Lateraltraining, Lateral-CD); siehe hierzu Kapitel 11.
- Ordnungsschwellentraining: Grundsätzlich gilt für das Ordnungsschwellentraining die gleiche Regel wie auch für das isolierte Training anderer auditiver Einzelfunktionen: Ganz sicher können einzelne Funktionen der auditiven Wahrnehmung erfolgreich trainiert werden (Michalski u. Tewes, 2001). Andererseits ist es nutzlos, ein vermeintlich noch so gezieltes Training einzelner Funktionen zu betreiben, wenn es nicht gelingt, diese Funktionen in einen ganzheitlichen Therapierahmen zu stellen; sonst wird kaum ein Transfer zu höheren Wahrnehmungs- und Lernleistungen stattfinden. Das wäre so, als ob sich ein Kind, das Klavierspielen lernen möchte, auf das Üben von Tonleitern beschränkt. Das Üben einzelner auditiv-perzeptiver Funktionen kann daher allenfalls eine Ergänzung in einem Therapiekonzept darstellen (Kühn-Inacker u. Weinmann, 2000).

10.5 Hilfsmittel

- Soundfield-Anlage in der Schule (siehe Kapitel 4.2.6 und 9).
- Individuelle Hörgeräteversorgung + FM-Anlage (siehe Kapitel 4.2.6 und 9).
- Individueller Hörschutz (weiche Ohrstöpsel bei Hyperakusis).

10.6 Medikamente

- Stimulantien (z. B. Ritalin), wenn gleichzeitig ein ADS besteht (siehe Kapitel 8).
- Homöopathische Therapie und Akupunktur: Hierzu liegen nur Einzelfalldarstellungen vor. Eine Bewertung ist noch nicht möglich.

10.7 Prävention

Wir sollten uns in stärkerem Maße bemühen, die Möglichkeiten zu nutzen, die die Prävention bietet. Hier seien nur einige Themen aufgeführt:

- Aufklärung von Eltern, Erzieherinnen, Lehrern über günstige akustische und kommunikative Bedingungen;
- auditive Wahrnehmung als Thema in der Ausbildung von Erzieherinnen und Lehrern;
- Fortbildungen für Kinderärzte und HNO-Ärzte über Störungen der auditiven Wahrnehmung und deren Therapie;
- öffentliches Propagieren und Überzeugen von der Nützlichkeit des Auswendiglernens und des Lernens von Versen, Liedern und Gedichten in allen Familien;
- Teilnahme an Initiativen gegen Lärmbelastung;
- Unterrichtsstunde über Lärmschädigung.

11. Hörtraining und Klangtherapie

11.1 Einführung

Hörtraining und Klangtherapie sind Therapieformen, die von der Erfahrung ausgehen, daß das Hören und die Hörwahrnehmung durch das regelmäßige Hören von technisch veränderter Musik und Sprache veränderbar ist. Sekundär können sich dann auch die expressive Sprache, das Verhalten und die psychische Verarbeitung verändern. Man nennt diese Therapie auch *Hörwahrnehmungstherapie*. In den USA sagt man »auditory integration training (AIT)«, in Frankreich kennt man den Begriff der Audio-Psycho-Phonologie (A.P.P.).

Hörtraining und Klangtherapie wurden in den sechziger Jahren von zwei französischen HNO-Ärzten entwickelt: Alfred Tomatis und Guy Bérard. Tomatis-Zentren haben sich in der ganzen Welt etabliert, die Therapieform von Bérard hingegen blieb zunächst auf Frankreich, später auf die USA und England beschränkt und wurde in den letzten Jahren in der Schweiz von Frau Nyffenegger fortentwickelt. Fast zeitgleich zu Tomatis und Bérard erfand ein dänischer Physiker namens Volf eine Therapieform, in der zwei sich stets in der Frequenz verändernde Sinustöne umeinander schwingen. Fred Warnke hat in Deutschland als einer der ersten die Effekte von verschiedenen Formen des Hörtrainings studiert und dieses Training bei Kindern mit auditiven Wahrnehmungsstörungen angewandt. Friedrich Pelz und Ingo Steinbach haben die Idee verfolgt, klassische Musik im Tonstudio im Sinne von Hochtonfilterung und Lateralisation zu verändern und die so veränderte Musik auf Tonbandkassetten oder CDs zu speichern und damit vielen Menschen zugänglich zu machen.

Tomatis vertrat zunächst die Hypothese, daß das menschliche Hören durch die vorgeburtlichen Schallbedingungen im Mutterleib geprägt sei. Das umgebende Fruchtwasser schien ihm wie ein Hochpassfilter zu wirken, d.h. nur hochfrequente Geräusche können an die Ohren des Fötus Ohr gelangen. Er begründete diese Hypothese mit der Beobachtung, daß der Fötus auf mittlere und hohe Frequenzen lebhaftere motorische Reaktionen zeigte als auf tieffrequente Geräusche, die nach Tomatis' Beobachtungen eher beruhigend wirken. Seine Meßergebnisse schienen diese Hypothese zu bestätigen. Tomatis arbeitete daraufhin mit gefilterten Klängen und mit gefilterter Sprache (bei Kindern mit der Sprache der Mutter) und entdeckte eine heilende Wirkung bei Hörgeschädigten und Sängern mit Stimmstörungen. Als diagnostische Grundlage diente ihm der Hörtest. Aus der Form der Hörschwelle glaubte er Zusammenhänge mit Stimmstörungen erkennen zu können. In der Art und Weise der Filterung von Musik richtete er sich nach den kleinen Schwankungen in der Hörschwelle, die anderen Diagnostikern als normal und durch unterschiedliche Aufmerksamkeit bedingt erscheinen. Er nannte sie »distorsions audiométriques«. Einen eher glatten Verlauf der Hörschwellenkurve hielt er für zu flach und leitete daraus einen Mangel an Diskrimination und musikalischem Verständnis ab (vgl. Auriol, 1994). In der Diagnostik nach Tomatis ist ferner das Auffinden einer Diskrepanz zwischen der Luftleitungs- und der Knochenleitungshörschwelle wesentlich.

Viele Jahre später mußte Tomatis jedoch erkennen, daß die wissenschaftliche Grundlage seiner Therapie, bedingt durch technische Meßfehler, auf tönernen Füßen stand: Tatsächlich hört der Fötus in der Gebärmutter bevorzugt tiefe Frequenzen, z. B. den Puls der Hauptschlagader der Mutter und die Darmgeräusche und auch tieffrequente Außengeräusche. Hochfrequente Töne und Geräusche, die doch später in der Sprachentwicklung so entscheidend sind, werden erstmals vom Neugeborenen, also nach der Geburt, erlebt. Bis heute aber bleibt die aus der Erfahrung von Tomatis und Bérard gewonnene Erkenntnis, daß die hohen Frequenzen therapeutisch nützlich sein können.

Letztlich beruhen die Effekte sowohl von Hörtraining als auch von Klangtherapie auf drei Wirkprinzipien: der Hochtonfilterung, der Lateralisation und der Sprach-Rückkopplung. Ungeachtet der jeweiligen theoretischen Konzepte liegen die Unterschiede zwischen den Methoden im wesentlichen in der Kombination der drei Grundprinzipien und in der technischen Durchführung. Ich werde wegen der Ähnlichkeit in der Praxis im Folgenden die Begriffe *Hörtraining* und *Klangtherapie* synonym benutzen.

11.1.1 Hochtonfilterung

Bei der Hochtonfilterung hört das Kind Musik oder Sprache, in der hauptsächlich das Frequenzspektrum (z. B. durch High-Extension und Hüllkurvenmodulation) und die Lautstärke verändert werden. Als *Am-*

plitudenmodulation wird eine periodische Änderung der Amplitude von Schallereignissen bezeichnet. Die Tonhöhe bleibt gleich, aber die Lautstärke schwankt um einen Mittelwert. Vereinfacht könnte man im Sinne von Tomatis sagen, daß die tiefen Frequenzen weggelassen und die hohen Frequenzen verstärkt werden. Tomatis schrieb den tiefen Tönen in der subjektiven Empfindung eine lähmende Wirkung und den hohen Tönen eine Sensibilisierung und Verstärkung von Energie zu.

Technisch wird die Hochtonfilterung durch verschiedene Hochpassfilter oder durch einen Hüllkurvenmodulator bewerkstelligt, mit dem die Obertöne verstärkt werden. Die hochfrequenten Musikpassagen werden entweder über einen Zufallsgenerator eingestreut (sind somit für den Patienten nicht vorhersehbar) oder können rhythmussynchron oder bei raschem Wechsel der Klangdynamik erzeugt werden. Sie sind für den Hörer gerade noch wahrnehmbar und beim Hören über einen längeren Zeitraum durchaus anstrengend. Lautstärke, Darbietungsintensität und Darbietungshäufigkeit sowie das Frequenzspektrum sind variable Größen, die individuell für den Patienten eingestellt werden. Man kann den technischen Effekt auch als *Hochfrequenzfilterung* bezeichnen. In einzelnen Verfahren können hohe und tiefe Frequenzen getrennt über Bandpassfilter beschnitten werden. In der Behandlungsform von Tomatis, Bérard und Auriol werden zunächst diejenigen Frequenzen in der zu hörenden Musik verstärkt bzw. abgeschwächt (Auriol sagt »homöopathisch«), die in der Hörschwellenkurve des Patienten schlechter gehört werden. Läßt man das Kind nicht Musik, sondern die eigene, über Mikrofon aufgenommene Sprache hören und filtert diese Sprache, so werden niedrigfrequente Formanten natürlich gelöscht, die höherfrequenten Formanten werden hingegen verstärkt. Man kann die Hochfrequenzverstärkung entweder unspezifisch und breit durchführen oder gezielt auf die Formantfrequenzen bestimmter Konsonanten, die das Kind schlecht versteht, abstimmen. Die Hochtonfilterung ist besonders bei Hyperakusis, bei Störungen der zeitlichen Verarbeitung und bei Lautdiskriminationsstörungen wirksam.

11.1.2 Lateralisation

Lateralisierung bedeutet, daß die Musik durch beidohrige Lautstärkeveränderungen in einem langsamen Rhythmus von einem Ohr zum anderen wandert. Hierdurch wird das beidohrige Hören verbessert. Auch die phonematische Aufmerksamkeit und die Lautdiskrimination lassen sich durch Hören von lateralisierter Musik verbessern. Eine Kombination aus Lateralisation und Hochtonfilterung verstärkt den therapeutischen Effekt wesentlich. Bei den meisten Geräten kann man die Verweildauer der Musik auf einem Ohr und die Wandergeschwindigkeit vom einen Ohr zum anderen individuell einstellen. Bei CDs mit lateralisierter Musik, die im Klangstudio hergestellt wurden, sind diese Kenngrößen natürlich nicht veränderbar.

In einzelnen Verfahren wird als Therapieziel formuliert, eine auditive Dominanz (»Ohrigkeit«) herzustellen. Dies soll durch unterschiedliche Verweilzeiten der Musik z. B. auf dem rechten Ohr oder durch unterschiedliche Lautstärkepegel erreicht werden. Die Fragwürdigkeit dieses Vorgehens wird aus den Darstellungen im Kapitel über Lateralisation (Kap. 2.5) deutlich: Zum einen ist es mit den Ergebnissen des dichotischen Hörtests oder eines Lautunterscheidungstests nicht möglich, eine eindeutige Dominanz eines Ohrs festzustellen, zum anderen hat zwar die überwiegende Mehrheit der Kinder ihr dominantes Sprachzentrum im linken Schläfenlappen, dies gilt aber eben nicht für alle Kinder. Insofern ist ein Vorgehen, das für alle Patienten gleich ist, für eine Minderheit potentiell schädlich. Außerdem bleibt fraglich, ob eine genetisch veranlagte Links- oder Beidohrigkeit durch ein Therapieverfahren auf eine Rechtsohrigkeit »umgepolt« werden kann oder ob wir mit einem solchen Versuch nicht auch Schaden anrichten können.

11.1.3 Sprach-Feedback

Die Rückkopplung der eigenen Sprache über Mikrofon und Kopfhörer ist nur in bestimmten Formen des Hörtrainings möglich. Sie erweist sich als besonders hilfreich in der Behandlung von verschiedenen Sprachentwicklungsstörungen und in der Behandlung von auditiven Anteilen von Legasthenie. Ich sehe die Einbeziehung von Sprache – soweit die Kinder sprechen können – in vielen Fällen als einen wichtigen Therapiefaktor an, da aus der Hirnphysiologie der Sprachverarbeitung klar wird, daß Musik und Sprache teilweise in verschiedenen Hirnarealen verarbeitet werden. Vor allem die direkte Rückkopplung der ins Mikrofon gesprochenen Sprache bringt einen starken Lerneffekt für Stimmlage, Satzmelodie und die Sprachrhythmik mit sich. Läßt man zudem im Hintergrund gefilterte und lateralisierte Musik laufen, wird die Störschall-Nutzschall-Filterfähigkeit geübt.

11.2 Indikationen für Hörtraining und Klangtherapie

Welche Funktionsstörungen und Erkrankungen sollen nun mit den Methoden des Hörtrainings und der Klangtherapie angegangen werden, welche Indikationen hat diese Therapieform? In Hinblick auf die Therapieindikationen möchte ich noch einmal betonen, daß ein Hörtraining nur dann durchgeführt werden sollte, wenn eine Störung diagnostiziert werden konnte und wenn alltagsrelevante Beeinträchtigungen bestehen.

In unserer klinischen Arbeit haben sich folgende Krankheiten und Wahrnehmungsstörungen als wichtigste Indikationen erwiesen:

1. Auditive Wahrnehmungsstörungen
- Lautunterscheidungsstörungen;
- Störung des dichotischen Hörens;
- Störung der Störschall-Nutzschall-Filterfähigkeit;
- auditive Anteile von Legasthenie.

2. Sprachentwicklungsstörung
- Artikulationsstörungen, als Ergänzung in der Sprachtherapie;
- Sprachentwicklungsstörungen bei Zustand nach frühkindlichen Hörstörungen;
- Sprachstörungen bei angeborenen oder erworbenen Hörstörungen;
- Sprachanbahnung bei Sprachentwicklungsverzögerung;
- Sprachanbahnung bei Wortfindungsstörungen.

3. Hyperakusis (Hörüberempfindlichkeit)
- Familiäre auditive Hypersensibilität;
- Hyperakusis bei Autismus-Syndrom;
- Hyperakusis bei Williams-Beuren-Syndrom;

- Hyperakusis nach erworbenen Hirnschädigungen (Traumafolge, spastische Zerebralparese, apallisches Syndrom);
- psychische und soziale Sekundärsymptome der Hyperakusis.

4. *Störungen der auditiven Aufmerksamkeit*

5. *Leichte Innenohrschwerhörigkeit (?)*

In einzelnen Fällen haben wir auch Patienten mit angeborener oder erworbener Innenohrschwerhörigkeit mit Hörtraining behandelt. Bei einzelnen Patienten mit an Taubheit grenzender Innenohrschwerhörigkeit ließ sich keine Verbesserung der Hörfähigkeit erzielen. Vor allem bei Kindern, die leichte oder mittelschwere Innenohrschwerhörigkeiten oder Schwerhörigkeiten in einem schmalen Frequenzspektrum haben, verbesserte sich die Hörschwelle scheinbar um 10–15 dB. Wir glauben aber nicht, daß das Hörtraining wirklich eine Innenohrschwerhörigkeit lindern kann. Eher läßt sich eine Verbesserung des Hörens durch eine Verbesserung der Wahrnehmung der grenzwertig leisen Töne erklären. Man muß also betonen, daß das Hörtraining keine Therapie der Schwerhörigkeit, sondern eine Therapie der Hörwahrnehmung ist.

Wann soll man kein Hörtraining durchführen? Die einzige Kontraindikation für ein Hörtraining ist eine nicht gut medikamentös einstellbare Epilepsie. Sonst kann ein Hörtraining nicht schädlich sein. Als eine Therapie bei allgemeinen schulischen Lernschwächen ist das Hörtraining nicht geeignet. Dies ist das Ergebnis einer zweijährigen Studie mit lernschwachen Kindern, die eine Tomatis-Therapie erhielten (Kershner et al., 1990). Diese Ansicht deckt sich auch mit unseren Erfahrungen.

11.3 Neuropsychologische Grundlagen

Wie wir oben gesehen haben, beginnt der Verarbeitungs- und Wahrnehmungsprozeß bereits im Sinnesorgan selbst, nämlich im Innenohr. Eine erste Rückkopplungsschleife gibt es auf der Ebene zwischen der Kochlea und dem gegenüberliegenden Olivenkern (Nukleus olivaris). In diesem Regelkreis werden erste Grundlagen für Klang- und Lautunterscheidung und für die Lautstärkeempfindung gelegt. Zusätzlich gehen von den auditiven Verknüpfungszentren des Stammhirns Bahnen aus, die die Spannung der Gehörknöchelchen und des Trommelfells über den Stapedius-Reflex und den M. tensor tympani regulieren.

Die sogenannten äußeren Haarzellen des Innenohrs leisten einen wichtigen Beitrag zur Phonemdifferenzierung und zur Lautstärkewahrnehmung, indem sie aktiv ihre Form verändern und so die Wanderwelle im Innenohr beeinflussen. Wir haben in Kapitel 1.1 gesehen, daß die Steuerung der äußeren Haarzellen durch den Olivenkern einerseits eine frühe Rückkopplung in wichtigen Teilbereichen der Hörwahrnehmung erlaubt. Andererseits zeigt die Hörschwelle die Funktionsfähigkeit des Innenohrs an und gibt auch ein Abbild der Regulationsmechanismen zwischen Innenohr und Stammhirn. Die Stimulation mit hohen Frequenzen scheint die Funktion dieser basalen Rückkopplungsschleife zu verbessern.

Bereits Blauert (1974) hat darauf hingewiesen, daß es in der beidohrigen Hörverarbeitung darauf ankommt, die einzelnen Ereignisanteile zu identifizieren und ihr jeweiliges Verhalten zu analysieren. Er betont, daß sich die Aufmerksamkeit bei einem Wechsel der Hörrichtung rasch auf neue Hörereignisse zentriert. Hier gibt es also Hinweise für die Wirkung lateralisierter Musik und Sprache auf die auditive Aufmerksamkeit.

Ferner scheint ein Hörtraining dann besonders wirksam zu sein, wenn nicht nur langsam sich einschwingende Signale (Musik) angeboten werden, sondern auch Klänge mit raschem und prägnantem Lautheitsanstieg, eventuell auch ein Mix aus silben- bzw. sprachähnlichen Geräuschen (Spreng, 2001). Schließlich ist es für ein Hörtraining wichtig, wenn die natürlichen Störgeräusche nachgestellt werden. So wirkt der Sprache unterlegte Musik sich als ein wichtiges Trainingsmoment aus: In diesem Fall wirkt die Musik als Störgeräusch, und das Kind muß seine eigene Sprache aus der Musik »heraushören«. Im Laufe des Trainings können Musik- und Sprachlautstärke so verändert werden, das sich die Musiklautstärke der Sprachlautstärke immer mehr angleicht. Die Musik macht also eine immer genauere Filterfunktion notwendig.

Erstaunliche Verbesserungen der Hörschwelle zeigen sich im Verlauf des Hörtrainings gerade auch bei denjenigen Kindern, die aufgrund anhaltender oder wiederholter frühkindlicher Mittelohrentzündungen oder Paukenhöhlenergüsse Mittelohrschwerhörigkeiten erlitten. Diese Kinder sind besonders dann, wenn eine familiäre Veranlagung zu Sprachentwicklungsstörungen besteht, sehr anfällig für die Entstehung zentraler Hörstörungen. Sie weisen nicht selten als nachweisbares Relikt der Entzündungen eine leichte Innenohrschwerhörigkeit im Hochtonbereich auf. Meistens besteht bei ihnen eine Lautdifferenzierungsstörung, vor allem bei Konsonanten mit hochfrequenten Anteilen (/f/, /s/) oder wenn bestimmte Konsonanten in der Wortmitte leise ausgesprochen werden (/p/, /h/, /g/) (Moore, 1990; Tharpe u. Bess, 1991; Zargi u. Boltezar, 1992; Arcia u. Roberts, 1993; Margolis et al., 1993; Plath, 1994; Downs, 1995).

Ganz besonders auch leiden diese Kinder, die am Ende des ersten Lebensjahrs und im zweiten Lebensjahr Mittelohrerkrankungen hatten, in hohem Maße an nachteiligen akustischen Umgebungsbedingungen, wie sie z. B. in Kindergarten- und Schulräumen mit schlechter akustischer Isolation entstehen (Crandell, 1994). Wird der Schall ohne wesentliche Absorption an verschiedenen Flächen reflektiert, so entsteht eine Streuung, die als *Nachhall* bezeichnet wird. Längerer Nachhall bedingt eine Verlängerung der Spektralenergie von vokalischen Phonemen, die dann benachbarte Konsonanten maskieren können. Solche Raumstörgeräusche und eine ungünstige Schallausbreitung führen bereits bei unbeeinträchtigten Kindern zu einer Einschränkung der Sprachwahrnehmung um 10–30%. Kinder mit zentraler Hörstörung sind um so stärker betroffen.

Solche Phänomene sind nicht leicht zu objektivieren. Eltern und Lehrer beobachten oft deutliche Verbesserungen der Aufmerksamkeit und der Filterfähigkeit von Stör- und Nutzschall bei den Kindern, die mit Hörtraining behandelt wurden.

11.4 Formen des Hörtrainings

Sobald ein Kind sprechen kann, sollten nicht nur einzelne Komponenten des Hörtraigns (z. B. nur ein Lateraltraining) durchgeführt werden. Aus der beruflichen Erfahrung wissen wir zwar, daß die drei oben angegebenen Teilmethoden des Hörtrainings (Kap. 11.1) unterschiedliche Bereiche der auditiven Wahrnehmung ansprechen, eine wissenschaftliche Untersuchung steht aber noch aus. Die Tabelle auf S. 196

Hochtonfilterung	Lautunterscheidung
	Störschall-Nutzschall-Filterfähigkeit
	Geräuschüberempfindlichkeit
	Tonhöhenunterscheidung
	Zeitliche Verarbeitung
Lateralisation	Räumliches/dichotisches Hören
	Auditive Aufmerksamkeit
Sprach-Feedback	Lautunterscheidung
	Auditive Aufmerksamkeit
	Tonhöhenunterscheidung

zeigt, welche Funktionen der Wahrnehmung durch ein Hörtraining beeinflußt werden können:

Das auditive Gedächtnis läßt sich durch das Hörtraining allenfalls indirekt verbessern. Alle anderen Funktionen sind vor, während und nach dem Hörtraining zu überprüfen. Eine gute Diagnostik soll uns in Abständen darüber informieren, ob eine Fortsetzung oder Wiederholung dieser Therapie sinnvoll ist.

Das Hörtraining ist in der Regel mit der Nutzung eines Gerätes verbunden, das zwischen eine Tonquelle (CD-Player) und einen Kopfhörer geschaltet wird. Solch ein Gerät stellt die Filterung und Lateralisation her. Gute Geräte haben ferner einen Mikrofon-Anschluß, so daß das Kind auch seine eigene Sprache und die Sprache des Therapeuten oder Elternteils verstärkt hören kann. Manche Geräte bieten schließlich auch die Möglichkeit, einen zweiten Kopfhörer anzuschließen, über den der Therapeut oder Vater bzw. Mutter mithören kann. Die Nutzung eines Kopfhörers ist notwendig, da die Musik über Lautsprecher ihre Filterung und Lateralisierung im Raum verliert. Ohrstecker oder Walkman-Kopfhörer sind für das Hören schädlich und dürfen folglich auch nicht im Hörtraining benutzt werden. Als Tonquelle nutzen wir ausschließlich CDs, weil Kassetten in der Regel die hohen Frequenzen, die wir für die Therapie brauchen, nicht aufnehmen. Ein Überspielen der Therapiemusik auf Kassetten ist daher sinnlos.

Die Lautstärke muß beim Hörtraining unter Berücksichtigung der Unbehaglichkeitsschwelle eingestellt werden. Zu Beginn soll die Musiklautstärke 50–60 dB nicht übersteigen. Nach ein bis zwei Wochen kann man die Lautstärke unter Berücksichtigung der Empfindung des

Kindes bis auf 70 dB steigern. In den Phasen, in denen das Kind gleichzeitig spricht, wirkt die Musik als hinterlegtes Störgeräusch. Deshalb muß die Mikrofonlautstärke so reguliert werden, daß das Kind sich gut aus der Musik heraus versteht. Im Laufe der weiteren Therapie werden Musik- und Sprachlautstärke immer weiter einander angenähert. So erreichen wir eine Verbesserung der Störschallfilterfähigkeit.

In der Praxis haben sich vier Formen des Hörtrainings bewährt. Jede von ihnen ist möglich, muß aber – wie jede andere Therapie auch – an die Bedürfnisse des Kindes und an die Möglichkeiten der Familie angepaßt werden. Zur Verlaufsbeobachtung und zur Einschätzung des Therapieerfolgs ist vor Beginn und am Ende des Hörtrainings eine Verlaufsdiagnostik notwendig. Wenn die Möglichkeit besteht, sollten diejenigen Wahrnehmungsfunktionen, die bei der Eingangsuntersuchung als abnorm bewertet wurden, vor Beginn des Hörtrainings noch einmal überprüft werden. Dieses Vorgehen erlaubt eine Einschätzung der individuellen Variabilität der Testergebnisse, meist bedingt durch unterschiedliche Aufmerksamkeit und Kooperationsbereitschaft des Kindes. Mit diesem Vorgehen erhalten wir eine Art Ist-Linie, die eine klarere Abgrenzung zum Soll (Normbereich) ermöglicht. Bei einer dritten Untersuchung nach Beendigung der Wahrnehmungstherapie läßt sich dann der Therapieerfolg um so sicherer abschätzen. Schließlich hängt von diesem Ergebnis auch ab, ob die Therapie später noch einmal erfolgversprechend wiederholt werden sollte. Denn wie bei allen anderen Therapien ist es auch bei der Wahrnehmungstherapie so, daß der Therapieeffekt nach drei bis sechs Monaten etwas nachgibt und durch eine Wiederholungsphase gefestigt werden muß.

11.4.1 Intensivhörtraining

Unter Intensivhörtraining verstehen wir ein Hörtraining, bei dem das Kind innerhalb von zwei Wochen täglich zwei Therapiestunden hat, je eine Stunde vormittags und eine Stunde nachmittags, im Abstand von mindestens drei Stunden. Der Vorteil dieser Therapieform liegt in der Intensität der Behandlung und der Zuwendung sowie in der Möglichkeit, die Eltern optimal miteinzubeziehen. Diese Therapieform gibt wie keine andere die Gelegenheit, das Kind sehr intensiv im Tagesablauf zu beobachten und begleitende Maßnahmen zu ergänzen. Sie läßt sich auch mit einer intensiven logopädischen Behandlung verbinden. Das Intensivhörtraining ist besonders bei Kindern mit schweren Sprachentwicklungsstörungen, bei Kindern mit schwerer Legasthenie und bei Kindern mit Autismus angezeigt.

Rimland (Rimland u. Edelson, 1995) fand in einer Pilotstudie, daß autistische Kinder nach einem Hörtraining im Gespräch besser zuhören und Sprache verstehen konnten. Ein spezifischer Effekt auf die Geräuschüberempfindlichkeit ließ sich quantitativ jedoch nicht nachweisen. Einer unserer Patienten schrieb nach dem Hörtraining: »Immer mehr höre ich besser, was ihr fragt und sagt.« Er sei »nicht mehr ängstlich«, wenn »ringsherum unruhig viele Geräusche mich plagen. Ich lasse Kinder gerne bei mir sein, weil sie mir im Kopf keine Schmerzen bereiten.«

11.4.2 Heimtraining

Das Heimtraining ist der »goldene Mittelweg« jeden Hörtrainings. Zwar kann man der Familie nicht das hochwertige und kompliziert zu bedienende Therapiegerät der Klinik oder der Praxis mit nach Hause geben. Vereinfachte Geräteversionen mit hoher Benutzerfreundlichkeit ermöglichen es jedoch, die Eltern in kurzer Zeit in die Bedienung einzuweisen. Der große Vorteil dieser Therapieform ist die häufige Anwendung und damit die Möglichkeit zu zahlreichen Wiederholungen. Das Heimtraining bietet die Möglichkeit, die Intensität der Filterung und die Geschwindigkeit der Lateralisation dem Kind anzupassen und eine längere Eingewöhnungsphase zu nutzen. Der Nachteil des Heimtrainings sind die Kosten, die auf die Eltern zukommen. Die Kosten für die Anschaffung eines Gerätes werden bislang selten von den Krankenkassen erstattet. Sie sind zu mindern, wenn die Eltern ein Gerät vom Hersteller oder von einem Praxisinhaber leihen können.

11.4.3 Hörtraining in der Praxis

Als Ergänzung zur logopädischen Behandlung oder zur pädagogischen Förderung kann das Hörtraining auch in einer Therapiestunde eingesetzt werden. Um eine ausreichende Wiederholungshäufigkeit zu erreichen, sollten solche Therapiestunden zweimal wöchentlich stattfinden.

11.4.4 Hörtraining in der Schule

Über die Anwendung in einer Schule für Sprachbehinderte und in einer Förderschule haben Jokusch (1997) und Hansen-Ketels (1997) berichtet. Inzwischen liegen aber auch Erfahrungen aus Regelschulen vor. Offensichtlich kann das ergänzende Hören mit dem Hörtraining eine verbesserte Aufmerksamkeit der Schüler und Verbesserungen in der Lautunterscheidung und im dichotischen Hören bewirken.

11.4.5 Hörtraining mit einer Klangtherapie-CD

Diese Therapieform ist besonders einfach durchführbar. Klassische Musik oder Aufnahmen von Naturgeräuschen werden in einem Tonstudio bearbeitet (gefiltert und evtl. lateralisiert) und auf CD gebrannt. Diese Musik kann dann zu Hause mit einem CD-Player abgespielt und mit einem Kopfhörer gehört werden. Gegenüber einem Therapiegerät sind solche CDs (Sonas media, Soundlife) billiger und der Gebrauch kann den Eltern leicht erklärt werden. Ein Merkblatt (siehe »Arbeitsmaterial, Adressen«) erleichtert den Eltern das Verständnis. Die Nachteile einer solchen Behandlung sind:

1. Die Musik ist über längere Zeit immer die gleiche und wird vielen Kindern nach wenigen Wochen langweilig.
2. Die Einstellung von Filterung und Lateralisation bleibt immer gleich. Es werden zwar verschiedene Intensitäten an Filterung und Bearbeitung angeboten, allerdings müssen dann auch mehrere CDs gekauft werden.
3. Die Möglichkeit, ein Mikrofon anzuschließen und gleichzeitig eine Sprachrückkopplung zu machen, entfällt bei den CDs.

Wir wenden CDs an:

- bei Kindern mit weitgehend isolierten Einzelsymptomen, besonders bei einer isolierten Hyperakusis ohne andere wesentliche Beeinträchtigungen der auditiven Wahrnehmung;
- bei Kindern, die sich erst an Kopfhörer und an das regelmäßige Hören von Musik gewöhnen müssen;
- bei Kindern, deren Eltern skeptisch sind und die dieses niedrigschwellige Therapieangebot leichter akzeptieren als den höheren finanziellen und zeitlichen Aufwand, den ein apparatives Hörtraining mit sich bringt.

11.5 Durchführung des Hörtrainings

Beim Heimtraining und bei der Therapie mit Hörtraining-CDs bevorzugen wir eine »Blocktherapie«, d.h. eine Therapiedauer von 10–12 Wochen. Dies hat den Vorteil, daß das Kind und die Eltern einen überschaubaren Zeitrahmen mit einem definierten Therapieende vor sich sehen. Erweist sich in der Verlaufsdiagnostik, daß die Therapie erfolgreich war, so ist darüber zu entscheiden, ob man den Therapieblock nach 6–12 Monaten wiederholt oder ob man auf eine Langzeitbehandlung (zweimal wöchentlich) hinaus will. Die Entscheidung hängt meistens vom Temperament des Kindes ab. Man sollte mit den Eltern Vereinbarungen treffen, zu welcher Zeit und Gelegenheit die Behandlung in den Alltag integriert werden kann.

Als Musik eignet sich Musik des Barock und der Klassik, besonders mit hochfrequenten Instrumenten (Flöte, Oboe, Klarinette, Violine), Volksmusik, Walzer, Folklore, Kinderlieder, Chormusik. Nicht geeignet sind Rock, Techno und andere Musik mit starker Betonung der tiefen Frequenzen, Musik mit Schlagzeug, reine Klavier- oder Gitarrenmusik und Musik, bei der man ausschließlich Männerstimmen hört. Die Dynamik der Musik muß auf das Wesen des Kindes abgestimmt sein. So ist es zumeist falsch zu glauben, man könne ein unruhiges Kind mit einer langsamen und besinnlichen Musik zur Ruhe bringen oder ein ruhiges oder ein undynamisches Kind mit temperamentvoller Musik aufwecken. Im Gegenteil: solch ein Denken führt bei den Kindern meist zur Ablehnung. Ein energiegeladenes Kind fühlt sich in der Regel bei schneller, dynamischer und rhythmisierter Musik wohler. Modifikationen sind erst im Laufe der Therapie möglich, dann vielleicht auch für das Kind hilfreich. Viele Kinder werden im Nebeneffekt erstmals für klassische Musik sensibel. Eine CD mit klassischer Musik, die Kindern gefällt (»Die vier Jahreszeiten« von Vivaldi, »Die kleine Nachtmusik« oder das Klarinettenkonzert von Mozart), ist fast in jeder Stadtbücherei oder bei Bekannten und Freunden auszuleihen. Manche Kinder lernen erstaunlicherweise binnen kurzem auch gregorianische Kirchenmusik oder Volkslieder schätzen. Zu Kinderliedern können sie gerne auch bei eingeschaltetem Mikrofon mitsingen.

Beim Heimtraining empfiehlt sich eine Eingewöhnungsphase, in der die Kinder nur der Musik lauschen und in der die Lateralisationsgeschwindigkeit und die Hochtonfilterung langsam gesteigert werden.

Diese Phase dauert in der Regel vier Wochen. Danach folgt eine Phase von sechs bis acht Wochen, in der das Kind:

- 5–10 Minuten der Musik lauscht,
- dann ebenso lang bei fortlaufender Musik mitsingt,
- Sprachübungen durchführt oder
- mit der Mutter/dem Vater spricht oder spielt.

Am Ende einer längeren Therapiesequenz kann dann noch einmal eine reine Lauschphase von 5–10 Minuten stehen.

Bei Schulkindern ist es sinnvoll, das laute Lesen in das Hörtraining einzubeziehen, bei Kindern mit LRS auch die Übungen zum Schreib-Leseaufbau (siehe Kapitel 7). Der Therapeut oder der Elternteil, der das Hörtraining begleitet, soll das Kind in den Phasen des aktiven Sprechens viel sprechen lassen. Das Kind erhält dadurch sehr intensive Wahrnehmungsrückmeldungen. Auch an dieser Stelle muß noch einmal betont werden, daß das Hörtraining für sich allein keine Therapie einer Lese-Rechtschreibschwäche darstellen kann. Vielmehr ist das Hörtraining hier ein Therapiebaustein. Eine Verknüpfung mit visuellen Lernstrategien oder rhythmischen Bewegungsmustern ist immer notwendig.

Als Übungen mit Mikrofon und Kopfhörer empfehle ich:

- Kind hört Text/Sprache der Therapeutin/des Therapeuten, Mutter, der Lehrerin/des Lehrers;
- Kind hört die eigene Stimme beim Sprechen oder Singen;
- Schulkind liest mit;
- Kind hört die eigene Stimme und gleichzeitig die Musik;
- Kind hört Musik;
- Kind hört im Fremdsprachenunterricht sich selbst oder (ausnahmsweise vom Tonband) einen fremdsprachlichen Sprecher.

Folgende Übungen aus der logopädischen Therapie oder der sprachheilpädagogischen Arbeit sind sinnvoll:

- Hören, ob ein bestimmter Laut in dem Wort vorkommt (Laut-im-Wort);
- Erkennen eines bestimmten Anlauts oder Auslauts;
- Reimpaarerkennung, Reimbildung;
- Lautanbahnung, Lautintegration;

- Wörter rhythmisiert klatschen oder sprechen;
- mit Mutter/Therapeutin gleichzeitig lesen;
- bestimmte Laute, Silben oder Endungen in einem Wort suchen oder erkennen;
- Wort- oder Silbenketten bilden oder nachsprechen;
- Memory oder Buchstabenlotto;
- aus einem Satz oder einer Geschichte ein bestimmtes Wort heraushören.

11.6 Wirkungsnachweis

Die Wirksamkeit des Hörtrainings oder anderer Methoden der Wahrnehmungstherapie ist bislang nie durch Studien belegt worden, allenfalls durch gut dokumentierte Kasuistiken (Musiek u. Schochat, 1998). Solange diese Therapieform nicht anerkannt ist, muß es uns eine Verpflichtung sein, die Eingangs- und Verlaufsdiagnostik besonders exakt und ausführlich durchzuführen und zu dokumentieren. Wir müssen auch weitere Erfahrungen sammeln und die Indikation für eine Wiederholungsbehandlung gewissenhaft überprüfen, damit wir gegenüber dem Kostenträger über fundierte Argumente verfügen.

Arbeitsmaterial, Adressen

Test- und Therapiematerial			
Material	**Inhalt**	**Autor**	**Hersteller/Adresse**
WESTRA-CD Nr. 1	Sinustöne und Schmalbandrauschen, Freiburger Sprachtest		Westra Electronic, Hettlinger Str. 5, D-86637 Wertingen, Tel. 08272-99960, Fax 08272-999666-1376
WESTRA-CD Nr. 6	Sprachsimulierendes Rauschen		
WESTRA-CD Nr. 5	Dichotischer Test nach Uttenweiler und Feldmann		
WESTRA-CD Nr. 4	Terzrauschen, Mainzer Kindertest, Göttinger Kindersprachtest		
WESTRA-CD Nr. 7	Würzburger Hörfeld-Skalierung		
WESTRA-CD Nr. 18	Hannoverscher Lautdiskriminationstest mit/ohne Störgeräusch, Hörtest mit zeitkomprimierter Sprache, binaurale Summation, Hörgedächtnisspanne		
WESTRA-CD Nr. 19	Heidelberger Lautdifferenzierungstest		
AUDIVA: Test-CD, Hörtraining, OAV, Ordnungsschwelle, Brain-Fit, Buch-CDs	Lautdiskriminationstest mit/ohne Störgeräusch, dichotischer Hörtest, Mottier-Test, Rhythmus, Tonhöhe		AUDIVA (www.audiva.de), Behlenstr. 3/1, D-79400 Kandern-Holzen
CD Dyslexie und Hörlateralität	Wahrnehmungstrennschärfetest (nach Warnke)		AUDIVA (s. o.)
Fonofix	Tests: Lautstärken- und Tonhöhen-Unterscheidung, Gap-Detection, ein- und beidohrige Ordnungsschwelle	Burkhart Fischer www.optom.de	AG Hirnforschung, Hansastr. 9, D-79104 Freiburg
SCAN-Test	Dichotische Hörtests und Hochton-verstehen (Test nur in Englisch)		Psychological Corporation, 19500 Bulverde Road, USA-San Antonio, TX 78259
Testbatterie zur Aufmerksamkeits-prüfung (TAP)	Zahlreiche Subtests zur optischen, akustischen oder intermodalen Aufmerksamkeit	Psytest Vera Fimm Fimm.psytest@t-online.de	In den Heim-gärten 27, D-52134 Herzogenrath
Bielefelder Screening zur Früherkennung von Lese-Rechtschreib-schwierigkeiten (BISC)	Pseudowörter nachsprechen, Silben segmentieren		Testzentrale Göttingen (www.test zentrale.de), Robert-Bosch-Breite 25, D-37079 Göttingen (testzen-trale@hogrefe.de)
Heidelberger Sprachentwicklungs-test (HSET)	Textgedächtnis		
Psycholinguistischer Entwicklungstest (PET)	Laute verbinden, Wörter ergänzen, Zahlen nachsprechen		
Diagnostisches Inventar auditiver Alltagshandlungen (DIAS)	Körpergeräusche, Geräusche suchen, Busfahren, Telefon, Morgensituation (Alltagssituationen, auch auf Kasette, zur Diagnostik und für den Förder-unterricht)	D. Eggert, T. Peter	verlag modernes lernen (www.verlag-modernes-lernen.de) Hohe Straße 39, 44139 Dortmund

Test- und Therapiematerial Fortsetzung

Material	Inhalt	Autor	Hersteller/Adresse
Auditive Verarbeitungs- und Wahrnehmungsstörungen bei Schulkindern	Diagnostik und Therapiebausteine, Elternberatung, Arbeitsblätter	A. Nikisch, D. Heber, J. Burger-Gartner	
Der Rundgang durch Hörhausen	Erhebungsverfahren zur phonologischen Bewußtheit	S. Martschinke, E.-M. Kirschhock, A. Frank	Auer-Verlag, Postfach 1152, 86601 Donauwörth
Samonas Klangtherapie	Lateral-CDs	I. Steinbach	Lambdoma Sonas Media, Grabenstr. 41 a, D-45964 Gladbeck
Passt Fast	Minimalpaar-Sammlung mit Bildkarten		Trialogo (www.trialogo.de), PF 102117, D-78421 Konstanz
Hören, lauschen, lernen	Würzburger Trainingsprogramm zur Vorbereitung auf den Erwerb der Schriftsprache (ISBN 3-525-45835-5)		Verlag Vandenhoeck & Ruprecht
Leichter lesen und schreiben lernen mit der Hexe Susi	Übungen und Spiele zur Förderung der phonologischen Bewußtheit		Auer-Verlag, Postfach 1152, 86601 Donauwörth
Förderung der Phonologischen Bewußtheit zur Vorbeugung von Lese-Rechtschreibschwierigkeiten	• Übungskatalog für den Kindergarten und den Schulanfang • Arbeitsblätter (Kopiervorlagen)	Druckerei Joost Druckerei-Joost@web.de www.lernnetz-sh.de/foerdephon	Eckenförder Str. 239 24119 Kronshagen
Detektiv Langohr (Eltern-Version, Therapeuten-Version, CD-Rom und Hör-CD)	Geräusche erkennen, benennen, erinnern und lokalisieren Minimalpaare Konzentration Gedächtnis Instrumente aus Musik heraushören		Trialogo (s. o.)
Audio 1	Förderung der auditiven Wahrnehmung auf Geräusch- und Lautebene Lerne die Geräusche kennen Wettrennen Wer war zuerst? Was hörst du? Bringe die Tiere in den Käfig Entscheide, ob es stimmt Hören und suchen	Eugen Traeger www.etverlag.de	Hoher Esch 53, D-49504 Lotte
Hören – Sehen – Schreiben	Multimediales Schriftsprachtraining Hören und Schreiben Welches Wort stimmt? Bild zum Wort Bild zum Ton Sound- und Bild-Memory		
AudioLog 3.0	Förderung der auditiven Wahrnehmung auf Geräusch-, Laut-, Silben- und Wortebene: • Geräusche erkennen, Störgeräusch hinterlegbar • Gedächtnis, Signal-Rausch-Wahrnehmung, dichotisches Hören, Sequenzen, Laut-Buchstaben- und Bild-Wort-Zuordnung • Lautdiskrimination, große Minimalpaarsammlung		Flexoft (www.flexoft.de), Auf dem Tummelplatz 18, D-58239 Schwerte

Test- und Therapiematerial Fortsetzung

Material	Inhalt	Autor	Hersteller/Adresse
Würzburger Trainingsprogramm	Für Kindergärten, Vorschulen und Eingangsklassen: • Würzburger Trainingsprogramm zur phonologischen Bewußtheit – Lauschen, Reimen, Silbenanalyse und -synthese, Sätze, Wörter und Laute erkennen, Anlauterkennung	Laier und Becker (www.psychologie-multimedia.de, www.phonologische-bewusstheit.de)	Markgrafenstr. 5, D-69234 Dielheim
	• Würzburger Trainingsprogramm, erweitert um Buchstaben-Laut-Verknüpfung	ellen.roth@ nervenklinik. uni-wuerzburg.de	
Auditive Wahrnehmung und Sprache	Psychomotorische Entwicklungsförderung Unterrichtsentwürfe und Fördermaterial (ISBN 3-8080-0101-1)		verlag modernes lernen (www.verlag-modernes-lernen.de) Hohe Straße 39, 44139 Dortmund
Trainingsprogramm für fehlhörige Kinder	Buch und Tonbandkasette	Dipl.-Psych. Barbara Cramer	Am Ritterskamp 52, 40489 Düsseldorf
Reminder Training für Kinder mit Merkfähigkeitsstörungen	Vgl. in der Literatur: Muth et al., 2002	D. Muth, A. C. Lepach, D. Heubrock, F. Petermann	
Loto sonore des bruits familiers	Spiele zur Hörschulung. Bildkarten, Anleitung, Tonbandkasette mit 36 Geräuschen und Klängen in verschieden angeordneten Aufzeichnungen. Für Vorschulkinder, Sonderschulen, 1. und 2. Klasse Grundschule		Nathan, 9 rue Méchain, F-75014 Paris
Zauberhaus	Förderung von Vorschulkindern in Grundlagen der auditiven, visuellen und sprachlichen Fertigkeiten		Cornelsen-Verlag (www.cornelsen.de/ presse/prodinfo_NM/ zauberhaus.html), Verlagskontor, Kammerratsheide 66, D-33609 Bielefeld
IBM-Sprechspiegel III	Therapie von Sprachbehinderten, Hörbehinderten und Kindern mit schweren Wahrnehmungsstörungen. Visuelle Rückmeldung von Vokalen, Konsonanten, Lauten und Wörtern		CSEG (www.cseg.de/ ibmss3/ibm-sprechspiegel.htm), Ahornweg 9, D-89349 Burtenbach
Lärm & Gesundheit	Gesundheitserziehung: Materialien für die 5.–10. Klasse, mit Hörbeispielen auf CD. Für Lehrkräfte kostenlos bei der Bundesanstalt für Arbeitsschutz		Bundesanstalt für Arbeitsschutz, PF 170202, D-44061 Dortmund

www.bzga.de/bzga-stat/lug/inhalt.html

Bücher mit Liedern und Versen

Ilse Bilse. Zwölf Dutzend alte Kinderverse	A. Roscher, G. Zucker	ISBN 33580-1453-3	Kinderbuchverlag
Die Stadt der Kinder. Gedichte für Kinder	H.-J. Gelberg	ISBN 34077-8351-5	Beltz
Grosser Ozean. Gedichte für Kinder	H.-J. Gelberg	ISBN 34077-818-0	Beltz
Alte Kinderspiele neu entdecken	H. Langosch-Fabri	ISBN 34991-9537-2	Rororo
Schöne alte Kinderspiele	G. Dürr, M. Stiefenhofer	ISBN 38960-4458-3	Weltbild
Eins, zwei, drei, Tier	N. Budde	ISBN 38729-4827-X	Peter Hammer
In der Savanne	S. Naoura	ISBN 34110-8261-5	Meyers Lexikon
Die Maus, die hat Geburtstag heut	P. Maar	ISBN 37891-6855-6	Oetinger
Es klopft bei Wanja in der Nacht	R. Michl, T. Michels	ISBN 37707-6258-4	Ellermann
Hör mal zu, wer macht muuuh?	K. Reider, B. Jelenkovich	ISBN 38157-2122-9	Coppenrath
Wahrnehmungsförderung durch Rhythmik und Musik	S. Hirler	ISBN 34512-6623-7	Herder

Informative Web-Seiten

Auditive Wahrnehmungsstörung	www.myfloridaeducation.com/bin00014/y2001-9.pdf www.avws-bei-kindern.de www.lernnetz-sh.de/foerdephon www.sprachheilschule.ch www.ldonline.org/ld_indepth/process_deficit/adhdreport_capd.html
Hörtraining	www.audiva.de
Zeitliche Verarbeitung im auditorischen System	http://neuro.bio.tu-darmstadt.de/langner/langner.html
Link-Sammlung zu räumlicher Wahrnehmung	www.engr.sjsu.edu/duda/Duda.R.LWSS.html
Auditive Wahrnehmung und phonologische Bewusstheit bei LRS	www.kjp.uni-marburg.de/kjp/legast/for/papers/wahrne_d_audio.htm
Frühintervention bei Sprachentwicklungsverzögerung	www.kon-lab.com
Informationen und Tips bei Lernstörungen	www.lernfoerderung.de www.ldonline.org/ld_indepth/process_deficit/table_deficits.html
Musiktherapie (Universität Herdecke)	www.musictherapyworld.de
Grundlagen von Akustik und Psychoakustik	www.dasp.uni-wuppertal.de/audite
Lärm, Akustik in Schulen	www.dalaerm.de www.uni-oldenburg.de/psychologie/mub/meis.htm#pub

Materialien zur LRS-Förderung

Gero Tacke	Flüssig lesen lernen (Lehrerband, Schülerleseheft, Elternband) Klasse 1–2, 2–3, 3–4, 4–5	Auer Verlag Donauwörth Tel.: 0180-5343617 Fax: 0906-73177
Franz Xaver Müller	Trainingsprogramm für rechtschreibschwache Kinder (ISBN 3-7867-2017-7)	Matthias-Grünewald-Verlag, Mainz
Lisa Dummer-Smoch, Renate Hackethal	Kieler Leseaufbau Kieler Rechtschreibaufbau	Veris-Verlag, Kiel www.veris-direct.de/aframes.html
Hans-Joachim Michel	FRESCH – Freiburger Rechtschreibschule	AOL-Verlag
Rainer Dürre	Legasthenie – das Trainingsprogramm für Ihr Kind	Herder Verlag
Heiko Balhorn	Grundwortschatz Wortlisten (Trainingsprogramm mit Wörtern und Texten), Klasse 1–6	verlag für pädagogische medien (vpm) (www.verlagfuerpaedagogischemedien.de/angebot/angebot-bas.html), Unnastr. 19, 20253 Hamburg, Tel.: 040-4910218

Woran erkennt man eine Störung der auditiven Wahrnehmung?

Allgemeines Verhalten
- Unaufmerksamkeit
- Sprachverständnisprobleme bei normalem Hören
- Kurze Aufmerksamkeitsspanne
- Häufiges Nachfragen
- Schlechtes Zuhören
- Verlängerte Sprachverarbeitungszeit
- Sagt oft »eh?« oder »wie?«
- Schwierigkeiten im Verständnis komplexer Anweisungen
- Ablenkbarkeit

Lernprobleme
- Schlechtere Schulleistungen bezogen auf die Intelligenz
- Lese- und/oder Rechtschreibschwäche
- Sprachstörung
- Ungenaue oder verwaschene Artikulation
- Schwierigkeiten beim Notenlesen
- Schöpft sein kognitives Potential nicht aus
- Probleme in der Analyse von Geräuschen und Sprache
- Mißverständnisse in der Gruppe
- Langsame oder verzögerte Antworten
- Inadäquates Verhalten in der Klasse
- Wirkt verträumt
- Schwierigkeiten in Gruppensituationen

Sozialverhalten
- Soziale Isolation
- Verhaltensprobleme
- Versagensängste
- Verringertes Selbstwertgefühl

Auditive Merkspanne, auditives Kurzzeitgedächtnis
- Versteht längere Wörter schlecht
- Kann längere Sätze schlecht wiedergeben
- Kann nicht gut nacherzählen
- selten von Erlebnissen berichten
- Bildet kurze Sätze
- Kann nicht gut auswendig lernen

Richtungshören, beidohriges Hören
- Kann Geräusche schlecht lokalisieren (weiß nicht, aus welcher Richtung die Stimme, ein Geräusch kommt)
- Ist verwirrt, wenn mehrere Personen gleichzeitig sprechen

Lautunterscheidungsfähigkeit
- Verwechselt oft Buchstaben in der Aussprache
- Verwechselt Buchstaben beim Schreiben
- Kann vorgesprochene Wörter schlecht nachsprechen, besonders wenn bestimmte Mitlaute vorkommen

Geschwindigkeit der Hörverarbeitung
- Braucht länger zum Erfassen gesprochener Anweisungen als zur Erkennung von gesehenen Mustern oder Bildern
- Fragt oft nach, wenn es zu schnell geht
- Scheint eine »lange Leitung« beim Verstehen von Wörtern und Sätzen zu haben

Geräuschempfindlichkeit
- Beklagt sich über zu laute Geräusche, Musik oder Stimmen, wenn andere es noch als »ganz normal laut« empfinden
- Hält sich oft bei lauteren Geräuschen oder Unterhaltungen die Ohren zu oder möchte davonlaufen
- Findet es im Kindergarten, in der Schule, im Zirkus, auf dem Bahnhof zu laut

Filterfähigkeit
- Kann bei laufendem Radio oder in einer unruhigen Familie schlecht verstehen oder sich schlecht konzentrieren
- Bekommt nichts mehr mit, wenn zwei Personen oder mehr sich lebhaft und geräuschvoll unterhalten
- Beklagt sich, man könne im Unterricht nichts mehr verstehen, wenn die anderen Kinder unruhig seien/Autos draußen vorbeifahren
- Nimmt ungern an Gesprächen mit mehreren Kindern teil

Fragebogen zur auditiven Wahrnehmung und Sprachentwicklung
- **Beobachtungsbogen für Eltern**

Vorname, Name: Datum:
(des Kindes)

1. Gibt es Familienmitglieder, die Sprachentwicklungsstörungen hatten oder heute noch Sprachprobleme haben?	☐	☐	☐
2. Gibt es in der Familie Hörstörungen oder Schwerhörigkeit?	☐	☐	☐
3. Gibt es Familienmitglieder, die hörüberempfindlich sind?	☐	☐	☐
4. Hatte Ihr Kind Ohrenkrankheiten?	☐	☐	☐
5. Hatten Sie oder andere jemals den Verdacht, daß Ihr Kind nicht gut hört?	☐	☐	☐
6. Gibt es heute oder gab es früher gewisse Töne, die Ihr Kind hörte, bevor andere Menschen sie wahrnahmen?	☐	☐	☐
7. Scheint Ihr Kind gewisse Geräusche als störend oder schmerzvoll zu empfinden?	☐	☐	☐
8. Scheut Ihr Kind Gruppen wegen der Geräusche/des Lärms?	☐	☐	☐
9. Hat die Geräuschempfindlichkeit in den letzten Jahren abgenommen?	☐	☐	☐
10. Hat Ihr Kind Schwierigkeiten, Sprache in lauten oder hallenden Räumen zu verstehen?	☐	☐	☐
11. Hat Ihr Kind Schwierigkeiten, Sprache zu verstehen, wenn gleichzeitig andere Leute sprechen?	☐	☐	☐
12. Verwechselt Ihr Kind beim Sprechen bestimmte Laute (sagt z.B. »Tanne« statt »Kanne« oder »Jäder« statt »Jäger«)?	☐	☐	☐
13. Mag Ihr Kind singen?	☐	☐	☐
14. Mag Ihr Kind Gesprächen oder Geschichten zuhören?	☐	☐	☐
15. Kann Ihr Kind Geschichten nacherzählen?	☐	☐	☐
16. Wird die Aussprache Ihres Kindes von den meisten Leuten verstanden?	☐	☐	☐
17. Hat sich Ihr Kind eine eigene Sprache geschaffen?	☐	☐	☐
18. Werden Gegenstände häufig fehlerhaft benannt?	☐	☐	☐

19. Hat Ihr Kind eher eine besonders laute, heisere oder hohe Stimme?	☐	☐	☐
20. Finden andere Menschen, daß Ihr Kind recht laut ist oder viele Geräusche macht?	☐	☐	☐
21. Wiederholt Ihr Kind diese Geräusche/Töne sehr häufig?	☐	☐	☐
22. Werden persönliche Fürwörter (z. B. »du«, »er«) richtig benutzt?	☐	☐	☐
23. Benutzt Ihr Kind das Wort »ich«?	☐	☐	☐
24. Kann Ihr Kind Sprache besser verstehen als sprechen?	☐	☐	☐
25. Gab es einen Rückschritt in der Sprachentwicklung?	☐	☐	☐
26. Erzählt Ihr Kind von sich aus von eigenen Erlebnissen?	☐	☐	☐
27. Kann Ihr Kind seine Wünsche und Bedürfnisse äußern?	☐	☐	☐
28. Verhält sich Ihr Kind in Gegenwart anderer Kinder ruhig und aufmerksam?	☐	☐	☐
29. Kann Ihr Kind einen leichten Rhythmus klopfen oder klatschen?	☐	☐	☐
30. Haben Sie den Eindruck, daß Ihr Kind lange braucht, um eine gesprochene Aufforderung zu verstehen?	☐	☐	☐
31. Haben Sie die Erfahrung gemacht, daß Ihr Kind Teile von längeren Anweisungen rasch wieder vergißt?	☐	☐	☐
32. Fällt es Ihrem Kind schwer, kleine Reime oder Gedichte oder Liedtexte auswendig zu lernen?	☐	☐	☐
33. Sucht Ihr Kind häufig vergeblich nach dem »richtigen« Wort oder nach einem passenden Ausdruck?	☐	☐	☐
34. Kann Ihr Kind gut beurteilen, aus welcher Richtung ein Geräusch oder Sprache kommt?	☐	☐	☐
35. Fragt Ihr Kind häufig nach?	☐	☐	☐
36. Braucht Ihr Kind viele Wiederholungen, um Aufforderungen zu verstehen?	☐	☐	☐
37. »Überhört« Ihr Kind oft Töne, Geräusche, Gespräche?	☐	☐	☐
38. Beschwert es sich, wenn durcheinander gesprochen wird?	☐	☐	☐
39. Schaut es beim Zuhören intensiv auf den Mund des Sprechenden?	☐	☐	☐
40. Weiß Ihr Kind oft nicht, wohin es sich wenden soll, wenn es gerufen wird?	☐	☐	☐

41. Verliert es beim Erzählen den »roten Faden«?	☐	☐	☐
42. Versteht es Gespräche zu zweit besser als in der Gruppe?	☐	☐	☐
43. Läßt sich Ihr Kind bei Gesprächen oder beim Zuhören leicht ablenken?	☐	☐	☐
44. Kann Ihr Kind Wortsilben nachklatschen?	☐	☐	☐
45. Verwechselt es häufig ähnlich klingende Worte?	☐	☐	☐
46. Spricht Ihr Kind sehr schnell?	☐	☐	☐
47. Werden Sie gut verstanden, wenn Sie Ihr Kind aus einem anderen Raum ansprechen?	☐	☐	☐
48. Fordert Ihr Kind andere Kinder oft auf, ruhig zu sein?	☐	☐	☐
49. Braucht es manchmal längere Zeit, um das passende Wort zu finden?	☐	☐	☐
50. Ist die Aussprache oft verwaschen und undeutlich?	☐	☐	☐
51. Empfinden Sie die Sprachmelodie Ihres Kindes als eher eintönig?	☐	☐	☐
52. Fällt es Ihrem Kind leicht, Melodien mitzusingen oder nachzusingen?	☐	☐	☐
53. Kann es gut zur Musik klatschen oder sich in den Rhythmus finden?	☐	☐	☐
54. Spricht es in bestimmten Wörtern gewisse Buchstaben immer wieder falsch aus? (Kopf-Topf; Fisch-Tisch)	☐	☐	☐
55. Möchte es am liebsten Radio, Kassetten oder den Ton im Fernsehen recht laut hören?	☐	☐	☐
56. Mag es gerne Geschichten zuhören, wenn sie von Personen erzählt werden, nicht von einer Tonbandkassette kommen?	☐	☐	☐
57. Schaut es oft danach, was die anderen Kinder machen?	☐	☐	☐

Fragebogen zur auditiven Wahrnehmung und Sprachentwicklung

- **Beobachtungsbogen für Lehrer und Therapeuten**

Vorname, Name:　　　　　　　　　　Datum:
(des Kindes)

Anlaß der Überprüfung:

- Allgemeine Lernschwäche
- Lese-Rechtschreibschwäche
- Aufmerksamkeitsprobleme und/oder motorische Unruhe
- Hörauffälligkeiten
- Sprachauffälligkeiten
- Auffälliges Sozialverhalten
- Sonstiges:

1. Hatten Sie oder andere jemals den Verdacht, daß das Kind nicht gut hört?	☐	☐	☐
2. Gibt es gewisse Töne, die das Kind hört, bevor andere Menschen sie wahrnehmen?	☐	☐	☐
3. Scheint das Kind gewisse Geräusche als störend oder schmerzvoll zu empfinden?	☐	☐	☐
4. Scheut es Gruppensituationen wegen der Geräusche/des Lärms?	☐	☐	☐
5. Spricht es oft auffallend leise?	☐	☐	☐
6. Hat es Schwierigkeiten, Sprache in lauten oder hallenden Räumen zu verstehen?	☐	☐	☐
7. Hat das Kind Schwierigkeiten, Sprache zu verstehen, wenn gleichzeitig andere Menschen sprechen?	☐	☐	☐
8. Verwechselt es beim Sprechen bestimmte Laute (sagt z.B. »Tanne« statt »Kanne« oder »Jäder« statt »Jäger«)?	☐	☐	☐
9. Mag das Kind singen?	☐	☐	☐
10. Mag es Gesprächen oder Geschichten zuhören?	☐	☐	☐
11. Kann es Geschichten nacherzählen?	☐	☐	☐
12. Ist die Aussprache des Kindes gut verständlich?	☐	☐	☐
13. Hat es sich eine eigene Sprache geschaffen?	☐	☐	☐

14. Werden Gegenstände häufig fehlerhaft benannt?	☐	☐	☐
15. Hat es eine auffallend laute, heisere oder hohe Stimme?	☐	☐	☐
16. Finden Sie, daß das Kind recht laut ist oder viele Geräusche macht?	☐	☐	☐
17. Wiederholt das Kind diese Geräusche/Töne sehr häufig?	☐	☐	☐
18. Werden persönliche Fürwörter (z. B. »du«, »er«) richtig benutzt?	☐	☐	☐
19. Benutzt es die »Ich-Form«?	☐	☐	☐
20. Kann es Sprache besser verstehen als sprechen?	☐	☐	☐
21. Gab es einen Rückschritt in der Sprachentwicklung?	☐	☐	☐
22. Erzählt das Kind von sich aus von eigenen Erlebnissen?	☐	☐	☐
23. Kann es seine Wünsche und Bedürfnisse äußern?	☐	☐	☐
24. Verhält sich das Kind in Gegenwart anderer Kinder ruhig und aufmerksam?	☐	☐	☐
25. Kann es einen leichten Rhythmus nachklopfen oder begleitend klatschen?	☐	☐	☐
26. Haben Sie den Eindruck, daß das Kind lange braucht, um eine gesprochene Aufforderung zu verstehen?	☐	☐	☐
27. Haben Sie die Erfahrung gemacht, daß es Teile von längeren Anweisungen rasch wieder vergißt?	☐	☐	☐
28. Fällt es ihm schwer, kleine Reime oder Gedichte oder Liedtexte auswendig zu lernen?	☐	☐	☐
29. Sucht es häufig vergeblich nach dem »richtigen« Wort oder nach einem passenden Ausdruck?	☐	☐	☐
30. Kann das Kind gut beurteilen, aus welcher Richtung ein Geräusch oder Sprache kommen?	☐	☐	☐
31. Fragt es häufig nach?	☐	☐	☐
32. Braucht es viele Wiederholungen, um Aufforderungen zu verstehen?	☐	☐	☐
33. »Überhört« es oft Töne, Geräusche, Gespräche?	☐	☐	☐
34. Beschwert es sich, wenn durcheinander gesprochen wird?	☐	☐	☐
35. Schaut es beim Zuhören intensiv auf den Mund des Sprechenden?	☐	☐	☐

36. Weiß es oft nicht, wohin es sich wenden soll, wenn es gerufen wird?	☐	☐	☐
37. Verliert es beim Erzählen den »roten Faden«?	☐	☐	☐
38. Versteht es Gespräche zu zweit besser als in der Gruppe?	☐	☐	☐
39. Läßt es sich bei Gesprächen oder beim Zuhören leicht ablenken?	☐	☐	☐
40. Kann es Wortsilben nachklatschen?	☐	☐	☐
41. Verwechselt es häufig ähnlich klingende Worte? (Fisch-Tisch; Kopf-Topf)	☐	☐	☐
42. Spricht das Kind sehr schnell?	☐	☐	☐
43. Werden Sie gut verstanden, wenn Sie das Kind aus einem anderen Raum oder aus einer entfernten Position im Klassenraum ansprechen?	☐	☐	☐
44. Fordert es andere Kinder oft auf, ruhig zu sein?	☐	☐	☐
45. Braucht es manchmal längere Zeit, um das passende Wort zu finden?	☐	☐	☐
46. Ist die Aussprache oft verwaschen und undeutlich?	☐	☐	☐
47. Empfinden Sie die Sprachmelodie des Kindes als eher eintönig?	☐	☐	☐
48. Fällt es ihm leicht, Melodien mitzusingen oder nachzusingen?	☐	☐	☐
49. Kann es gut zur Musik klatschen oder sich in den Rhythmus finden?	☐	☐	☐
50. Spricht es in bestimmten Wörtern gewisse Buchstaben immer wieder falsch aus?	☐	☐	☐
51. Möchte es am liebsten Kassetten oder den Ton im Fernsehen recht laut hören?	☐	☐	☐
52. Spricht es andauernd übermäßig laut?	☐	☐	☐
53. Orientiert es sich oft an den anderen Kindern?	☐	☐	☐
54. Kann es ausdauernd zuhören?	☐	☐	☐

Zu Kapitel 9: Empfehlungen für Lehrer und Eltern

Kinder mit auditiver Wahrnehmungsstörung
- **Empfehlungen für Lehrer**

Der Begriff auditive Wahrnehmungs- und Verarbeitungsstörung steht für eine große Zahl unterschiedlicher Symptome. Viele Kinder benötigen zusätzliche Hilfen, um die auditive Wahrnehmung optimal nutzen zu können.

- Die wichtigste Hilfe für ein Kind mit einer auditiven Wahrnehmungsstörung: eine **sehr ruhige Klasse** mit ruhigen Mitschülern und nicht zu laut sprechenden Lehrern.
- Vorteilhaft sind **kleine, geschlossene Klassenräume,** die sich abseits von Verkehrslärm oder anderen Störgeräuschen befinden.
- Bei Klassenräumen, die sehr stark hallen, hoch sind und wenig schalldämmendes Material enthalten, können Sie den Hall und die Hintergrundgeräusche durch **schalldämmende Maßnahmen** mindern: Bücherregale, Sitzecke mit Polstern, Pinwände aus Filz oder Kork, Vorhänge, Wandbehänge, Leisten für Bilder und Aushänge, Akustikfliesen, Deckenverkleidung. Ventilgeräusche oder Umwälzgeräusche der Heizung, Geräusche von Wasserleitungen oder Luftschächten sind zu verringern.
- **Nähern** Sie sich dem Kind beim Sprechen, sprechen Sie klar und deutlich, ohne zu übertreiben. Wenden Sie sich ihm zu, denn Kinder mit auditiven Wahrnehmungsstörungen sind oft darauf angewiesen, Ihr Mundbild zu sehen – Sie möchten Ihnen von den Lippen ablesen.
- Halten Sie **Blickkontakt**, während Sie das Kind beim Namen nennen oder berühren Sie das Kind leicht. Ein solches Vorgehen bewährt sich besonders bei ablenkbaren und unruhigen Kindern und bei schwierigem Unterrichtsstoff.
- Setzen Sie das Kind in eine der **vorderen Reihen** des Klassenraums, wo es guten Kontakt zu Ihnen hat, aber nicht in die Mitte sondern **an den Rand** der Reihe und in die Nähe von ruhigen Kindern, allerdings nicht in die Nähe von offenen Fenstern oder Türen.
- **Ohrstöpsel** (Weichschaumstoffstöpsel, erhältlich bei Hörgeräteakustikern) können ab und zu einmal für Kinder mit Geräusch-

überempfindlichkeit und Kinder mit Filterschwächen hilfreich sein, besonders in ruhigen Arbeitsperioden.
- Stellen Sie **zusätzliches geschriebenes oder bildhaftes Material** zur Verfügung. Auf diese Weise muß sich das Kind nicht nur auf die gesprochene Lehrersprache konzentrieren. Führen Sie für alle Kinder Mitschriften, Protokolle und Aufgabenhefte ein. Überprüfen Sie Ihre Tafelanschriebe auf Deutlichkeit der Schrift, Klarheit der Darstellung und auf Übereinstimmung zu der gesprochenen Aussage.
- Bemühen Sie sich um **Verständnissicherung** durch Nachfragen beim Kind. Bitten Sie das Kind um eine kurze Wiederholung.
- Vermeiden Sie **Mißbilligung und Kritik**, wenn das Kind Sie nicht verstanden hat.
- Gegenüber Kindern mit auditiven Wahrnehmungsstörungen sollten Sie **langsam sprechen, Sätze durch klare Pausen trennen** und **lange Sätze vermeiden**.
- Fordern Sie das betroffene Kind **nicht zum gleichzeitigen Zuhören und Mitschreiben** auf. Es wäre dadurch überfordert und könnte sich nicht auf eine Sache konzentrieren.
- **Tonbandaufnahmen** stellen eine wichtige Hilfe dar: wenn das Kind gelernte oder gelesene Texte oder auch einmal eigene Spontansprache aufnimmt und danach anhört, bekommt es eine gute Rückmeldung über das eigene Sprechen.
- Besonders im Fremdsprachenunterricht bewährt sich das wiederholte und regelmäßige **Abhören von Tonbandkassetten** mit dem Text der Lektionen (alle Schulbuchverlage stellen Kassetten mit dem Schulbuchstoff zur Verfügung). Auch das Hören fremdsprachlicher Radiosendungen, das Anschauen von Filmen in der zu erlernenden Fremdsprache, das Mitlesen von fremdsprachlichen Texten zur Lieblings-U-Musik ist sehr hilfreich, um den Klang, den Rhythmus und die Artikulation der fremden Sprache zu erlernen.
- Bei Kindern mit schweren auditiven Wahrnehmungsstörungen, besonders bei gleichzeitig bestehender Schwerhörigkeit, kann ein Gerät hilfreich sein, das Ihre Sprache mit einem kleinen Mikrofon aufnimmt und drahtlos zu dem betroffenen Kind überträgt. Das Kind ist mit einem Empfänger-Hörgerät ausgestattet ist. Dadurch hört es Ihre Stimme besonders deutlich, Nebengeräusche werden unterdrückt.

Auditive Wahrnehmungsstörung (AWS)
- **Tips für Eltern**

Eltern, die ein Kind mit auditiver Wahrnehmungsstörung (AWS) haben, sollten sich auf einige Veränderungen einstellen. Sie können zunächst erfahren, daß ihr Kind eine andere Art zuzuhören und zu lernen hat. Wir wollen Ihnen einige Vorschläge machen, die Ihnen den Umgang mit Ihrem Kind erleichtern können.

- Lernen Sie soviel wie möglich über die auditive Wahrnehmungsstörung. Denken Sie oft daran, daß Ihr Kind diese Schwierigkeit hat, aber auch daran, welche Stärken es besitzt.
- Hören Sie Ihrem Kind wirklich zu. Vereinfachen Sie Ihre Sprache, wenn Ihr Kind Sie nicht zu verstehen scheint. Genießen Sie die gemeinsame Zeit mit Ihrem Kind.
- Sprechen Sie bewußt täglich einige Minuten mit Ihrem Kind. Widmen Sie ihm dabei Ihre volle Aufmerksamkeit und hören Sie ruhig zu. Sie werden dadurch viel über die Wahrnehmungsschwächen Ihres Kindes lernen und auch viel über die Art, wie Ihr Kind diese Schwächen zu meistern versucht.
- Achten Sie Ihr Kind und gehen Sie positiv auf das Kind zu. Vermeiden Sie, so zu tun, als ob es kein Problem gäbe. Helfen Sie Ihrem Kind zu verstehen, daß es ein wenig anders begreift und lernt als andere Kinder. Betonen Sie, daß Sie Ihr Kind dabei unterstützen werden.
- Machen Sie für jeden Tag eine feste Zeit aus, in der Sie mit dem Kind arbeiten. Sie werden besonders gute Erfolge haben, wenn nichts Ihre gemeinsame Zeit stört (andere Kinder oder Erwachsene sprechen, Fernseher oder Radio laufen, die Spülmaschine ist zu hören, die kleine Schwester will unbedingt dabei sein).
- Lenken Sie zu Beginn die akustische und optische Aufmerksamkeit des Kindes auf sich. Ihr Kind wird sowohl durch Hinschauen als auch durch Hinhören lernen.
- Beginnen Sie mit sehr kurzen Übungszeiten (z. B. drei Minuten täglich) und steigern Sie sie allmählich. So werden Sie besonders erfolgreich mit Ihrem Kind lernen: hören Sie dann auf, wenn das Kind besonders erfolgreich ist. Vermeiden Sie alles, was das Kind an seine Grenze und in die Enttäuschung bringt.
- Bleiben Sie so ruhig und gelassen wie möglich. Sprechen Sie ruhig und sicher.

- Anweisungen sollen kurz und einfach sein. Lange Aufgaben müssen in kleinere Bestandteile gegliedert werden. Geben Sie dem Kind Zeit, Aufgaben Schritt für Schritt zu erledigen.
- Kinder mit einer auditiven Wahrnehmungsstörung wirken immer wieder wie schwerhörig. Verzweifeln Sie nicht, wenn Ihr Kind das eine hört und versteht, das andere aber nicht. Ihr Kind ist dann nicht zwangsläufig unkonzentriert. Es will Sie auch nicht absichtlich ärgern. Besser lassen Sie das Kind Ihre Anweisungen zur Sicherheit noch einmal wiederholen.
- Wenn Ihrem Kind eine Aufgabe zu schwer ist, wechseln Sie zu einer leichteren Aufgabe. Kehren Sie danach zu der ersten Aufgabe zurück. Ihr Kind wird sie dann leichter lösen.
- Bitten Sie Ihr Kind, ruhig nachzufragen, wenn es etwas nicht verstanden hat. Ermutigen Sie das Kind, andere Lösungswege zu benutzen.
- Helfen Sie Ihrem Kind dabei, selbständig zu werden. Lassen Sie es regelmäßig wiederkehrende Aufgaben im Haushalt erfüllen. Nutzen Sie dabei Bildkarten (z. B. alles für die Schule vorbereiten, ins Bett gehen, das Kinderzimmer aufräumen, beim Putzen helfen, den Tisch decken).
- Bestehen Sie darauf, daß das Kind das tut, was es auch kann. Machen Sie ihm klar, daß Sie das von ihm erwarten.
- Loben Sie Ihr Kind auch für den geringsten Erfolg. Betonen Sie nicht die Fehler. Es ist nicht hilfreich, wenn Sie es mit anderen Kindern vergleichen.
- Sprechen Sie langsam. Machen Sie Pausen zwischen den Sätzen.
- Wenn Ihr Kind Sie nicht verstanden hat und Sie den Satz wiederholen müssen, dann benutzen Sie andere Wörter und ändern Sie den Satzbau.
- Kinder mit einer auditiven Wahrnehmungsstörung brauchen oft mehr Zeit, bis sie Sie verstanden haben. Geben Sie Ihrem Kind Zeit zum Nachdenken und zum Antworten.
- Vermeiden Sie Gespräche, wenn Ihr Kind in einem anderen Zimmer ist. Es kann Sie schlechter verstehen, sieht nicht Ihre Mimik und hat keine anderen optischen Anhaltspunkte.
- Ihr Kind braucht nach der Schule vielleicht besonders viel Zeit zum Entspannen und Abschalten. Geben Sie ihm dann diese Zeit, bevor es mit den Hausaufgaben beginnt.

- Überlegen Sie mit dem Kind, wo es in aller Ruhe spielen und die Hausaufgaben ungestört erledigen kann.
- Wenn Sie mit Ihrem Kind lesen, dann lesen Sie laut und sprechen Sie über das, was Sie gemeinsam gelesen haben.
- Wenn Ihr Kind wütend oder aufgeregt ist, versteht es Sprache schlechter. Beruhigen Sie es mit wenigen kurzen und klaren Sätzen. Sprechen Sie dabei nicht laut. Später können Sie dann wieder ausführlicher werden.
- Fragen Sie Ihre Logopädin/Ihren Logopäden oder die Sprachlehrerin/den Sprachlehrer nach Spielen, die Sie mit Ihrem Kind spielen können, vor allem Spiele, in denen es lernt, aufmerksam zu lauschen.

(Modifiziert nach: Auditory Processing Disorders, Florida Department of Education, 2001)

Zu Kapitel 10: Themenliste zur Elternberatung

1. Akustische Situation
- Häusliches akustisches Umfeld überprüfen. Störende Hintergrundgeräusche abstellen oder vermindern (Fernseher, Radio, Haushaltsgeräte, offene Fenster bei Außenlärm).
- Stille wahren.
- Begleitende Musik abstellen.

2. Kommunikation
- Ansprache (zuerst Namen – dann nach kurzer Pause Information – wichtige Informationen bestätigen lassen. »Alarmwort« als Regel).
- Blickkontakt.
- Angemessenes Sprechtempo und Betonungen beachten.
- Satzlänge und Wortwahl beachten.
- Wenn etwas nicht verstanden worden ist, dann sollte der Satz möglichst mit anderen Worten wiederholt werden.
- Gesprächsregel: nur einer spricht, die anderen hören zu.
- Konsequente Regeln, auf die das Kind sich verlassen kann.
- Positiv verstärken. Ermutigung statt »Falsch« »Konzentrier dich...«
- Den Kindern genügend Raum und Zeit zum Erzählen geben.

3. Übungen, Spiele
- Geschichten laut vorlesen, das Gespräch suchen. Fragen nach dem Verständnis stellen.
- Zielwörter abfragen, um die Aufmerksamkeit zu verbessern, z. B. ein oder mehrere Wörter bestimmen, bei denen, sobald sie im Text vorkommen, das Kind die Hand heben soll.
- Fantasie-Spiele: Was wäre wenn...
- Spiele/Übungen zur Hörgedächtnisspanne (Klatschen, Telefonnummernspiel, Quatschwörter, »Koffer packen«).
- Geräusche erkennen, Reise nach Jerusalem, Geräuschdosen, Richtungshören (Wecker, Rasseldosen, Schlüssel ...).
- Sprachspiele: Was reimt sich? Was klingt ähnlich?
- Abzählreime, Fingerspiele, Gedichte, Verse und Lieder.
- Computer-Lern-Programme (z. B. Lückendiktattrainer, Rechtschreibtrainer, Detektiv Langohr, AudioLog).
- ....
- ....

4. Hausaufgaben

- Nach der Schule brauchen die Kinder meist eine Pause.
- Schulaufgaben (kurze Einheiten, Pausen zum Bewegen, Lerngymnastik). Lernkärtchen. Am besten ist die Pause dann zu machen, wenn das Kind gerade etwas erfolgreich abgeschlossen hat.
- Diktate unter zunehmend schwierigeren akustischen Bedingungen.
- Begrenzter Fernseh-, Gameboy-, Computer-Konsum.
- ....
- ....

5. Kindergarten/Schule

- Kontakt mit den Erzieherinnen, mit den Lehrern aufnehmen.
- Akustisches Umfeld überprüfen (Wände, Böden, Decke, Vorhänge, Fenster, Lampen, Heizung, Regale).
- Günstiger Sitzplatz: eher vorn, aber nicht neben einem unruhigen Kind; möglichst mit dem Blick zum Lehrer.
- Ansprache, Aufmerksamkeit. Welche Kontaktstrategien sind möglich?
- Wiederholungen helfen.
- Angemessenes Sprechtempo und Betonungen, Satzlänge und Wortwahl, mit Gestik unterstützt.
- Klare Unterrichtsstruktur.
- Visuelle Unterstützung (multimodale Unterstützung).
- Hausaufgabenheft, Pläne, Rechenaufgaben dürfen schriftlich gelöst werden.
- Würzburger Trainingsprogramm zur phonologischen Bewußtheit.
- Vermittlung von Lernstrategien für zu Hause.
- ....
- ....

Zu Kapitel 11

Merkblatt für Eltern: Hörtraining mit einer Therapie-CD

Das Hörtraining mit einer Therapie-CD kann bewirken:
- daß die Aufmerksamkeit verbessert wird,
- daß eine Geräuschüberempfindlichkeit verschwindet,
- daß sich das räumliche Hören verbessert,
- daß ähnlich klingende Laute besser unterschieden werden können.

Die CD wirkt therapeutisch nur, wenn sie mit einem guten Kopfhörer gehört wird. Walkman-Kopfhörer sind nicht geeignet. Das Hören über Lautsprecher bringt keinen Effekt.

Das Überspielen der CD auf andere Tonträger ist gesetzlich verboten. Das Umkopieren auf Tonbandkassetten ist nicht nur verboten, sondern auch sinnlos, da Kassetten nicht die geeigneten technischen Voraussetzungen bieten.

Die Dauer des Hörtrainings beträgt drei Monate.

In dieser Zeit soll die CD täglich gehört werden, und zwar insgesamt bis zu 45 Minuten täglich. Es reichen aber auch schon 30 Minuten. Diese Zeitdauer kann auf 2 × 20 Minuten oder 3 × 15 Minuten verteilt werden.

Die Lautstärke der Musik soll kontrolliert werden. Die Musik soll nicht von den Kindern eingestellt werden, da manche Kinder dazu neigen, die Lautstärke zu hoch einzustellen. Achten Sie darauf, daß die Lautstärke für Sie angenehm klingt.

Während des Hörens darf Ihr Kind faulenzen, träumen, malen, lesen, ruhig spielen. Achten Sie darauf, daß andere Geräusche vermieden werden: es soll in dem Raum, in dem Ihr Kind Hörtraining macht, ruhig sein. Andere Kinder sollen nicht lärmen. Radio, Fernsehen und andere Geräuschquellen sollen ausgeschaltet sein.

Ihr Kind soll während des Hörtrainings keine Computerspiele oder andere elektronische Spiele (z. B. Gameboy, Playstation) machen und nicht fernsehen!

Es wäre gut, wenn Sie zusätzlich zum Hörtraining mit Ihrem oft Kind singen oder musizieren. Hilfreich und fördernd ist es auch, Gedichte, Reime oder Kinderverse vorzulesen, nachzusprechen oder auswendig lernen zu lassen.

Literatur

Affolter, F., Bischofberger, W. (1996). Wahrnehmung und Sprache. In: Grohnfeldt, M. (Hrsg.): *Grundlagen der Sprachtherapie*. Wissenschaftsverlag Volker Spiess, Berlin.

American Academy of Child and Adolescent Psychiatry [AACAP] (1997). Practice parameters for the assessment and treatment of children, adolescents, and adults with attention-deficit/hyperactivity disorder. *J. Am. Acad. Child Adolesc. Psychiatry,* 36, 85–121.

American Speech-Language-Hearing Association and Task Force of Central Auditory Processing Consensus Development (1996). Central auditory processing: Current status of research and implications for clinical practice. *Am. J. Audiology,* 5, 41–54.

Anderson, J. R. (2001). *Kognitive Psychologie*. Spektrum-Verlag, Heidelberg.

Angermaier, M. J. W. (1977). *Psycholinguistischer Entwicklungstest (PET)*. Beltz-Verlag, Weinheim.

Arcia, E., Roberts, J. E. (1993). Otitis media in early childhood and its association with sustained attention in structured situations. *Developmental and Behavioral Pediatrics,* 14, 181–183.

Auriol, B. (1994). *La clef des sons*. Érès, Toulouse.

Babisch, W., Ising, H. (1994). Musikhörgewohnheiten bei Jugendlichen. *Zeitschrift für Lärmbekämpfung,* 41, 91–97.

Baddeley, A. (1997). *Human memory*. Psychology Press, Hove.

Barkley, R. A. (1990). *Attention-Deficit Hyperactivity Disorder: A Handbook for Diagnosis and Treatment*. The Guilford Press, New York.

Barth, K. (2001). Zeitliche Verarbeitungsprozesse und ihr Zusammenhang mit »phonologischer Bewusstheit« und der Entwicklung von Lese-Rechtschreibkompetenz. In: Rosenkötter, H., Minning, S. u. U. (Hrsg.): *Auditive Wahrnehmung und Hörtraining*. Audiva, Kandern.

Bastian, H. G. (2000). Musik(erziehung) und ihre Wirkung. www.rz.uni-frankfurt.de/fb09/musikpaed/Berlinstudie.html.

Belin, P. et al. (2000). Voice selective areas in human auditory cortex. *Nature,* 403, 309–312.

Berwanger, D. (2001a). Sprachentwicklungsstörung und Zeitverarbeitung. In: v. Suchodoletz, W. (Hrsg.): *Sprachentwicklungsstörung und Gehirn*. Kohlhammer-Verlag, Stuttgart.

Berwanger, D. (2001b). Untersuchungsverfahren zur Beurteilung der auditiven Wahrnehmung. In: Rosenkötter, H., Minning, S. u. U. (Hrsg.): *Auditive Wahrnehmung und Hörtraining*. Audiva, Kandern.

Bishop, D. V. M. (1992). The underlying nature of specific language impairment. *J. Child Psychol. Psychiatry,* 33, 3–66.

Bishop, D. V. M. et al. (1995). Genetic basis of specific language impairment: evidence from a twin study. *Dev. Med. Child Neur.,* 37, 56–71.

Blauert, J. (1974). *Räumliches Hören.* Verlag Hirzel, Stuttgart.

Blumenstock, L. (1995). *Handbuch der Leseübungen.* Beltz-Verlag, Weinheim.

Bode, H. (2001). Sprachentwicklungsstörungen im Vorschulalter. *Kinderärztliche Praxis,* 72, 298–303.

Böhme, G., Welzl-Müller, K. (1993). *Audiometrie. Hörprüfungen im Erwachsenen- und Kindesalter.* Verlag Huber, Bern.

Brandt, T., Dieterich, M. (1994). VIIIth nerve vascular compression syndrome: vestibular paroxysmia. *Baillieres Clin. Neurol.,* 3, 565–575.

Breuer, H., Weuffen, M. (1994). *Lernschwierigkeiten am Schulanfang.* Beltz-Verlag, Weinheim.

Brookhouser, P. E. (1996). Sensorineural hearing loss in children. *Pediatr. Clin. N. Am.,* 43, 1195–1216.

Brugge, J. F., Merzenich, M. M. (1973). Responses of neurons in auditory cortex of the macaque monkey to monaural and binaural stimulation. *J. Neurophysiology,* 36, 1138–1158.

Chase, C. H., Tallal, P. (1991). Cognitive models of developmental reading disorders. In: *Neuropsychological Foundations of Learning Disabilities.* Academic Press, San Diego.

Chermak, G. D. et al. (1998). Behavioral signs of central auditory processing disorder and attention deficit hyperactivity disorder. *J. Am. Acad. Audiol.,* 9, 78–84.

Chermak, G. D. et al. (1999). Differential diagnosis and management of central auditory processing disorder and attention deficit hyperactivity disorder. *J. Am. Acad. Audiol.,* 10, 289–303.

Cody, A. R., Johnstone, B. M. (1982). Temporary threshold shift modified by binaural acoustic stimulation. *Hearing Research,* 6, 199–205.

Colder, B. W., Tanenbaum, L. (1999). Dissociation of fMRI activation and awareness in auditory perception task. *Cognitive Brain Research,* 8, 177–184.

Collet, L., Kemp, D. T., Veuillet, E., Duclaux, R., Moulin, A., Morgon, A. (1990). Effect of contralateral auditory stimuli on active cochlear micromechanical properties in human subjects. *Hearing Research,* 43, 251.

Collet, L., Roge, B., Descouens, D., Moron, P., Duverdy, F., Urgell, H. (1993). Objective auditory dysfunction in infantile autism. *Lancet,* 342, 923f.

Cook, J. R. et al. (1993). A preliminary study of the relationship between central auditory processing disorder and attention deficit disorder. *J. Psychiatr. Neurosci.,* 18, 130–137.

Crandell, C. C. (1994). Classroom acoustics. In: Roeser, R. J., Downs, M. P. (Hrsg.): *Auditory Disorders in School Children*. Thieme-Verlag, Stuttgart.

Delacato, C. H. (1984). *Der unheimliche Fremdling. Das autistische Kind*. Hyperion, Freiburg.

Döpfner, M., Schürmann, S., Frölich, J. (1997). *Therapieprogramm für Kinder mit hyperkinetischem und oppositionellem Problemverhalten*. Psychologie Verlags Union, Weinheim.

Downs, M. P. (1995) Contribution of mild hearing loss to auditory language learning problems. In: Roeser, R. J., Downs, M. P. (Hrsg.): *Auditory Disorders in School Children*. Thieme-Verlag, Stuttgart.

Dürre, R. (2000). *Legasthenie – das Trainingsprogramm für Ihr Kind*. Herder-Verlag, Freiburg.

Dummer-Smoch, L. (1994). *Mit Phantasie und Fehlerpflaster*. Reinhardt-Verlag, München.

Eggert, D. (1992). *Diagnostisches Inventar auditiver Alltagshandlungen*. Verlag modernes lernen, Dortmund.

Elschenbroich, D. (2001). *Weltwissen der Siebenjährigen*. Verlag Antje Kunstmann, München.

Esser, G. (1976). *Differenzierung von Schallempfindungsstörungen durch vergleichende Stapedius-Reflex-Audiometrie*. Habilitationsschrift.

Esser, G. (1994). *Zentrale Hör- und Wahrnehmungsstörungen*. In: Plath, P. (Hrsg.): *Zentrale Hörstörungen*. Geers-Stiftung, Essen.

Flexer, C. (1995). Classroom amplification systems. In: Roeser, R. J., Downs, M. P. (Hrsg.): *Auditory Disorders in School Children*. Thieme-Verlag, Stuttgart.

Flöther, M. (2001). Störungen der auditiven Verarbeitung und Wahrnehmung im Vorschulalter. *Logos interdisziplinär*, 9, 192–203.

Fried, L. (1980). *Lautunterscheidungstest für Vorschulkinder (LUT, DLUT)*. Beltz-Verlag, Weinheim.

Friederici, A. D. (1995). The time course of syntactic activation during language processing: a model based on neuropsychological and neurophysiological data. *Brain and language*, 50, 259–281.

Frith, U. (1986). A developmental framework for developmental dyslexia. *Annals of dyslexia*, 36, 69–81.

Gascon, G. G., Ozand, P. T., Erwin, R. E. (1992). GM1 gangliosidosis type 2 in two siblings. *J. Child Neurol.*, 7 Suppl., 41–50.

Geffner, D., Lucker, J. R., Koch, W. (1996). Evaluation of auditory discrimination in children with ADD and without ADD. *Child Psychiatry Human Dev.*, 26, 169–179.

Glaser, W. R., Glaser, M. O.(1989). Context effects in stroop-like word and picture processing. *J. Exp. Psychol.*, 118, 13–42.

Goebel, G., Fichter, M. (1996). Schlußwort der Diskusssion zu: Psychosomatische Aspekte des chronischen komplexen Tinnitus. Dt. Ärzteblatt, 93, 2497f.

Goldstein, E. B. (1997). *Wahrnehmungspsychologie.* Spektrum-Verlag, Heidelberg.

Gordon, A. G. (1990). Hyperacusis after spinal anesthesia. *Anesth. Analg.*, 70, 506f.

Gordon, N. (2002). Stuttering: incidence and causes. *Dev. Med. Child Neur.*, 44, 278–282.

Grimm, H. (1999). *Störungen der Sprachentwicklung.* Hogrefe-Verlag, Göttingen.

Grimm, H. (2000). *Sprachentwicklungstest für zweijährige Kinder (SETK-2).* Hogrefe-Verlag, Göttingen.

Grimm, H., Doil, H. (2000). *Elternfragebögen für die Früherkennung von Risikokindern (ELFRA).* Hogrefe-Verlag, Göttingen.

Grimm, H., Schöler, H. (1991). *Heidelberger Sprachentwicklungstest.* Hogrefe-Verlag, Göttingen.

Grimm, H., Weinert, S. (1994). Sprachentwicklungsstörungen: Diagnose und Konsequenzen für die Therapie. In: Grimm, H., Weinert, S.: *Intervention bei sprachgestörten Kindern.* G. Fischer-Verlag, Stuttgart.

Grohnfeldt, M. (1996). *Grundlagen der Sprachtherapie.* Wissenschaftsverlag Volker Spiess, Berlin.

Gross-Tsur, V. et al. (1991). Attention deficit disorder: association with familial-genetic factors. *Pediatr. Neurol.*, 7, 258–261.

Grube, D. (1996). Verarbeitung akustisch dargebotener Zeitintervalle im Sekundenbereich: Eine Leistung der phonologischen Schleife des Arbeitsgedächtnisses? *Zeitschrift für Experimentelle Psychologie,* Bd. XLIII, 527–546.

Hansen-Ketels, V. (1997). Klangtherapie in der Förderschule: Erste Ergebnisse mit Lateral- und Hochtontraining bei Kindern mit Lese-/Sprach- und Verhaltensauffälligkeiten. In: Rosenkötter, H., Minning, S. u. U. (Hrsg.): *Hörtraining und Klangtherapie.* Audiva, Lörrach.

Hartmann, E. (1996). Was leistet die »Minimalpaar-Therapie« bei aussprachegestörten Kindern? *Sprachheilarbeit,* 41, 297–311.

Hasselhorn, M., Hille, B. (1998). Nacherzählen einer Geschichte: Zu Sprach- und Gedächtnisunterschieden zwischen entwicklungsdysphasischen und sprachlich unauffälligen Kindern. *Heilpädagogische Forschung,* 24, 12–20.

Hauser, R. (1995). *Anwendung otoakustischer Emissionen.* Enke-Verlag, Stuttgart.

Holländer, A. (1998). FISCHERS FRITZE FRIZT FISCHE FRISCHE. *Logos,* 6, 209–211.

Jastreboff, P. J., Hazell, J. W. (1993). A neurophysiological approach to tinnitus: clinical implications. *Br. J. Audiol.*, 27, 7–17.

Jernigan, T. L., Hesselink, J. R., Sowell, E., Tallal, P. A. (1991). Cerebral structure on Magnetic Resonance Imaging in language- and learning-impaired children. *Arch. Neurol.*, 48, 539–545.

Jetter, U. (1997). Klangräume der Stille in der Musiktherapie. In: Rosenkötter, H., Minning, S. u. U. (Hrsg.): *Hörtraining und Klangtherapie*. Audiva, Lörrach.

Jokusch, J. (1997). Klangtherapie in einer Sonderschule für Sprachbehinderte. In: Rosenkötter, H., Minning, S. u. U. (Hrsg.): *Hörtraining und Klangtherapie*. Audiva, Lörrach.

Joos, U. (1997). Erfahrungen mit Horchtherapie in einem schwierigen sozialen Schulklassenklima. In: Rosenkötter, H., Minning, S. u. U. (Hrsg.): *Hörtraining und Klangtherapie*. Audiva, Lörrach.

Just, K., Gewerkschaft Erziehung und Wissenschaft Bayern (2000). *Der neue Legasthenie-Erlass*. GEW, München.

Kar, N., Banerjee, S. K. (1992). Prediction of recovery of Bell's palsy from clinical manifestations. *J. Indian Med. Assoc.*, 90, 267–269.

Keith, R. W. (1995). Tests of central auditory processing. In: Roeser, R. J., Downs, M. P. (Hrsg.): *Auditory Disorders in School Children*. Thieme-Verlag, Stuttgart.

Keith, R. W., Engineer, P. (1991). Effects of methylphenidate on the auditory processing abilities of children with attention deficit-hyperactivity disorder. *J. Learning Disabilities*, 24, 630–636.

Kemp, D. T. (1978). Stimulated acoustic emissions from within the human auditory system. *J. Acoust. Soc. Am.*, 64, 1386–1391.

Kershner, J. R. et al. (1990). Two-year evaluation of the Tomatis listening program with learning disabled children. *Learning Disability Quarterly*, 13, 43–53.

Klein, A. J., Armstrong, B. L., Greer, M. K., Brown, F. R. (1990). Hyperakusis and otitis media in individuals with Williams syndrome. *J. Speech Hear. Disord.*, 55, 339 ff.

Klicpera, C. (1989). The reading development of normal and poor readers in the first grade: how helpful is the concept of developmental stages for the understanding of reading acquisition in german-speaking children. In: Brambring, M., Lösel, F., Skowronek, H. (Hrsg.): *Children at Risk*. Walter de Gruyter-Verlag, Berlin.

Klicpera, C., Gasteiger-Klicpera, B. (1996). Auswirkung einer Schulung des zentralen Hörvermögens nach edu-kinesiologischen Konzepten auf Kinder mit Lese- und Rechtschreibschwierigkeiten. *Heilpädagogische Forschung*, 22, 57–64.

Klicpera, C., Humer, R., Lugmayr, A., Gasteiger-Klicpera, B. (1993). Vorhersage von Lese- und Rechtschreibschwierigkeiten zu Beginn der 1. Klasse. *Frühförderung interdisziplinär,* 12, 176–185.

Kühn-Inacker, H., Weinmann, S. (2000). Training der Ordnungsschwelle – Ein Ansatz zur Förderung der Sprachwahrnehmung bei Kindern mit einer Zentral Auditiven Verarbeitungsstörung (ZAVS)? *Sprache · Stimme · Gehör,* 24, 119–125.

Küspert, P. (1998). *Phonologische Bewußtheit und Schriftspracherwerb.* Verlag Peter Lang, Frankfurt a. M. u. a.

Küspert, P., Schneider, W. (2000). *Hören, lauschen lernen.* Vandenhoek & Ruprecht, Göttingen.

Küspert, P., Roth, E., Schneider, W., Laier, R. (2001). *Würzburger Trainingsprogramm zur phonologischen Bewusstheit und Sprachprogramm zur Buchstaben-Laut-Verknüpfung.* Psychologie und Multimedia, Dielheim.

Lader, M. (1994). Anxiolytic drugs: dependence, addiction and abuse. *Eur. Neuropsychopharmacol.,* 4, 85–91.

Largo, R. H. (1995). Kindliche Entwicklung und psychosoziale Umwelt. In: H. G. Schlack (Hrsg.): *Sozialpädiatrie: Gesundheit – Krankheit – Lebenswelten.* Gustav Fischer Verlag, Stuttgart.

Largo, R. H. (1999). *Kinderjahre. Die Individualität des Kindes als erzieherische Herausforderung.* Piper-Verlag, München.

Larisch, R. et al. (1999). Motivation effects in a dichotic listening task as evident from functional magnetic resonance imaging in human subjects. *Neuroscience Letters,* 267, 29–32.

Lauer, N. (1999). *Zentral-auditive Verarbeitungsstörungen im Kindesalter.* Thieme-Verlag, Stuttgart.

Lauth, G. W., Schlottke, P. F. (1997). *Training mit aufmerksamkeitsgestörten Kindern.* Psychologie Verlags Union, Weinheim.

Lucker, J. R., Geffner, D., Koch, W. (1996). Perception of loudness in children with ADD and without ADD. *Child Psychiatr. Human Dev.,* 26, 181–190.

Maclean, M., Bryant, P., Bradley, L. (1988). Rhymes, nursery rhymes, and reading in early childhood. In: Stanovich, K. E. (Hrsg.): *Children's Reading and the Development of Phonological Awareness.* Wayne State University Press, Detroit.

Maier, R., Schöler, H., Hohm-Schlett, B. (2000/2001). Der Ordnungsschwellen-Referenzquotient: Eine Untersuchung zur Messung von Sprachtherapieerfolgen. In: *Aktuelle phoniatrisch-pädaudiologische Aspekte.* Median-Verlag, Heidelberg.

Mann, V. (1984). Longitudinal prediction and prevention of early reading difficulty. *Annals of Dyslexia,* 34, 117–134.

Margolis, R. H., Hunter, L. L., Rykken, J. R., Giebink, G. S.(1993). Effects of otitis media on extended high-frequency hearing in children. *Annals of Otology, Rhinology and Laryngology,* 102, 1–5.

Marriage, J., Barnes, N. M. (1995). Is central hyperacusis a symptom of 5-hydroxytryptamine (5-HT) dysfunction? *J. Laryngol. Otol.,* 109, 915–921.

Marshall, J. C. (1989). The description and interpretation of acquired and developmental reading disorders. In: Galaburda, A. M.: *From Reading to Neurons.* MIT-Press, Cambridge.

Marx, H. (1992). Frühe Identifikation und Prädiktion von Lese-Rechtschreibschwierigkeiten. *Zs. Pädagog. Psychologie,* 6, 35–48.

Marx, H., Jansen, H., Mannhaupt, G., Skowronek, H. (1994). Prediction of difficulties in reading and spelling on the basis of the Bielefeld screening. In: Grimm, H., Skowronek, H. (Hrsg.): *Language Acquisition Problems and Reading Disorders.* Walter de Gruyter, New York.

Marx, H., Jansen, H., Skowronek, H. (2000). Prognostische, differentielle und konkurrente Validität des Bielefelder Screenings zur Früherkennung von Lese-Rechtschreibschwierigkeiten (BISC), in: Hasselhorn, M., Schneider, W., Marx, H. (Hrsg.): *Diagnostik von Lese-Rechtschreibschwierigkeiten.* Hogrefe-Verlag, Göttingen.

Maschke, C., Ising, H., Hecht, K. (1997). Schlaf – nächtlicher Verkehrslärm – Streß – Gesundheit: Grundlagen und aktuelle Forschungsergebnisse, *Bundesgesundheitsblatt* 40: 3–10.

Matschke, R. G. (1993). *Untersuchungen zur Reifung der menschlichen Hörbahn.* Thieme-Verlag, Stuttgart.

McAnally, K. I. et al. (1997). Effect of time and frequency manipulation on syllable perception in developmental dyslexics. *J. Speech Lang. Hear. Res.,* 40, 912–924.

Meister, H., Klüser, H., Foerst, A., Walger, M., von Wedel, H. (2000). Auditive Ordnungsschwellen normalhörender Versuchspersonen. *Sprache · Stimme · Gehör,* 24, 65–70.

Melchers, P. (1994). *Kaufman Assessment Battery for Children: K-ABC.* Swets-Verlag, Frankfurt a. M.

Merzenich, M. M. (1993). Neural mechanisms underlying temporal integration, segmentation, and input sequence representation: some implications for the origin of learning disabilities. *Annals of the New York Academy of Sciences,* 682, 1–22.

Merzenich, M. M. et al.(1996). Temporal processing deficits of language-learning impaired children ameliorated by training. *Science,* 271, 77–84.

Michalski, S., Tewes, U. (2001). Zentrale Hörstörungen nachweislich trainierbar? *Hörakustik,* 10, 98–106.

Miller, G. A. (1992). *Wörter. Streifzüge durch die Psycholinguistik.* Spektrum-Verlag, Heidelberg.

Milner, P. M. (1993). The mind and Donald O. Hebb. *Scientific American*, 104–109.

Mirz, F. et al. (1999). Stimulus-dependent central processing of auditory stimuli: A PET study. *Scandinavian Audiology*, 28, 161–169.

Mody, M., Studdert-Kennedy, M., Brady, S. (1997). Speech perception deficits in poor readers: Auditory processing or phonological coding? *Journal of Experimental Child Psychology*, 64, 199–231.

Moore, R. M. (1990). Effects of early auditory Experience on the development of binaural pathways in the brain. *Seminars in Perinatology*, 14, 294–298.

Moss, W. L., Sheiffele, W. A. (1994). Can we differentially diagnose an attention deficit disorder without hyperactivity from a central auditory processing problem? *Child Psychiatry Human Dev.*, 25, 85–97.

Müller-Günther, M. (2001). Linkshändigkeit und Seitendominanz in der pädiatrischen Ergotherapie. *Ergotherapie & Rehabilitation*, 12/01, 11–18.

Musiek, F. E., Chermak, G. D. (1995). Three commonly asked questions about central auditory processing disorders: management. *Am J. Audiology*, 4, 15–18.

Musiek, F. E., Lamb, L. (1994). Central auditory assessment: An overview. In: Katz, J.: *Handbook of Clinical Audiology*, Williams & Wilkins, Baltimore.

Musiek, F. E., Schochat, E. (1998). Auditory training and central auditory processing disorders. *Seminars in Hearing*, 19, 357–365.

Muth, D., Lepach, A. C., Heubrock, D., Petermann, F. (2002). Reminder. Training für Kinder mit Merkfähigkeitsstörungen. *praxis ergotherapie*, 15, 196–203.

Naumann, H. H., Helms, J., Herberhold, C., Kastenbauer, E. (1994). *Oto-Rhino-Laryngologie in Klinik und Praxis*. Thieme-Verlag, Stuttgart.

Neuhaus, C. (2002). Das sprachauffällige ADHS-Kind. *Forum Logopädie*, 16, 22–27.

Nigam, A., Samuel, P. R. (1994). Hyperacusis and Williams-Syndrom, *J. Laryngol. Otol.* 108, 494–496.

Nikisch, A. (1988). Diagnostik zentraler Hörtörungen. *Laryng. Rhinol. Otol.*, 67, 312–315.

Nikisch, A. (1999). Ordnungsschwellenwerte im Vor- und Grundschulalter. *Sprache · Stimme · Gehör*, 23, 63–70.

Nikisch, A., Heber, D., Burger-Gartner, J. (2001). *Auditive Verarbeitungs- und Wahrnehmungsstörungen bei Schulkindern*. verlag modernes lernen, Dortmund.

Nishimura, H. et al. (1999). Sign language ›heard‹ in the auditory cortex. *Nature*, 397, 116.

Nöcker-Ribaupierre, M. (1995). *Auditive Stimulation nach Frühgeburt*. Fischer-Verlag, Stuttgart.

Norrelgen, F., Forrsberg, H. (1999). Speech discrimination and phonological working memory in children with ADHD. *Dev. Med. Child Neur.*, 41, 335–339.

Nyffenegger, C. (1997) Hör- und Sehtraining bei Autismus, in: Rosenkötter, H., Minning, S. u. U. (Hrsg.): *Hörtraining und Klangtherapie.* Audiva, Lörrach.

Papousek, M. (1994). *Vom ersten Schrei zum ersten Wort.* Huber-Verlag, Bern.

Papousek, M., Papousek, H. (1981). Musikalische Ausdruckselemente der Sprache und ihre Modifikation in der »Ammensprache«. *Sozialpädiatrie*, 3, 294–296.

Parkin, A. J. (1996). *Gedächtnis.* Beltz-Verlag, Weinheim.

Pearson, D. A. et al. (1991). Auditory attention switching in hyperactive children. *J. Abnormal Child Psychol.*, 19, 479–493.

Penner, Z. (2002). Plädoyer für eine präventive Frühintervention bei Kindern mit Sprachentwicklungsstörungen. In: von Suchodoletz, W. (Hrsg.): *Therapie von Sprachentwicklungsstörungen.* Kohlhammer-Verlag, Stuttgart.

Petermann, G. (1994). *Vorschulkinder lernen Sprachlaute differenzieren.* Luchterhand-Verlag, Neuwied.

Pillsbury, H. C. et al. (1995). Binaural function in children with attention-deficit hyperactivity disorder. *Arch. Otolaryngol. Head Neck Surg.*, 121, 1345–1350.

Plahl, C. (2002). Musiktherapeutische Behandlung bei mehrfachbehinderten Kindern. *Kinderärztliche Praxis*, 73, 82–92.

Plath, P. (Hrsg.) (1994). *Zentrale Hörstörungen,* Schriftenreihe GEERS-Stiftung, Bd. 10, Essen.

Plinkert, P. K., Lenarz, T. H. (1992). Evozierte otoakustische Emissionen und ihre Beeinflussung durch kontralaterale akustische Stimulation. *Laryngo-Rhino-Otologie*, 71, 74–78.

Plinkert, P. K., Zenner, H. P. (1992). Sprachverständnis und otoakustische Emissionen durch Vorverarbeitung des Schalls im Innenohr. *HNO*, 40, 111–122.

Poldrack, R. A. et al. (2001). Interactive memory systems in the human brain. *Nature*, 414, 546–550.

Pöppel, E. (1997). *Grenzen des Bewußtseins.* Insel-Verlag, Frankfurt a. M.

Preis, S. et al. (1997). Typical pattern of the Kaufman-Assessment Battery in Children with developmental language disorder. *Neuropediatrics*, 28, 328–332.

Ptok, M., Berger, R. et al. (2000). Auditive Verarbeitungs- und Wahrnehmungsstörungen. *HNO*, 48, 357–360.

Ptok, M., Ptok, A. (2001). Formen kindlicher Schwerhörigkeit. *Monatsschr. Kinderheilkd.*, 49, 870–876.

Pugh, K. R. et al. (1996). Auditory selective attention: an fMRI investigation. *Neuroimage*, 4, 159–173.

Pulvermüller, F. (1995). Neurobiologie der Wortverarbeitung. *Naturwissenschaften*, 82, 279–287.

Pulvermüller, F. (1996). Hebb's concept of cell assemblies and the psychophysiology of word processing. *Psychophysiology*, 33, 317–333.

Pulvermüller, F., Mohr, B. (1996). The concept of transcortical cell assemblies: A key to the understanding of cortical lateralization and interhemispheric interaction. *Neuroscience and Biobehavioral Reviews*, 20, 557–566.

Rapin, I. (1996). Practitioner Review: Developmental language disorders: A clinical update. *J. Child Psychiol. Psychiat.*, 37, 643–655.

Riccio, C. A. et al. (1993). Neurological basis of attention deficit hyperactivity disorder. *Exceptional Children*, 60, 118–124.

Riccio, C. A. et al. (1994). Comorbidity of central auditory processing disorder and attention-deficit hyperactivity disorder. *J. Am. Acad. Child Adolesc. Psychiatry*, 33, 849–857.

Rimland, B., Edelson, S. M. (1995). Brief report: A pilot study of auditory integration training in autism. *J. Autism Dev. Disorders*, 25, 61–70.

Roeser, R. J. (1996). *Roeser's Audiology Desk Reference*. Thieme, Stuttgart.

Rosenkötter, H. (1995/96). Neue Formen von Hörtraining und Klangtherapie. *pädiat. prax.*, 50, 211–222.

Rosenkötter, H. (1997). *Neuropsychologische Behandlung der Legasthenie.* Beltz – Psychologie Verlags Union, Weinheim.

Rosenkötter, H. (1999/2000). Hyperakusis und Hörüberempfindlichkeit bei Kindern. *pädiat. prax.*, 57, 27–34.

Roth, E. (1999). *Prävention von Lese-Rechtschreibschwierigkeiten.* Peter Lang, Frankfurt a. M. u. a.

Rovner, G. (2001). Hörgerichtete Förderung in der Schule. *Spektrum Hören*, 4, 26–31.

Rubinstein, B. (1993). Tinnitus and craniomandibular disorders – is there a link? *Swed. Dent. J. Suppl.*, 95, 1–46.

Rubinstein, B., Erlandsson, S. I. (1991). A stomatognatic analysis of patients with disabling tinnitus and craniomandibular disorders (CMD). *Br. J. Audiol.*, 25, 77–83.

Sarimski, K. (1996). Sozial-emotionale Entwicklung und Elternbelastung beim Williams-Beuren-Syndrom. *Monatsschr. Kinderheilkd.*, 144, 838–842.

Sass, H., Wittchen, H. U., Zaudig, M. (1996). *Diagnostisches und Statistisches Manual Psychischer Störungen, DSM-IV.* Hogrefe-Verlag, Göttingen.

Schermer, F. S. (1998). *Lernen und Gedächtnis.* Kohlhammer-Verlag, Stuttgart.

Schick, A., Klatte, M., Meis, M. (1999). Die Lärmbelastung von Lehrern und

Schülern – ein Forschungsstandbericht. *Zeitschrift für Lärmbekämpfung,* 46, 77–87.

Schmid-Barkow, I. (1999). »Phonologische Bewußtheit« als Teil der metasprachlichen Entwicklung im Kontext von Spracherwerbsprozessen und Spracherwerbsstörungen. *Sprachheilarbeit,* 44, 307–317.

Schmidt, H.-D., Birth, K., Rothmaler, S. (1990). *Frühdiagnostik und Frühförderung von Lese- und Rechtschreibstörungen.* Verlag Volk und Wissen, Berlin.

Schneider, W. (1989). Möglichkeiten der frühen Vorhersage von Leseleistungen im Grundschulalter. *Zs. Pädagog. Psychologie,* 3, 157–168.

Schneider, W., Marx, P., Weber, J. (2002). Auffälligkeiten in der Sprachentwicklung: Risikofaktoren für Lese-Rechtschreibschwierigkeiten. *Kinderärztliche Praxis,* 3, 186–194.

Schönweiler, R. (1994). Synoptische Betrachtung der Ergebnisse an 1300 sprachentwicklungsverzögerten Kindern aus ätiopathogenetischer, audiologischer und sprachpathologischer Sicht. *Folia Phoniatr. Logop.,* 46, 18–26.

Schönweiler, R., Ptok, M. (2001). Die auditorische Neuropathie. *Forum HNO,* 2, 1–6.

Schow, R. L. et al. (2000). Central auditory processes and test measures: ASHA 1996 revisited. *Am. J. Audiology,* 9, 63–68.

Schulte-Körne, G., Nöthen, M. N., Remschmidt, H. (1998). Zur Genetik der Lese-Rechtschreibstörung (Legasthenie). *medgen,* 10, 402–405.

Schulte-Körne, G. et al. (2002). Die Bedeutung der auditiven Wahrnehmung und der phonologischen Bewusstheit für die Lese-Rechtschreibstörung. www.kjp.uni-marburg.de/kjp/legast/for/papers/wahrne_d_audio.htm.

Serniclaes, W. et al. (2001) Perceptual discrimination of speech sounds in developmental dyslexia. *J. Speech Lang. Hear. Res.,* 44, 384–399.

Shaywitz, B. A. et al. (1995). Sex differences in the functional organization of the brain for language. *Nature,* 373, 607–609.

Shaywitz, S. E. et al. (1992). Evidence that dyslexia may represent the lower tail of a normal distribution of reading disability. *New Engl. J. Med.,* 326, 145–150.

Sommer-Stumpenhorst, N. (1996). Wirksamkeit eines Trainings mit dem OAV auf die Verbesserung der Rechtschreibleistung. Persönliche Mitteilung.

Spatz, H.-C. (1996). Hebb's concept of synaptic plasticity and neuronal cell assemblies. *Behavioural Brain Research,* 78, 3–7.

Spreng, M. (1988). Psychological and psychophysical scalings of annoyance compared with physiological measurements, in: Manninen, O. (Hrsg.): *Recent Advances in Researches on the Combined Effects of Environmental Factors.* Paino, Tampere.

Spreng, M. (1998). Lärm und seine Auswirkungen auf Wahrnehmung und

Sprache. In: Rosenkötter, H., Minning, S. u. U. (Hrsg.): *Auditive Wahrnehmung und Hörtraining*. Audiva, Lörrach.

Spreng, M. (2001). Diskriminationsentscheidende Bedeutung von Kurzschallereignissen. In: Rosenkötter, H., Minning, S. u. U. (Hrsg.): *Auditive Wahrnehmung und Hörtraining*. Audiva, Kandern.

Spreng, M., Andernach, K. (1976). Psychophysikalische Skalierungsversuche zur Bestimmung einer Unbehaglichkeits- und Unannehmbarkeitsschwelle bei der Einwirkung verschiedener Schalle. Kampf dem Lärm. *Lärmbekämpfung*, 23, 3–11.

Stehli, A. (1991). *Dancing in the Rain*. Heyne, München.

Streit, B. (1997). Auditive Wahrnehmungstherapie bei Kindern mit Hyperaktivität. In: Rosenkötter, H., Minning, S. u. U. (Hrsg.): *Hörtraining und Klangtherapie*. Audiva, Lörrach.

Tallal, P. (1993). Neurobiological basis of speech: a case for the preeminence of temporal processing. In: Tallal, P. et al.: *Temporal Information Processing in the Nervous System*. New York Academy of Sciences, New York.

Tallal, P. et al. (1996). Language comprehension in language-learning impaired children improves with acoustically modified speech. *Science*, 271, 81–84.

Tharpe, A. M., Bess, F. H. (1991). Identification and managment of children with minimal hearing loss. *Internat. J. Ped. Otorhinolaryngol.*, 21, 41–50.

Tibussek, D. et al. (2002). Hearing loss in early infancy affects maturation of the auditory pathway. *Dev. Med. Child Neurol.*, 44, 123–129.

Tremmel, R. (1996). *Einfluß der Geschwindigkeit zentraler Verarbeitung von Hörreizen auf das Stammeln von Kindern*. Wissenschaftliche Prüfungsarbeit, Universität Koblenz-Landau.

Tuch, P. (1998). Terror aus dem Walkman. Dt. Ärzteblatt, 31, 1569.

Uttenweiler, V. (1980). Dichotischer Diskriminationstest für Kinder. *Sprache · Stimme · Gehör*, 20, 80–90.

Uttenweiler, V. (2001). Physiologie des Hörens und zentrale Hörverarbeitung. In: Rosenkötter, H., Minning, S. u. U. (Hrsg.): *Auditive Wahrnehmung und Hörtraining*. Audiva, Kandern.

Vehreschild, T., Kossow, H.-J., Schulz-Wulf, G. (1984). Ergebnisse des Konzentrationstrainings bei normalintelligenten, konzentrationsschwachen Kindern. *Psychiat. Neurol. med. Psychol.*, 36, 152–160.

Von Steinbüchel, N. (1987). *Therapie der zeitlichen Verarbeitung akustischer Reize bei aphasischen Patienten*. Dissertation, Ludwig-Maximilians-Universität, München.

Ward, S. (1999). An investigation into the effectiveness of an early intervention method for delayed language development in young children. *International Journal of Language & Communication Disorders*, 34, 234–264.

Warnke, F. (1995). *Der Takt des Gehirns*. VAK, Freiburg i. Br.

Warren, R. M. (1999). *Auditory Perception.* Cambridge University Press, Cambridge.

Weber, P., Pache, M., Kaiser, H. J., Lütschg, J. (2002). Entwicklung und Entwicklungsstörungen der zentral-visuellen Wahrnehmung. *Monatsschr. Kinderheilkd.,* 150, 62–69.

Weinert, S. (1996). Prosodie – Gedächtnis – Geschwindigkeit: Eine vergleichende Studie zu Sprachverarbeitungsdefiziten dysphasisch-sprachgestörter Kinder. *Sprache & Kognition,* 15, 46–69.

Welte, V. (1981). Der Mottier-Test, ein Prüfmittel für die Lautdifferenzierungsfähigkeit und die auditive Aufmerksamkeit. *Sprach · Stimme · Gehör,* 5, 121–125.

Welte, V. (1998). Diagnostik der auditiven Wahrnehmungsstörungen in der Phoniatrie. In: Rosenkötter, H., Minning, S. u. U. (Hrsg.): *Auditive Wahrnehmung und Hörtraining.* Audiva, Lörrach.

Williams, D. (1994). *Wenn du mich liebst, bleibst du mir fern.* Hoffmann & Campe, Hamburg.

Williams, D. et al. (2000). Specific language impairment with or without hyperactivity: neuropsychological evidence for frontostriatal dysfunction. *Dev. Med. Child Neur.,* 42, 368–375.

Wirth, G. (2000). *Sprachstörungen, Sprechstörungen, kindliche Hörstörungen.* Deutscher Ärzte-Verlag, Köln.

Wolf, M. (1986). Rapid alternating stimulus naming in the developmental dyslexia. *Brain and Language,* 27, 360–379.

Wolke, D., Meyer, R. (1999). Cognitive status, language attainment, and pre-reading skills of 6-year-old very preterm infants and their peers: the Bavarian Longitudinal Study. *Dev. Med. Child Neur.,* 41, 94–109.

Zargi, M., Boltezar, I. H. (1992). Effects of recurrent otitis media in infancy on auditory perception and speech. *Am. J. Otolaryngol.,* 13, 366–372.

Zenner, H. P. (1986). Motile responses in outer hair cells. *Hearing Research,* 22, 83–90.

Zenner, H. P., Arnold, W., Gitter, A. H. (1988). Outer hair cells as fast and slow cochlear amplifiers with a bidirectional transduction cycle. *Acta otolaryngologica,* 105, 457.

Zenner, H. P., Zimmermann, U., Schmitt, U. (1985). Reversible contraction of isolated mammalian cochlear hair cells, *Hearing Research,* 18, 127.

Zenner, H. P. et al. (1999). Gehörschäden durch Freizeitlärm. *HNO,* 47, 236–248.

Zöller, D. (1994). Wie ich das Hörtraining erlebte. *autismus* (Zs. des Bundesverbandes »Hilfe für das autistische Kind«), Nr. 38.

Zöllner, I. (1999). *Ergebnisse zur Differenzierungsprobe nach Breuer und Weuffen.* Epidemiologie, Landesgesundheitsamt Baden-Württemberg.

Zollinger, B. (1987). Spracherwerbsstörungen: Grundlagen zur Früherfassung und Frühtherapie. Haupt-Verlag, Bern/Stuttgart.

Zorowka, P. G. (2001). Hörgeräteversorgung bei Kindern. *Monatsschr. Kinderheilkd.*, 149, 883–889.

Hans Peters:
Psychotherapeutische Zugänge zu Menschen mit geistiger Behinderung
Aus dem Niederländischen von Elisabeth Zinschitz
235 Seiten, broschiert, ISBN 3-608-91019-0

Der Autor informiert in diesem engagierten Werk darüber, welche Möglichkeiten wir für eine Psychotherapie von Menschen mit einer geistigen Behinderung besitzen. Dabei stellt er heraus, daß ein möglichst strikt methodisches Vorgehen unerläßlich ist, daß aber gleichwohl ein monomethodischer Ansatz versagen muß. Er beschreibt die Wichtigkeit der Integration und Kombination derjenigen psychotherapeutischen Verfahren, die für die Arbeit in der Behindertenbetreuung geeignet sind oder sein können: vorweg die klientenzentrierte Methode, u. a. Proutys prätherapeutischer Ansatz und die Verhaltenstherapie, z. B. das sog. »Gentle Teaching«. Peters' Monographie hat sich weitgehend den Bedürfnissen der Praxis verschrieben und verschweigt nicht die Probleme und Grenzen des therapeutischen Handelns.

Ian Morton:
Die Würde wahren
Personzentrierte Ansätze in der Betreuung von Menschen mit Demenz
Mit einem Vorwort von Marlis Pörtner
Aus dem Englischen von Maren Klostermann.
246 Seiten, broschiert. ISBN 3-608-91039-5

Das Buch stellt praktikable Ansätze für die Verbesserung der Lebensqualität betreuungsbedürftiger Älterer und Hochbetagter vor. Es beschreibt das Selbstverständnis der Pflegenden und bietet einen Orientierungsrahmen für die Möglichkeiten und Grenzen ihrer Dienstleistungen.

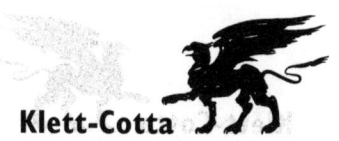

Marlis Pörtner:
Ernstnehmen – Zutrauen – Verstehen
Personzentrierte Haltung im Umgang mit geistig behinderten und pflegebedürftigen Menschen
194 Seiten, broschiert, ISBN: 3-608-94269-6

»Marlis Pörtner schreibt nicht nur brillant und kenntnisreich, sondern auch und vor allem aus persönlicher Erfahrung mit großem professionellen und humanistischen Engagement... Der exzellenten Darstellung von Konzepten und Anwendungen, Möglichkeiten und Grenzen der Personzentrierten Arbeit mit geistig behinderten, pflegebedürftigen, seelisch schwerstgestörten aber auch alten Menschen, wünsche ich eine möglichst große Leserschaft in allen helfenden Berufen.«
Gesprächspsychotherapie und Personzentrierte Beratung

Marlis Pörtner:
Praxis der Gesprächspsychotherapie
Interviews mit Therapeuten
143 Seiten, Leinen, ISBN 3-608-91647-4

Marlis Pörtner verlangt in ihrem Buch eine vertiefte Diskussion über das Wesentliche der Gesprächspsychotherapie, über Fragen der Aus- und Weiterbildung, über diagnostische Kriterien und die Anwendung in unterschiedlichen Arbeitsfeldern. Sie hat deshalb in verschiedenen Ländern in Europa und den USA klientenzentriert arbeitende Psychotherapeuten nach ihren Erfahrungen befragt.
Auf diese Weise ergibt sich ein sehr lebendiges Bild dessen, was in der Praxis der Gesprächspsychotherapie in den verschiedensten Ländern heute tatsächlich geschieht, wie klientenzentrierte Therapeuten ihre Arbeit verstehen, wie sie sich von anderen Therapien abgrenzen. Die vielen persönlichen Stellungnahmen, von der Autorin thematisch angeordnet, ergeben ein Buch von erfrischender Unmittelbarkeit, das den Lesern auch einen sehr persönlichen Zugang ermöglicht.

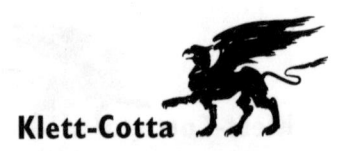